《正誤表》

麻酔科医のための困ったときの3分コンサルト

下記の図の掲載ページに誤りがございましたので、謹んで訂正させていただきます。

図の掲載頁

誤 38頁 図1「大動脈弁狭窄症を有する患者の非心臓手術の治療方針」
↓
正 64頁

克誠堂出版株式会社

麻酔科医のための
困ったときの3分コンサルト

編集 稲田 英一（順天堂大学教授）

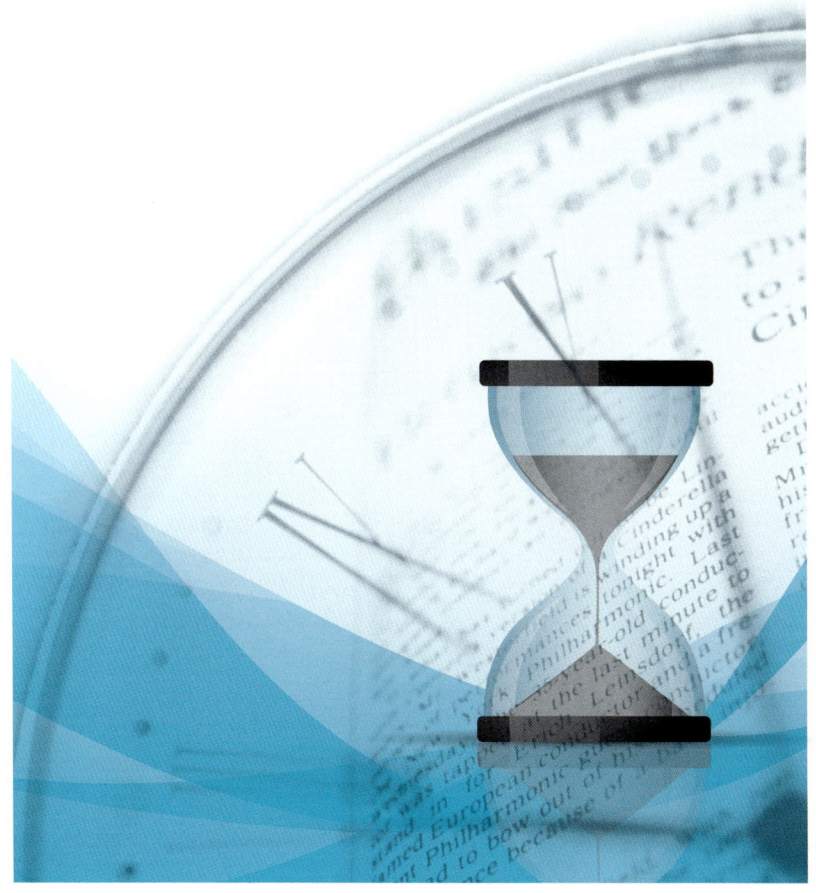

克誠堂出版

執筆者一覧

【編　集】

稲田　英一　（順天堂大学医学部麻酔科学・ペインクリニック講座主任教授）

【執筆者】

奥山　克巳　（静岡こども病院麻酔科）
岡田　尚子　（順天堂大学医学部麻酔科学・ペインクリニック講座）
川越いづみ　（順天堂大学医学部麻酔科学・ペインクリニック講座）
岡田　真行　（山形大学医学部麻酔科学講座）
川前　金幸　（山形大学医学部麻酔科学講座）
岡部　悠吾　（香川大学医学部附属病院麻酔・ペインクリニック科）
白神豪太郎　（香川大学医学部附属病院麻酔・ペインクリニック科）
日野　博文　（聖マリアンナ医科大学麻酔学教室）
中根　正樹　（山形大学医学部附属病院高度集中治療センター）
松永　明　　（鹿児島大学医学部麻酔・蘇生学教室）
安部　和夫　（東宝塚さとう病院麻酔科）
尾前　毅　　（順天堂大学医学部附属静岡病院麻酔科）
片山　勝之　（手稲渓仁会病院麻酔科）
岡本　浩嗣　（北里大学医学部麻酔科学）
髙橋　伸二　（筑波大学医療系麻酔・蘇生学）
坪川　恒久　（東京慈恵会医科大学麻酔科）
大畑　卓也　（東京大学医学部附属病院麻酔科・痛みセンター）
折井　亮　　（東京大学医科学研究所附属病院麻酔科）
折田　華代　（山口大学大学院医学系研究科医学専攻麻酔・蘇生学講座）
石田　和慶　（山口大学大学院医学系研究科医学専攻麻酔・蘇生学講座）
江木　盛時　（神戸大学医学部附属病院麻酔科）
山浦　健　　（福岡大学医学部麻酔科学講座）
中尾　慎一　（近畿大学医学部麻酔科学講座）
日向　俊輔　（北里大学病院周産母子成育医療センター産科麻酔部門）
奥富　俊之　（北里大学病院周産母子成育医療センター産科麻酔部門）
吉田　卓矢　（神戸大学大学院医学研究科外科系講座麻酔科学分野）
溝渕　知司　（神戸大学大学院医学研究科外科系講座麻酔科学分野）
向田　圭子　（広島県立障害者リハビリテーションセンター麻酔科）
畠山　登　　（愛知医科大学病院周術期集中治療部）
渡邊　朝香　（静岡県立こども病院麻酔科）
廣田　弘毅　（富山大学大学院医学薬学研究部麻酔科学講座）
紙谷　義孝　（新潟大学地域医療教育センター魚沼基幹病院麻酔科）
山本　豪　　（新潟大学医歯学総合病院麻酔科）

板橋　俊雄　（東京医科大学麻酔科学分野）
坂本　成司　（鳥取県立中央病院集中治療科）
光畑　裕正　（順天堂大学医学部附属順天堂東京江東高齢者医療センター
　　　　　　　麻酔科・ペインクリニック講座）
坂口　嘉郎　（佐賀大学医学部麻酔・蘇生学）
諏訪まゆみ　（静岡県立こども病院麻酔科）
児島　千里　（東京慈恵会医科大学麻酔科）
山岡　祐子　（金沢医科大学麻酔科学）
土田　英昭　（金沢医科大学麻酔科学）
関本　研一　（群馬大学医学部附属病院麻酔科蘇生科）
齋藤　繁　　（群馬大学医学部附属病院麻酔科蘇生科）
山本　佳子　（高知大学医学部麻酔科学・集中治療医学講座）
河野　崇　　（高知大学医学部麻酔科学・集中治療医学講座）
横山　正尚　（高知大学医学部麻酔科学・集中治療医学講座）
磯野　史朗　（千葉大学大学院医学研究院麻酔科学）
石田　千鶴　（静岡県立こども病院麻酔科）
古本　恭子　（慶應義塾大学医学部麻酔学教室）
香取　信之　（慶應義塾大学医学部麻酔学教室）
竹市　広　　（名古屋大学医学部附属病院麻酔科）
西脇　公俊　（名古屋大学医学部附属病院麻酔科）
村田有理子　（金沢医科大学麻酔科学）
松本　怜子　（関西労災病院麻酔科）
林　行雄　　（桜橋渡辺病院麻酔科）
溝渕　敦子　（倉敷中央病院麻酔科）
箱根　雅子　（北里大学病院周産母子成育医療センター産科麻酔部門）
高澤　知規　（群馬大学医学部附属病院麻酔科蘇生科）
萩平　哲　　（大阪府立急性期・総合医療センター麻酔科）
佐藤　大三　（順天堂大学医学部麻酔科学・ペインクリニック講座）
山下　幸一　（高知大学医学部麻酔科学・集中治療医学講座）
川口　昌彦　（奈良県立医科大学麻酔科学教室）
倉田　二郎　（東京医科歯科大学医学部附属病院麻酔・蘇生・ペインクリ
　　　　　　　ニック科）
新山　幸俊　（札幌医科大学医学部麻酔科学講座）
井出　進　　（信州大学医学部麻酔蘇生学教室）
川真田樹人　（信州大学医学部麻酔蘇生学教室）
外山　裕章　（東北大学病院麻酔科）
斎藤　淳一　（弘前大学大学院医学研究科麻酔科学講座）

廣田　和美　（弘前大学大学院医学研究科麻酔科学講座）
森松　博史　（岡山大学病院麻酔科蘇生科）
黒江　泰利　（岡山大学病院麻酔科蘇生科）
鈴木　健二　（岩手医科大学医学部麻酔学講座）
山下　敦生　（山口大学大学院医学系研究科医学専攻麻酔・蘇生学講座）
松本美志也（山口大学大学院医学系研究科医学専攻麻酔・蘇生学講座）
関　厚一郎　（イムス葛飾ハートセンター麻酔科）
能見　俊浩　（イムス葛飾ハートセンター麻酔科）
井上荘一郎　（聖マリアンナ医科大学麻酔学教室）
北村　咲子　（愛媛大学医学部附属病院麻酔科・蘇生科）
土手健太郎　（愛媛大学医学部附属病院集中治療部）
藤田　将英　（筑波大学附属病院麻酔科）
田中　誠　　（筑波大学医学医療系麻酔・蘇生学）
柿沼　孝泰　（東京医科大学麻酔科学分野）
内野　博之　（東京医科大学麻酔科学分野）
荻原　幸彦　（東京医科大学麻酔科学分野）
鈴木　祐二　（浜松医科大学医学部附属病院集中治療部）
土井　松幸　（浜松医科大学医学部附属病院集中治療部）
奥田　泰久　（獨協医科大学越谷病院麻酔科）
寺嶋　克幸　（三井記念病院麻酔科）

（執筆順）

序　文

　麻酔科医が対応しなければいけない手術患者は胎児から100歳以上の患者までと幅広い。それらの患者が併存疾患をもっていることも多い。高血圧や糖尿病、気管支喘息など日常的によく遭遇する疾患もあれば、ブルガダ症候群やミトコンドリア脳筋症などあまり遭遇しない疾患もある。アナフィラキシーや悪性高熱症など遭遇する頻度は低いが、いったん起これば致死的になる疾患もある。麻酔科医は、このような疾患や病態に正しく対応できるようにしておく必要がある。一人の患者がこれらの疾患をいくつももっていることが、問題を複雑にしている。さらに、同じ疾患であっても、受ける手術により麻酔管理や周術期の対応が異なっていることも、問題を複雑にしている。例えば、冠動脈疾患があっても、薬物治療を受けているだけの患者もあれば、冠動脈ステント挿入など冠血行再建術を受けた患者もおり、周術期の対応は異なる。時には、冠動脈疾患の疑いがあるが、確定診断されていない場合もある。麻酔中に心筋虚血が起きたり、出血したり、低酸素症となったりする場合もある。麻酔科医は、こうした複雑な状況に対して、タイミングよく迅速に対応しなければならない。十分に成書や論文を読んでから対応できない場合も多い。

　そこで、術前評価と管理、術中のトラブル、術後管理について、100のシナリオに基づいて、診断や対処法、さらには患者への説明などについて短時間のうちに有用な情報が得られるようにと本書を企画した。総論に加え、実際にどのように対応すべきかについて述べてある。各項目の最初には重要なポイントやキーワードが挙げてある。本文中も読むべき部分がわかりやすいように、できるだけ箇条書きにしてある。簡略な記載であるが、要点は十分にカバーできているはずである。また、過去には学んだが、うろ覚えである知識を確認するにも有用であろうと考えている。

　執筆者の先生方は、本書の作成意図をよく踏まえて、簡潔に各項目をまとめて下さっている。シナリオがあることにより、内容もより身近なものに感じられるのではないかと考えている。

　本書は、麻酔に興味のある研修医から、麻酔科専門医を目指す専攻生、さらには研修医や専攻生の指導に当たる麻酔科専門医に読んでいただきたいと考えている。読者のトレーニングのステージにより、本書の読み方も変わってくると考えられる。より深く学びたい方は、各項目につけられた重要文献を参照していただきたい。

　本書がハンディな参考書として活用されることを願っている。

平成28年4月22日

順天堂大学医学部麻酔科学・ペインクリニック講座主任教授

稲田　英一

テーマ目次

第Ⅰ章 術前評価・管理と周術期計画　　001

1	最近の上気道炎	奥山 克巳	003
2	リンパ脈管筋腫症（LAM）	岡田 尚子、川越 いづみ	006
3	気管支喘息	岡田 真行、川前 金幸	011
4	慢性閉塞性肺疾患、HOT	岡田 真行、川前 金幸	015
5	喫煙歴	岡部 悠吾、白神 豪太郎	019
6	間質性肺炎	岡田 真行、川前 金幸	023
7	睡眠時無呼吸、夜間CPAP	日野 博文	026
8	肺血栓塞栓症	中根 正樹	030
9	ASO、糖尿病	松永 明	034
10	冠動脈疾患、DES、クロピドグレル	安部 和夫	038
11	腹部大動脈瘤	松永 明	042
12	頸動脈狭窄、アスピリン	尾前 毅	046
13	大動脈炎症候群、ステロイド	尾前 毅	050
14	冠動脈疾患、危険因子	片山 勝之	054
15	高血圧、降圧薬	岡部 悠吾、白神 豪太郎	059
16	大動脈弁狭窄症	安部 和夫	063
17	僧帽弁逸脱症候群	岡本 浩嗣	066
18	拡張型心筋症	安部 和夫	069
19	肥大型心筋症	安部 和夫	073
20	心房細動、新規経口抗凝固薬	髙橋 伸二	076
21	洞不全症候群、ペースメーカ	髙橋 伸二	081
22	WPW症候群	髙橋 伸二	086
23	ブルガダ症候群	坪川 恒久	091
24	肝硬変	大畑 卓也、折井 亮	094
25	腎機能不全	折田 華代、石田 和慶	098
26	糖尿病	江木 盛時	104
27	高ヘモグロビン値	山浦 健	107
28	急性白血病	中尾 慎一	111
29	抗リン脂質抗体症候群	日向 俊輔、奥富 俊之	114
30	甲状腺腫	吉田 卓矢、溝渕 知司	118
31	原発性アルドステロン症	吉田 卓矢、溝渕 知司	121
32	悪性高熱症	向田 圭子	125
33	褐色細胞腫	畠山 登	130
34	筋ジストロフィ	渡邊 朝香、奥山 克巳	134
35	多発性硬化症	廣田 弘毅	138

36	重症筋無力症	廣田 弘毅	141
37	アルツハイマー型認知症	紙谷 義孝	145
38	ミトコンドリア脳筋症	紙谷 義孝	149
39	てんかん	山本 豪	153
40	パーキンソン病	板橋 俊雄	156
41	術後悪心・嘔吐	坂本 成司	160
42	局所麻酔薬アレルギー	光畑 裕正	163
43	ラテックスアレルギー	光畑 裕正	167
44	ヘパリン誘発性血小板減少症	折田 華代、石田 和慶	171
45	関節リウマチ	坂口 嘉郎	176
46	生ワクチン接種	諏訪 まゆみ、奥山 克巳	179
47	アレンテスト	児島 千里、坪川 恒久	182

第Ⅱ章　術中管理におけるトラブル　187

48	偶発的硬膜穿刺	山岡 祐子、土田 英昭	189
49	硬膜外カテーテル切断	関本 研一、齋藤 繁	192
50	硬膜外カテーテル血管内挿入	山本 佳子、河野 崇、横山 正尚	195
51	頸動脈内カテーテル挿入	児島 千里、坪川 恒久	198
52	マスク換気困難	磯野 史朗	201
53	誤嚥	中根 正樹	204
54	歯牙損傷	磯野 史朗	207
55	歯牙損傷、乳歯がない	石田 千鶴、奥山 克巳	210
56	食道挿管、フルストマック	磯野 史朗	212
57	ヘパリン抵抗性	古本 恭子、香取 信之	215
58	急速出血	竹市 広、西脇 公俊	217
59	心筋虚血	村田 有理子、土田 英昭	220
60	冠動脈攣縮、房室ブロック	尾前 毅	223
61	心室性不整脈	松本 怜子、林 行雄	226
62	結節調律	溝渕 敦子、林 行雄	231
63	心房細動	松本 怜子、林 行雄	234
64	アナフィラキシーショック	光畑 裕正	237
65	プロタミンショック	古本 恭子、香取 信之	241
66	人工心肺後の低血圧（みかけ上）	坪川 恒久	244
67	脊髄くも膜下麻酔、低血圧	箱根 雅子、奥富 俊之	247
68	脊髄くも膜下麻酔、心停止	高澤 知規、齋藤 繁	250
69	一側肺換気、低酸素血症	萩平 哲	253
70	ロボット支援下手術、低酸素血症	佐藤 大三	256
71	気道内圧上昇	山下 幸一	259

72	運動誘発電位	川口 昌彦	262
73	BIS値	倉田 二郎	265
74	近赤外線分光法	川口 昌彦	268
75	気管支喘息発作	山下 幸一	271
76	局所麻酔薬中毒	新山 幸俊	274
77	脊硬麻、痛み	井出 進、川真田 樹人	277
78	悪性高熱症	向田 圭子	280
79	低体温	外山 裕章	284
80	覚醒遅延	斎藤 淳一、廣田 和美	289
81	コンパートメント症候群	廣田 弘毅	293
82	TIVA、点滴漏れ	斎藤 淳一、廣田 和美	297
83	スガマデクス、再挿管	森松 博史、黒江 泰利	300
84	高血糖、脳外科	江木 盛時	303
85	高カリウム血症	鈴木 健二	306
86	無痙攣通電療法	山下 敦生、松本 美志也	309
87	鼻出血	関 厚一郎、能見 俊浩	312

第Ⅲ章　術後管理　317

88	神経障害	井上 荘一郎	319
89	視野障害	北村 咲子、土手 健太郎	322
90	硬膜外カテーテル感染	藤田 将英、田中 誠	325
91	術後悪心・嘔吐	坂本 成司	328
92	偶発的硬膜穿刺後頭痛	藤田 将英、田中 誠	330
93	術後痛	井上 荘一郎	333
94	術後せん妄	柿沼 孝泰、内野 博之	336
95	術後高次脳機能障害	荻原 幸彦、内野 博之	340
96	術中記憶	鈴木 祐二、土井 松幸	344
97	心房細動	髙橋 伸二	348
98	脊髄くも膜下麻酔、馬尾症候群	奥田 泰久	351
99	尿崩症	寺嶋 克幸	353
100	無尿	折田 華代、石田 和慶	357

キーワード索引　363

シナリオ目次

第Ⅰ章　術前評価・管理と周術期計画

1 ▶ 5歳の男児。鼠径ヘルニア根治術が明日に予定されている。1週間ほど前に**上気道炎**にかかり、2日前にようやく咳が治まった。
→ p.003

2 ▶ 28歳の女性。卵巣嚢腫に対して卵巣嚢腫摘出術が予定された。**リンパ脈管筋腫症（lymphangiomatosis：LAM）**と診断されている。22歳と25歳のときに自然気胸の既往がある。
→ p.006

3 ▶ 18歳の男性。膝半月板損傷に対して鏡視下手術が予定された。5年来の**気管支喘息**がある。1週間前にも喘息発作を起こした。
→ p.011

4 ▶ 71歳の女性。高度の**慢性閉塞性肺疾患（COPD）**があり、1年前から**在宅酸素療法（HOT）**を導入している。子宮筋腫切除後の腹壁瘢痕ヘルニアの根治術が予定されている。
→ p.015

5 ▶ 54歳の男性。喉頭ポリープに対してレーザーを用いた喉頭微細手術（laryngomicrosurgery）が予定された。1日30〜40本、30年間の**喫煙歴**がある。
→ p.019

6 ▶ 62歳の女性。子宮脱に対して子宮全摘術が予定された。5年前から**間質性肺炎**を指摘されており、運動時に息切れがする。どのように対応するか。
→ p.023

7 ▶ 40歳の男性。習慣性肩脱臼に対して修復術が予定された。**睡眠時無呼吸症候群**があり、夜間は経鼻的持続陽圧療法（nasal CPAP）を使用している。
→ p.026

8 ▶ 57歳の男性。**肺血栓塞栓症**の既往があり、ワルファリンを内服している。椎間板ヘルニアに対してLove手術が予定された。
→ p.030

9 ▶ 70歳の男性。**閉塞性動脈硬化症（ASO）**による右下腿壊死に対して下肢切断術が予定された。40年来の糖尿病があり、インスリン治療を受けていたが、現在、**糖尿病**のコントロールも不良である。

➡ p.034

10 ▶ 72歳の男性。前立腺肥大に対して経尿道的前立腺切除術が予定された。1年半前に心筋梗塞を起こし、左前下行枝に薬物溶出性ステント（DES）が挿入されている。現在も、アスピリンとクロピドグレルを服用している。　　　　　　　　　　　　　　➡ p.038

11 ▶ 64歳の男性。右鼠径ヘルニアに対して、ヘルニア根治術が予定された。腎動脈直下に径50 mmの腹部大動脈瘤が術前検査で発見された。　　　　　　　　　　　　　　　　　　　　　　　➡ p.042

12 ▶ 60歳の女性。乳がんに対して乳房切除術が予定された。一過性脳虚血発作（TIA）があり、頸動脈狭窄と診断され、アスピリンを服用している。　　　　　　　　　　　　　　　　　　　　　➡ p.046

13 ▶ 38歳の女性。耳下腺腫瘍に対して腫瘍切除術が予定された。10年前に大動脈炎症候群と診断され、プレドニゾロン10 mgを服用している。　　　　　　　　　　　　　　　　　　　　　　　➡ p.050

14 ▶ 66歳の男性。右股関節全置換術が予定された。高血圧、高脂血症、45年間にわたる喫煙歴とボーダーライン糖尿病がある。股関節痛のため、日常生活ではあまり歩いていない。冠動脈疾患を疑って、どのような検査をするべきか。　　　　　　　　　　➡ p.054

15 ▶ 70歳の男性。腎がんに対して、内視鏡下腎摘術が予定された。高血圧に対してアンジオテンシンⅡ受容体拮抗薬（ARB）とカルシウム拮抗薬、β遮断薬を服用している。　　　　　　　　➡ p.059

16 ▶ 82歳の女性。膝関節全置換術が予定された。心雑音があり、心エコー検査をしたところ、中等度の大動脈弁狭窄症があると診断された。　　　　　　　　　　　　　　　　　　　　　　　➡ p.063

17 ▶ 34歳の女性。胆石症に対して腹腔鏡下胆嚢摘出術が予定された。心雑音があり、心エコー検査をしたところ、僧帽弁逸脱症候群と診断された。　　　　　　　　　　　　　　　　　　　　　　　➡ p.066

18 ▶ 44歳の男性。肺がんに対して、右上葉切除術が予定された。拡張型心筋症と診断されており、アンジオテンシン転換酵素阻害薬とβ遮断薬、利尿薬を服用している。　　　　　　　　　　　➡ p.069

19 ▶ 51歳の男性。無症候性の脳動脈瘤に対し、脳血管内治療が予定された。運動時に息切れがある。心エコー検査で**肥大型心筋症**と診断された。
➡ **p.073**

20 ▶ 74歳の男性。直腸がんに対して低位前方切除術が予定された。**心房細動**があり、アミオダロンとダビガトラン(プラザキサ)を服用している。
➡ **p.076**

21 ▶ 60歳の女性。膵臓腫瘍に対して膵尾部切除術が予定された。**洞不全症候群**があり、5年前に**永久ペースメーカ移植術(PMI)** を受けている。
➡ **p.081**

22 ▶ 24歳の女性。粘膜下子宮筋腫に対して子宮鏡下の筋腫切除術が予定された。術前心電図で、**ウォルフ・パーキンソン・ホワイト(WPW)症候群**と診断された。
➡ **p.086**

23 ▶ 28歳の男性。腓骨・脛骨骨折に対して観血的整復術が予定された。心電図上、**ブルガダ症候群**と診断された。
➡ **p.091**

24 ▶ 68歳の男性。35年ほど前、胃潰瘍からの出血に対する胃切除術時に輸血を受け、その後C型肝炎を発症し、数年前から**肝硬変**を指摘されている。股関節全置換術が予定された。
➡ **p.094**

25 ▶ 56歳の男性。糖尿病による腎症により、術前血清クレアチニンが2.6 mg/dLの**腎機能不全**がある。胆石症に対して腹腔鏡下胆嚢摘出術が予定された。術前評価および検査でどのようなことに注意をすべきか。
➡ **p.098**

26 ▶ 44歳の男性。眼のかすみを訴えて来院した。網膜剥離と診断され、手術が予定された。検査したところ、空腹時血糖値は高値であり、ヘモグロビンA1cも9%以上であり、**糖尿病**と診断された。現在は未治療である。心電図上、Ⅱ、Ⅲ、aVF誘導で異常Q波がみられたが、心筋梗塞と診断されたことはない。
➡ **p.104**

27 ▶ 48歳の男性。検診で早期胃がんが発見され、胃切除術が予定された。数年来、高血圧と**赤血球増多症**を指摘されている。血算ではヘモグロビン値19 g/dL、ヘマトクリット値は58%であった。血小板数は基準値上限、白血球数は正常であった。
➡ **p.107**

28 ▶ 8歳の男児。**急性白血病**に対して化学療法が行われている。化学療

法のため、中心静脈カテーテル挿入が必要になった。 ➡ *p.111*

29 ▶ 27歳の女性。骨盤位に対して帝王切開術が予定された。**抗リン脂質抗体症候群**と診断されている。 ➡ *p.114*

30 ▶ 34歳の女性。不妊を主訴に来院し、採卵が予定された。**甲状腺腫**を指摘された。 ➡ *p.118*

31 ▶ 31歳の女性。**原発性アルドステロン症**の診断で、副腎切除術が予定された。 ➡ *p.121*

32 ▶ 20歳の男性。前十字靭帯断裂に対して、靭帯再建術が予定された。兄が以前に全身手術を受けた際に、40℃以上の高熱がでた既往があり、**悪性高熱症**が疑われている。病歴や検査で注意することはあるか。 ➡ *p.125*

33 ▶ 41歳の男性。検診で高度の高血圧を指摘され、副腎の**褐色細胞腫**と診断され、内視鏡下副腎腫瘍摘出術が予定された。術前管理はどのようにするか。 ➡ *p.130*

34 ▶ 4歳の男児。斜視に対して外眼筋後転術が予定された。型はよくわからないが**筋ジストロフィ**と診断されている。 ➡ *p.134*

35 ▶ 32歳の女性。大腿部軟部腫瘍に対して広汎切除術が予定された。**多発性硬化症**と診断され、現在は右上肢の軽度筋力低下がある。 ➡ *p.138*

36 ▶ 37歳の女性。胸腺腫に対して胸腺摘出術が予定された。**重症筋無力症**があり、ピリドスチグミンとプレドニゾロンを服用している。 ➡ *p.141*

37 ▶ 82歳の男性。転倒して大腿骨頸部骨折を起こし、観血的固定術が予定された。**アルツハイマー型認知症**があり、アリセプトを服用している。 ➡ *p.145*

38 ▶ 24歳の女性。頸部腫瘤に対して切除術が予定された。**ミトコンドリア脳筋症**を合併している。 ➡ *p.149*

39 ▶ 10歳の女児。慢性扁桃腺炎に対して扁桃摘出術が予定された。頭部外傷後に**てんかん**があり、フェニトインを服用している。 ➡ *p.153*

40▶ 52歳の男性。浅大腿動脈狭窄に対して、大腿―膝窩動脈バイパス術が予定された。**パーキンソン病**に対してL-ドパなどが投与されている。　　　　　　　　　　　　　　　　　　　　　　　　　　➡ *p.156*

41▶ 30歳の女性。子宮筋腫に対して腹腔鏡下子宮筋腫切除術が予定されている。前回、手の手術を全身麻酔で受けたのち、**術後悪心・嘔吐**がひどかった。　　　　　　　　　　　　　　　　　　➡ *p.160*

42▶ 17歳の女性。自然気胸に対して胸腔鏡ブラ切除術が予定されている。歯科麻酔を受けた際に、気分が悪くなり、血圧も下がったということで**局所麻酔薬アレルギー**を疑われている。どのように対応したらよいか。　　　　　　　　　　　　　　　　　　　　　➡ *p.163*

43▶ 31歳の女性。マンゴー、キウイアレルギーがあり、**ラテックスアレルギー**が疑われている。　　　　　　　　　　　　　　➡ *p.167*

44▶ 62歳の男性。急性心筋梗塞を起こし、冠動脈造影を行い、冠動脈バイパス術が予定された。当初15万あった血小板が7万となった。**ヘパリン誘発性血小板減少症**が疑われた。術中はどのように対応したらよいか。　　　　　　　　　　　　　　　　　　　　　➡ *p.171*

45▶ 36歳の女性。慢性中耳炎に対して鼓室形成術が予定されている。**関節リウマチ**があり、プレドニゾロン5 mgを12年来服用している。　　　　　　　　　　　　　　　　　　　　　　　　　　➡ *p.176*

46▶ 4歳の女児。慢性中耳炎に対して鼓膜チューブ挿入術を予定されていた。10日前に**生ワクチン接種**されていたことが判明した。どのように対応するか。　　　　　　　　　　　　　　　　　　　➡ *p.179*

47▶ 60歳の男性。冠動脈疾患患者で、術前に右手の**アレンテスト**を行ったら陽性（尺骨動脈からの側副血行が不十分）だった。左橈骨動脈はグラフトに使用する可能性がある。　　　　　　　　　➡ *p.182*

第Ⅱ章　術中管理におけるトラブル

48▶ 54歳の女性。変形性股関節症に対して股関節全置換術が予定された。硬膜外麻酔併用全身麻酔を予定していたが、L2/L3で硬膜外麻酔をする際に**偶発的硬膜穿刺**をしてしまった。　　　　　➡ *p.189*

49 ▶ 64歳の男性。胃がんに対する胃切除術に対して硬膜外併用全身麻酔を予定した。抵抗消失法で硬膜外腔に達していると考えられるのに、硬膜外カテーテルが進まないので、カテーテルを引き抜いたところ、**硬膜外カテーテル**先端が5cmほど**切断**されていた。
　　　　　　　　　　　　　　　　　　　　　　　　　　➡ *p.192*

50 ▶ 24歳の女性。前十字靱帯損傷に対して前十字靱帯再建術が予定された。硬膜外麻酔をしようとしたところ、**硬膜外カテーテルから血液**が引けてきた。
　　　　　　　　　　　　　　　　　　　　　　　　　　➡ *p.195*

51 ▶ 60歳の男性。大動脈弁狭窄症に対して大動脈弁置換術が予定された。中心静脈カテーテルを誤って**頸動脈に挿入**してしまった。
　　　　　　　　　　　　　　　　　　　　　　　　　　➡ *p.198*

52 ▶ 47歳の男性。身長168cm、体重94kgの肥満がある。胸壁腫瘍に対して腫瘍切除術が予定されている。プロポフォールにより導入したが、**マスク換気が困難**であった。
　　　　　　　　　　　　　　　　　　　　　　　　　　➡ *p.201*

53 ▶ 64歳の肥満男性。挿管しようとしたところ、口腔内にかなりの量の黄色の体液が存在していた。純酸素による換気をしてもSpO$_2$は95%程度である。**誤嚥**が疑われた。
　　　　　　　　　　　　　　　　　　　　　　　　　　➡ *p.204*

54 ▶ 48歳の女性。挿管時に上前歯が抜けてしまった。　➡ *p.207*

55 ▶ 7歳の女児。声門上器具を用いた全身麻酔下に鼠径ヘルニア根治術を実施した。術後、ぐらぐらしていた**乳歯がない**ことに気づいた。
　　　　　　　　　　　　　　　　　　　　　　　　　　➡ *p.210*

56 ▶ 51歳の女性。イレウスに対して解除術が予定された。迅速導入を行い、挿管したところ、**食道挿管**であった。
　　　　　　　　　　　　　　　　　　　　　　　　　　➡ *p.212*

57 ▶ 67歳の男性。急性冠症候群、三枝病変に対して冠動脈バイパス術が予定された。術前からヘパリン投与を受けていた。術中に250単位/kgのヘパリンを静注したが、活性凝固時間が220秒までしか延長しない。**ヘパリン抵抗性**に対してどのように対応するか。
　　　　　　　　　　　　　　　　　　　　　　　　　　➡ *p.215*

58 ▶ 55歳の男性。肝切除中に門脈を損傷し、2.5Lの**急速出血**があった。準備した輸血用血液6単位をすべて使用したが、まだ出血しており、昇圧薬を投与したが、低血圧が持続している。
　　　　　　　　　　　　　　　　　　　　　　　　　　➡ *p.217*

59 ▶ 53歳の男性。高血圧、糖尿病、喫煙歴がある。左腎がんに対する側臥位での腎摘出術の際に、V_5誘導で**ST部分が低下**した。どのように対処するか。　　　　　　　　　　　　　　　　　　→ *p.220*

60 ▶ 38歳の女性。胆石症に対する胆嚢摘出術中に、Ⅱ誘導で**ST部分が上昇**し、**Ⅱ度房室ブロック**が出現し徐脈となり、血圧が低下した。
→ *p.223*

61 ▶ 69歳の男性。大腸がんの肝臓転移に対する肝臓切除術に、**心室性不整脈**が**多発**した。血圧も不安定となった。　　　　　　→ *p.226*

62 ▶ 82歳の女性。高血圧の既往がある。大腿頸部骨折に対して骨頭置換術を全身麻酔下に行っていた。**結節調律**となり、心拍数は60 bpmとなり、収縮期血圧も60 mmHg台となった。　　　　　→ *p.231*

63 ▶ 62歳の男性。縦隔腫瘍切除中に、**心房細動**となった。脈拍数は110 bpm程度、血圧も低下している。　　　　　　　　　　→ *p.234*

64 ▶ 25歳の男性。不妊症に対して精巣静脈瘤切除術が全身麻酔下に予定された。抗生物質投与開始3分後、高度の低血圧と頻脈、さらに前胸部の紅潮を認めた。**アナフィラキシーショック**が疑われた。
→ *p.237*

65 ▶ 60歳の男性。僧帽弁狭窄症に対して僧帽弁置換術が実施された。人工心肺離脱後にプロタミンを30 mg投与したところ、突然、収縮期血圧の高度の低下、徐脈、肺動脈圧上昇が起きた。**プロタミンショック**が疑われた。　　　　　　　　　　　　　　→ *p.241*

66 ▶ 48歳の女性。僧帽弁閉鎖不全に対して僧帽弁形成術が行われた。**人工心肺からの離脱**時、肉眼的にも、経食道心エコー法でも心収縮は良好で、弁逆流も認められないが、収縮期血圧が60〜70 mmHg程度と上がらない。　　　　　　　　　　　　　　　　　　→ *p.244*

67 ▶ 33歳の初産婦。骨盤位に対して帝王切開術が予定された。等比重0.5%ブピバカインとフェンタニルを用いて**脊髄くも膜下麻酔（脊麻）**をしたところ、3分後の収縮期血圧が70 mmHg、心拍数は70 bpmとなった。　　　　　　　　　　　　　　　　　　→ *p.247*

68 ▶ 18歳の男性。急性虫垂炎に対して虫垂切除術を、**脊髄くも膜下麻酔**

下に実施していた。脊髄くも膜下麻酔時にミダゾラムを少量投与した。仰臥位に戻してしばらくして低血圧、徐脈となり、さらに**心停止**となった。 ➡ *p.250*

69 ▶ 69 歳の男性。左上葉肺がんに対して、肺全摘術が予定された。硬膜外併用全身麻酔とし、二腔気管支チューブを用いて**一側肺換気**を行っていた。術中、SpO_2 が 80％台に低下し、**低酸素血症**が疑われた。 ➡ *p.253*

70 ▶ 49 歳の肥満男性。前立腺肥大症に対して**ロボット支援下前立腺切除術**が行われた。吸入酸素分画は 0.5 であったが、術中、SpO_2 が 89％まで**低下**した。 ➡ *p.256*

71 ▶ 41 歳の男性。胃がんに対して胃切除術が硬膜外併用全身麻酔下に実施されていた。術中、**気道内圧が上昇**し、アラームが鳴りだした。 ➡ *p.259*

72 ▶ 12 歳の女児。特発性側弯症に対して脊椎矯正術を全静脈麻酔下に施行していた。術中、**運動誘発電位が異常**となった。 ➡ *p.262*

73 ▶ 20 歳の男性。鎖骨骨折に対する観血的整復術を全静脈麻酔下に施行していた。術中、**BIS 値**が 40 台から 60 台へと急激に**上昇**した。 ➡ *p.265*

74 ▶ 74 歳の男性。大動脈弓部瘤に対して弓部置換が低体温循環停止下に実施された。**近赤外線分光法**で脳酸素化をモニターしていたが、左右差が 20 以上となった。 ➡ *p.268*

75 ▶ 20 歳の女性。鼻中隔湾曲症、副鼻腔炎に対して副鼻腔根本手術が予定された。気管支喘息の既往がある。術中、気道内圧上昇と SpO_2 低下が起きた。**気管支喘息発作**が疑われた。 ➡ *p.271*

76 ▶ 34 歳の女性。左手の腱移行術に対して 22 mL の局所麻酔薬を用いて腕神経叢ブロックを実施した。ブロック施行後 7 分ほどして、患者が興奮状態となり、指先の震えが出現した。**局所麻酔薬中毒**が疑われた。 ➡ *p.274*

77 ▶ 51 歳の女性。変形性股関節症に対して**脊髄くも膜下硬膜外併用麻酔（脊硬麻）**下に股関節全置換術を行っていた。手術開始 1 時間ほどして、患者が**痛み**を訴えた。硬膜外腔に局所麻酔薬を追加しても、

痛みが強くなってきた。 ➡ *p.277*

78 ▶ 5歳の男児。身長112 cm、体重15 kg。停留精巣に対して精巣固定術が予定された。セボフルランを用いた緩徐導入を行い、麻酔はレミフェンタニル-セボフルラン-空気-酸素で維持し、調節呼吸を行っていた。術中、体温が38.5℃まで上昇し、呼気終末二酸化炭素分圧も上昇してきた。**悪性高熱症**が疑われた。 ➡ *p.280*

79 ▶ 77歳の男性。直腸がんに対して低位前方切除術が予定された。硬膜外併用全身麻酔とした。術中、**低体温**となり、食道温は33.8℃まで低下した。 ➡ *p.284*

80 ▶ 64歳の女性。併存疾患としてインスリン治療中の糖尿病がある。髄膜腫に対して腫瘍切除術が実施された。麻酔はプロポフォールとレミフェンタニルを用いた全静脈麻酔とし、術中はロクロニウムの持続静注、手術終了前にフェンタニルを投与した。手術後麻酔薬投与を中止したが、**覚醒遅延**が認められた。 ➡ *p.289*

81 ▶ 68歳の女性。子宮体がんに対して広汎子宮全摘術が砕石位で実施された。手術開始4時間後、下肢の腫脹があり、足背動脈もよく触知できない。**コンパートメント症候群**が疑われた。 ➡ *p.293*

82 ▶ 64歳の男性。腹腔鏡下大腸がん切除術をデスフルラン-レミフェンタニル-空気-酸素で実施していた。手術途中から、レミフェンタニル投与量を上げても、血圧上昇、心拍数増加が認められた。手術終了後にドレープをとったところ、静脈カニューレ刺入部が腫脹しており、術中から**点滴漏れ**があり、**レミフェンタニルは皮下浸潤**したと考えられた。 ➡ *p.297*

83 ▶ 22歳の男性。IgA腎症に対して扁桃摘出術が行われた。手術終了後に**スガマデクスを投与後に抜管**した。しかし、その直後から扁桃出血があり、耳鼻咽喉科医は、再手術をしたいという。 ➡ *p.300*

84 ▶ 49歳の男性。身長170 cm、体重80 kg。未治療の糖尿病がある。脳動脈瘤、脳内血腫に対して動脈瘤クリッピングと、血腫除去術が施行されていた。術中、血糖値を測定したところ、340 mg/dLの**高血糖**であった。 ➡ *p.303*

85 ▶ 54歳の男性。腎不全による二次性副甲状腺機能亢進症があり、副甲状腺切除術が予定された。術中採血したところ、**高カリウム血症**が

認められた。　　　　　　　　　　　　　　　　　→ p.306

86 ▶ 50歳の女性。身長150 cm、体重50 kg。うつ病に対して**無痙攣通電療法（ECT）**が行われた。チオペンタールを用いて実施したが、痙攣時間は20秒にも満たなかった。次回はどうするか。　→ p.309

87 ▶ 52歳の男性。大動脈弁逆流症に対して大動脈弁置換術が予定された。挿管後、経鼻胃管を挿入したところ、**鼻出血**を起こした。ヘパリン注入後、鼻出血がひどい。　　　　　　　　　　→ p.312

第Ⅲ章　術後管理

88 ▶ 74歳の女性。脊髄くも膜下硬膜外併用麻酔（脊硬麻）のもと、砕石位で経腟的子宮全摘術が行われた。術後2日経っても、右下肢の脱力が継続している。**神経障害**が疑われた。　　　　　　→ p.319

89 ▶ 62歳の高血圧を併存する男性。腰椎すべり症に対して手術が行われた。手術時間は5時間30分であった。術後、**視野障害**を訴えた。
　　　　　　　　　　　　　　　　　　　　　　→ p.322

90 ▶ 51歳の女性。関節リウマチがありステロイドを服用していた。膝関節全置換術に対して硬膜外麻酔併用全身麻酔を施行した。術後2日目に発熱があり、硬膜外カテーテルを抜去しようとしたところ、**硬膜外カテーテル挿入部に発赤**があった。　　　　　　→ p.325

91 ▶ 30歳の女性。卵巣嚢腫に対して腹腔鏡下卵巣嚢腫切除を行い、術後は経静脈患者管理鎮痛法を行った。術中、ドロペリドールを1.25 mg静注していたが、術後、**術後悪心・嘔吐**がひどい。　→ p.328

92 ▶ 54歳の女性。術後3日目、**偶発的硬膜外穿刺後頭痛**を起こした。頭痛のため、坐位もとれない。　　　　　　　　　　　→ p.330

93 ▶ 54歳の女性。硬膜外麻酔併用全身麻酔下に股関節全置換術が実施された。持続硬膜外鎮痛を術中から始めていたが、覚醒後、患者が強い**術後痛**を訴えた。どのように対応するか。　　　→ p.333

94 ▶ 72歳の男性。腹部大動脈瘤に対するYグラフト置換後、集中治療室に入室した。2日目より、**術後せん妄**が出現した。どのように対応するか。　　　　　　　　　　　　　　　　　　　→ p.336

95 ▶ 59歳の女性。僧帽弁逆流症に対して僧帽弁形成術を受けた。術後2週間ほどして、家族が患者の性格が変わってしまったようだと訴えた。**術後高次脳機能障害**が疑われる。 ➡ *p.340*

96 ▶ 30歳の女性。外傷による脾臓破裂に対して脾臓摘出術が行われた。術後回診で、患者が**術中記憶**があるという。 ➡ *p.344*

97 ▶ 61歳の男性。肺がんに対する左上葉切除後に集中治療室に入室した。術後2日目に**心房細動**となった。どのように対応するか。 ➡ *p.348*

98 ▶ 72歳の男性。前立腺がんの疑いで前立腺生検を脊髄くも膜下麻酔下に行った。術後膀胱直腸障害があり、**馬尾症候群**が疑われた。 ➡ *p.351*

99 ▶ 30歳の女性。下垂体腺腫に対して下垂体切除術が行われた。術後6時間して、希釈性の多量の尿が流出し、**尿崩症**が疑われた。 ➡ *p.353*

100 ▶ 77歳の男性。体重68 kg。全身麻酔下に腎動脈下腹部大動脈瘤切除、Yグラフト置換を行った。集中治療室に入室3時間の尿量は20 mLと**乏尿**であった。 ➡ *p.357*

第 I 章

術前評価・管理と周術期計画

1. 最近の上気道炎

5歳の男児。鼠径ヘルニア根治術が明日に予定されている。1週間ほど前に**上気道炎**にかかり、2日前にようやく咳が治まった。

Essential Point ていねいな問診をし、リスクを考慮したうえで手術の可否を決定する。声門上器具を用いた麻酔管理で行う。また、小児の麻酔に精通しておく。

Key Words 上気道炎、全身麻酔、気道トラブル

この患者の術前に必要な検査

❶ 必須項目
- 必須項目を下記に挙げる（*：特に重要な項目）。
- 両親への患児の体調に関しての問診（活動性/食欲/嘔吐/下痢など）*
- 既往歴の確認（出生歴、喘息、ヘルニア嵌頓）*
- 体温（37.5℃以上）
- 鼻閉/鼻汁の有無（膿性、白色など）
- 咽頭の所見（発赤、扁桃の腫脹など）
- 咳嗽/喀痰/嗄声の有無*
- 呼吸音（狭窄音、雑音など）
- 呼吸パターン（口呼吸、陥没呼吸、泣いたときの状態など）*

❷ 判断に迷う場合に有用
- 経皮的酸素飽和度（SpO_2）、血液検査（炎症反応、凝固）、胸部X線が挙げられる。

手術を行うことのリスク

- 導入中の換気困難、喉頭/気管支痙攣の発生、気道内圧の上昇、無気肺、肺炎、抜管後の息こらえ/クループ、発熱、術後の一過性の低酸素血症、術後の咳嗽による疼痛や創離開、入院期間の延長が挙げられる。

家族/外科医への説明

- 家族/外科医；仕事の都合や患児自身も絶飲食など家族は準備をしてき

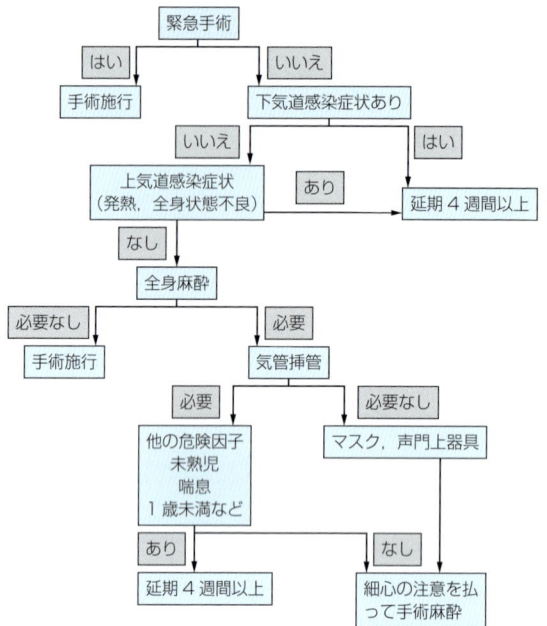

図　上気道感染患者の周術期管理のためのアルゴリズム

た。外科医も手術枠をとって準備してきた。
- 患児は安全に手術を受ける権利があるため、両親の仕事の都合などの理由はあまり考慮しない。
- 風邪などによる炎症の影響により気道過敏性が高い状態は、2週間程度まで継続する。
- 本症例では、気道の過敏性は高い状態と推定されるので手術麻酔を行った場合、通常より合併症が生じる危険性は高い。
- 手術前日に医療スタッフによる電話診を行うことで直前の手術延期に伴う混乱は、避けることができる。
- 緊急性がない場合：
- 全身麻酔の危険性（上記のリスク）を増す可能性があり、延期し体調回復を待ったほうが安全である。
- ヘルニア嵌頓の既往やその危険性が高いと判断した場合：
- 家族/外科医がリスクを理解したうえで手術麻酔を行う。
- 気管挿管はできるだけ避け、声門上器具で気道を確保する。
- 分泌物の除去、肺のリクルートメントをていねいに行うなど細心の注意を払った麻酔管理をする。
- できることなら小児麻酔に熟練した麻酔科医が全身管理を行う。
- 手術麻酔の可否に関しては、さまざまな因子が絡み合うが担当麻酔科医が可能と判断すれば可であろう（図）。

手術をした場合の麻酔上の注意点

❶ 麻酔計画
- 前投薬としてのアトロピンの有用性は低い。
- 全身麻酔と区域麻酔を併用する（術後鎮痛のため）。
- 緩徐導入でも急速導入のどちらでもよい。
- 気管支拡張性のあるセボフルランはよいが、イソフルラン、デスフルランは気道刺激性があり避けたほうがよい。また、プロポフォール、ミダゾラムはよいが、ケタミンは分泌物を増やすので注意が必要である。麻薬の使用は問題ない。
- 気道確保は声門上器具のほうがよい。

❷ 導入時
- 鼻閉による換気困難、咳や息こらえの発生、喉頭気管支痙攣に注意する。

❸ 麻酔維持
- 気道内圧の上昇、喉頭気管支痙攣、無気肺/肺炎、また発熱など体温管理に注意する。

❹ 覚醒時
- 喉頭気管支痙攣、咳や息こらえの発生、喘鳴などに注意する。

❺ 注意点
- 優しく下顎挙上しながらマスクをフィットさせる。
- 浅い麻酔状態で不用意な刺激を与えない。肺のリクートメントや分泌物の除去は深い麻酔状態で行う。
- 覚醒時は特に不用意な刺激を与えない。
- 十分な術後鎮痛が得られるようにする。
- 外科医とも協力してできるだけ短時間で手術を終了させる。

延期した場合の次の手術時期

- 喘息などの合併症を有する場合：6週間以上間隔をあけ、全身状態の改善を待つ。
- 他の合併症を有していない場合：2週間以上の間隔をあける。

（奥山　克巳）

2. リンパ脈管筋腫症（LAM）

28歳の女性。卵巣嚢腫に対して卵巣嚢腫摘出術が予定された。**リンパ脈管筋腫症（lymphangiomatosis：LAM）**と診断されている。22歳と25歳のときに自然気胸の既往がある。

Essential Point リンパ脈管筋腫症合併患者の手術では、全身麻酔を回避するために術式の選択が可能であるかを術者と検討すべきである。

Key Words リンパ脈管筋腫症、麻酔、腹腔鏡手術

 リンパ脈管筋腫症（LAM）とはどのような疾患か

❶ 概　念

- 従来は過誤腫性肺脈管筋腫症（pulmonary lymphangioleiomyomatosis）と呼ばれたが、肺以外にも病変がみられることから平成21年より「リンパ脈管筋腫症（lymphangiomatosis：LAM）」に疾患名が変更された。妊娠可能年齢の女性に好発し、肺野リンパ節などでの平滑筋様細胞（LAM細胞）の増殖を特徴とする。100万人に1.9～4.5人に発症する。
- 呼吸困難、気胸、リンパ管閉塞による乳び胸・腹水、静脈や細気管支の閉塞、肺病病変による換気血流比不均等、閉塞性換気障害、拡散能低下、肺過膨張・気腫形成を特徴とする。二次性の肺高血圧症（pulmonary hypertension：PH）、右心不全を呈することもある。
- 近年CT検査の普及により軽症診断例も増加しており、男性や閉経後女性にも散見される。1975年の報告ではほとんどの症例がPH、呼吸不全により10年以内に死亡しているが、最近の報告ほど予後は良好となり、2008年の日本の報告では10年予測生存率は85％であった[1]。
- この10年で病態の解明が進み、分子標的治療の展開がみられた。本疾患は結節性硬化症（tuberous sclerosis complex：TSC）に合併するTSC-LAMと、TSCとは関連なく発症する孤発性LAMに分類される。
・TSC-LAMではがん抑制遺伝子の*TSC-1*あるいは*TSC-2*遺伝子、孤発性LAMは*TSC-2*遺伝子の変異が疾患の原因である。それらの変異によりラパマイシン標的タンパク質（mammalian target of rapamycin：mTOR）を制御するタンパクの合成が不可能となりLAM細胞の異常増殖が惹起される。
・治療にはmTOR阻害薬であるシロリムスが有効である。継続使用により腫瘍細胞増殖を抑制し、肺機能悪化抑制や血管筋脂肪腫の縮小などLAMに対する有効性が示された[2]。
- 気胸の治療には胸膜癒着術、胸腔鏡下手術のほかに酸化セルロースメッ

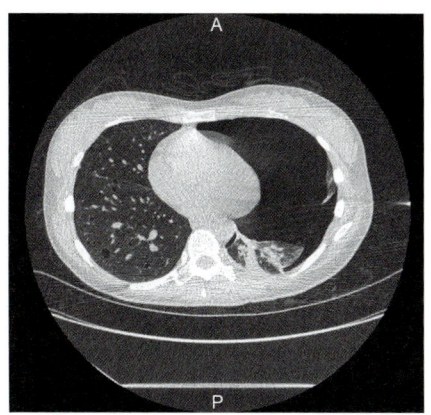

図1　気胸を発症したLAM患者の胸部単純CT画像

シュを使用した全肺胸膜カバリング術があり、胸膜癒着を起こさずにLAMの気胸再発を予防できる利点がある。

❷ 診　断
- 日本の研究班による「LAM診断基準（2008）」または欧州呼吸器学会の「LAMの診断と管理のガイドライン（2010）」により診断される。どちらも肺または体幹リンパ節などを用いた病理診断と、臨床診断（肺のCT所見＋結節性硬化症、腎血管筋脂肪腫、乳び胸水・腹水、気胸歴、呼吸機能異常など）の2つの柱からなる[1]。
- CT検査では、数mm～1cm大の境界明瞭な薄壁を有する嚢胞が、両側性、上～下肺野に、びまん性あるいは散在性に、比較的均等に、正常肺野内に認められる（図1）。

❸ 重症度
- 2009年にLAMは厚生労働省特定疾患治療研究事業の対象疾患に追加指定され、呼吸機能障害と臨床像から重症度分類が作成された（表）。重症度Ⅱより臨床症状が加わる。
- 日本循環器学会による「PH治療ガイドライン（2012年改訂版）」によると、肺実質障害のPHは肺動脈性PHに比べ高度のPHは少ないとされている。肺移植適応のある重症LAM患者においても肺動脈性PH患者と異なり、麻酔導入時から経皮的心肺補助を必要とすることは少ない[3]。

❹ LAMに対する全身麻酔の影響
- 全身麻酔（陽圧換気）とLAMの症状悪化との関連は明らかになっていない。気胸の可能性が少ない軽症例であれば全身麻酔も許容できるのかもしれない。ただし陽圧換気刺激により肺内でケミカルメディエータが放出され、LAM細胞増殖、症状進行の契機になる可能性もある。
・本症例では反復する気胸歴があり、周術期の高リスク症例である。

表 指定難病にかかわる LAM の重症度分類

【重症度分類】重症度Ⅰ〜Ⅳとし，一つ以上の項目を満たす最も高い重症度を採用する

	呼吸機能障害		気 胸	腎血管筋脂肪腫	乳び胸/腹水/リンパ浮腫	リンパ脈管筋腫症
Ⅰ	80 Torr≦ Pa_{O_2}	80%≦% FEV_1		4 cm 未満，かつ症状や動脈瘤（径5 mm 以上）を認めない		症状を有さないリンパ脈管筋腫
Ⅱ	70 Torr≦ Pa_{O_2}<80 Torr	70%≦% FEV_1<80%	1 年以内の気胸発症は左記の呼吸機能障害の段階を一つあげる	4 cm 以上であるが症状や動脈瘤（径5 mm 以上）を認めない	内科的管理（脂肪制限食，生活指導，利尿薬，など）によりコントロールされている	症状を有するリンパ脈管筋腫
Ⅲ	60 Torr≦ Pa_{O_2}<70 Torr	40%≦% FEV_1<70%		大きさに関係なく症状を認める（背部痛，頭痛，血尿，など），あるいは径5 mm 以上の動脈瘤を認める	内科的管理（脂肪制限食，生活指導，利尿薬，など）によりコントロールが困難	
Ⅳ	Pa_{O_2}<60 Torr	% FEV_1<40%		動脈瘤破裂により腫瘍内外に出血を認める		

重症度分類Ⅱ度以上は医療費助成の対象となる．
〔難病情報センター．リンパ脈管筋腫症．http://www.nanbyou.or.jp/（2016年 3月閲覧）より抜粋〕

 手術は開腹か、腹腔鏡か

❶ 全身麻酔を回避できる術式か

- 卵巣嚢腫摘出術であれば、腹腔鏡手術が選択される場合が多い。腹腔鏡手術の利点は術後疼痛が少ない、入院期間が短い、開腹手術に比べて術後癒着が少ないといった利点がある。だが腹腔鏡手術では全身麻酔、骨盤高位の体位、気腹が必要なため、気道内圧は開腹手術よりも高く、手術時間も長い。LAM 合併患者は陽圧換気で気胸を起こすリスクがあり、腹腔鏡手術は推奨されない。主治医と相談し開腹手術への術式変更を検討すべきである。

❷ 呼吸機能はどの程度障害されているか

- LAM という概念の普及、診断技術の向上により、以前より臨床症状の軽度な症例が増加している。よって呼吸機能障害の程度は多様である。通常、呼吸機能障害は閉塞性障害を呈することが多い。また初期から D_{LCO} が低下する頻度が高く酸素化が問題となる。胸膜癒着術を繰り返す症例では拘束性障害にも注意する。呼吸機能低下例では全身麻酔を回避することが好ましい。

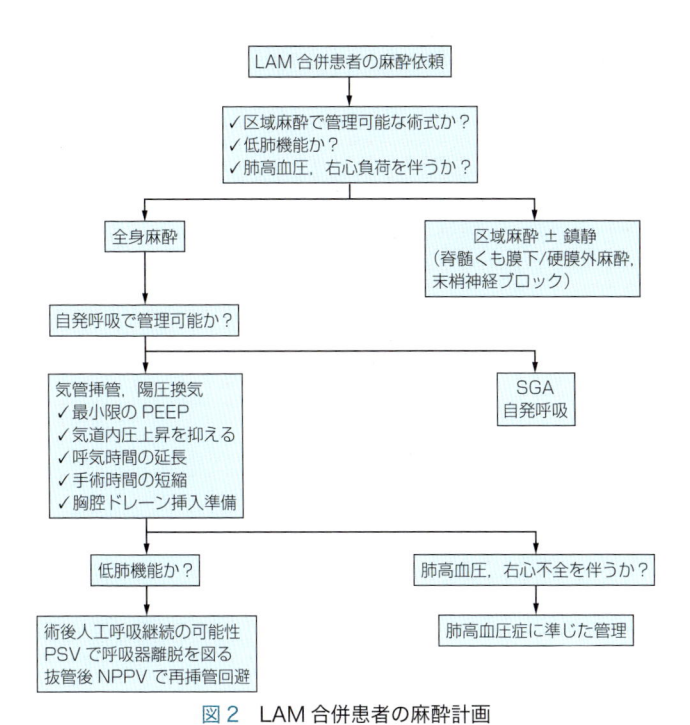

```
┌─────────────────────┐
│ LAM 合併患者の麻酔依頼 │
└─────────────────────┘
           │
           ▼
┌──────────────────────────────┐
│ ✓区域麻酔で管理可能な術式か？  │
│ ✓低肺機能か？                │
│ ✓肺高血圧，右心負荷を伴うか？  │
└──────────────────────────────┘
     │                    │
     ▼                    ▼
┌─────────┐     ┌──────────────────────┐
│ 全身麻酔 │     │ 区域麻酔 ± 鎮静      │
└─────────┘     │ (脊髄くも膜下/硬膜外麻酔, │
     │          │  末梢神経ブロック)    │
     ▼          └──────────────────────┘
┌──────────────────┐
│ 自発呼吸で管理可能か？│
└──────────────────┘
     │                    │
     ▼                    ▼
┌──────────────────────┐   ┌────────┐
│ 気管挿管，陽圧換気     │   │ SGA    │
│ ✓最小限の PEEP       │   │ 自発呼吸 │
│ ✓気道内圧上昇を抑える │   └────────┘
│ ✓呼気時間の延長      │
│ ✓手術時間の短縮      │
│ ✓胸腔ドレーン挿入準備 │
└──────────────────────┘
     │                    │
     ▼                    ▼
┌──────────────┐    ┌────────────────────┐
│ 低肺機能か？  │    │ 肺高血圧，右心不全を伴うか？│
└──────────────┘    └────────────────────┘
     │                    │
     ▼                    ▼
┌────────────────────────┐   ┌────────────────┐
│ 術後人工呼吸継続の可能性 │   │ 肺高血圧症に準じた管理 │
│ PSV で呼吸器離脱を図る  │   └────────────────┘
│ 抜管後 NPPV で再挿管回避 │
└────────────────────────┘
```

図2　LAM 合併患者の麻酔計画

SGA：声門上器具(supraglottic airway device)，PSV：圧補助換気(pressure supported ventilation)，NPPV：非侵襲的陽圧換気療法 (non-invasive positive pressure ventilation)

❸ 当院での経験

- 全身麻酔を回避すべきと考えるもう一つの理由として、術後呼吸機能回復への懸念がある。当院において LAM 診断のための肺生検、気胸に対する囊胞切除術などで全身麻酔を行った患者の中で、低い気道内圧、短い手術時間など可能なかぎりの予防策を講じたにもかかわらず、術後呼吸機能低下、ADL 低下を来した症例を経験している。

❹ 麻酔計画（図2）

- 卵巣嚢腫摘出術であれば、脊髄くも膜下硬膜外併用麻酔（combined spinal-epidural analgesia：CSEA）とデクスメデトミジン±プロポフォールなどによる鎮静を行う。自発呼吸を温存し陽圧換気を避けることが肝要である。術後疼痛は呼吸に影響するため、硬膜外鎮痛を積極的に使用する。CSEA 施行困難例では全身麻酔を選択するが、嚢胞性肺疾患と同様に気道内圧の上昇を避け最小限の呼気終末陽圧（positive end-expiratory pressure：PEEP）負荷とする。閉塞性障害が高度な場合は慢性閉塞性肺疾患の麻酔管理に準じて、呼気時間を延長させ auto-PEEP を防ぐなどに留意し、ある程度の高二酸化炭素症も許容する。手術時間を短くすることは重要である。

麻酔管理上の問題点

- 術前には、呼吸状態の評価として患者の ADL、Hugh-Jones 分類、胸部単純 X 線、胸部 CT 検査による画像所見、呼吸機能検査、血液ガス分析を行う。心電図、心臓超音波画像による心機能評価も行う。PH 合併症例では右心カテーテル検査も考慮する。
- 陽圧換気中に気胸となる可能性を考えて、胸腔ドレーンがすぐに挿入できるよう、器材と人員を準備しておくことが重要である。
- 当然のことであるが麻酔開始前に両胸壁の聴診を行い、術中、術後と比較する。

【文　献】
1) 日胸 2011 ; 70 : 992-1000.
2) N Engl J Med 2011 ; 364 : 1595-606.
3) 麻酔 2013 ; 62 : 573-9.

（岡田　尚子、川越　いづみ）

3. 気管支喘息

18歳の男性。膝半月板損傷に対して鏡視下手術が予定された。5年来の**気管支喘息**がある。1週間前にも喘息発作を起こした。

Essential Point 周術期の喘息発作の発症を防ぎ、呼吸機能を維持する。万一、喘息発作が生じた場合は迅速に治療を開始する。

Key Words 気管支喘息、気道過敏性、気道狭窄、アレルギー

気管支喘息とはどのような疾患か

- 気管支喘息（以下、喘息）は、成人喘息では「気道の慢性炎症を本態とし、臨床症状として変動性をもった気道狭窄（喘鳴、呼吸困難）や咳で特徴づけられる疾患」と、小児喘息では「発作性に起こる気道狭窄によって、喘鳴や呼気延長、呼吸困難を繰り返す疾患」と定義されている[1]。
- 気道狭窄は気道の炎症や気道過敏性によって引き起こされ、可逆性である。
- しかし、慢性的に経過した場合は気道にリモデリングが生じ、しだいに非可逆性に移行する[1]。リモデリングは小児でも進行する[1,2]。
- 喘息の特徴的な所見は、反復する発作性の呼吸器症状（呼吸困難、喘鳴、胸苦しさ、咳嗽など）、可逆性の気流制限、気道過敏性の亢進である。アトピー素因、気道炎症の存在は喘息を強く示唆する[1]。
- また、喘息と同様の症状を来す他の疾患は多く、これらを鑑別することは非常に重要である。表1に成人、小児における喘息と鑑別すべき疾患を示す。一方で、喘息に他の呼吸器疾患〔慢性閉塞性肺疾患（chronic

表1 喘息と鑑別すべき疾患

成人	1. 気道疾患：喉頭・喉頭蓋炎，声帯機能異常，気道の腫瘍・異物，気管軟化症，気管支結核 2. 慢性閉塞性肺疾患 3. 循環器疾患：うっ血性心不全，肺塞栓 4. その他：薬剤性の咳，自然気胸，過換気症候群，心因性咳嗽
小児	1. 先天異常・発達異常：喉頭・気管・気管支軟化症，大血管・気道の奇形，先天性心疾患，線毛機能異常 2. 感染症：鼻炎，副鼻腔炎，クループ，気管支炎，細気管支炎，肺炎，肺結核，気管支拡張症 3. その他：過敏性肺炎，気管支異物，心因性咳嗽，声帯機能異常，気道への圧迫（腫瘍など），サルコイドーシス，肺水腫，肺塞栓，cystic fibrosis

（日本アレルギー学会喘息ガイドライン専門部会．喘息予防・管理ガイドライン2015．協和企画；2015より作成）

obstructive pulmonary disease：COPD）など〕を合併する場合もあるため[1,3]注意が必要である。

問診、身体所見、検査などのポイント[2,3]

❶ 問　診
- 喘息の病状：発症時の症状（特に深夜・早朝の症状）、発症頻度、最終発作の時期、発症を誘発する要因（冷風、ハウスダスト、タバコ煙など）などを問診し、周術期の喘息発作の可能性、発作発現時の重篤さを類推する。喘息のコントロール不良の患者では喘息症状が増悪するリスクが高い[1]。また、最終発作から数週間は気道過敏性が亢進した状態にある[2]。
- 治療歴：現在までに行われてきた治療、特に症状増悪時に有効であった治療を確認する。
- アスピリン喘息の有無：アスピリン喘息は、アスピリンなどの非ステロイド性抗炎症薬（nonsteroidal anti-inflammatory drugs：NSAIDs）のシクロオキシゲナーゼ阻害作用によって引き起こされる喘息である。成人喘息の5～10％にみられ、女性に多いが、小児ではまれである[1]。周術期は鎮痛薬の使用頻度が高いが、アスピリン喘息患者ではNSAIDsの使用が制限される。
- アレルギー性疾患の有無：特に小児喘息患者では、アレルギー性疾患の既往歴・家族歴を有する場合が多い[1]。食物アレルギーは喘息増悪の危険因子である可能性がある[1]。
- タバコ煙への曝露の有無：本人の喫煙だけではなく、受動喫煙の有無も聴取する。親が喫煙者の患児では喘息発症のリスクが高い[1]。
- 手術歴・麻酔歴を確認する。

❷ 身体所見
- 喘息症状の有無：呼吸困難、喘鳴、胸苦しさ、咳嗽など、喘息の症状がみられる場合は、手術の延期を考慮する。
- 気道感染の有無：気道感染により気道過敏性が亢進し、周術期の喘息発作のリスクが高まる。発熱、咳、排痰などの気道感染の徴候を見逃してはならない。気道感染が疑われれば、手術の延期を考慮する[2]。
- 肥満・睡眠時無呼吸の有無：肥満は喘息症状の増悪と関連する[1]。また、肥満の喘息患者が減量すると呼吸機能や喘息症状の改善がみられるという[1]。
- 慢性鼻炎・副鼻腔炎・鼻茸：鼻炎、副鼻腔炎は喘息が増悪する危険因子であり、慢性鼻炎患者の30％に喘息を合併するとの報告がある[2]。また、鼻茸はアスピリン喘息の合併が多い[2]。

❸ 検査所見
- スパイロメトリ：1秒率の低下（＜70％）がみられるが、寛解期には正常の場合がある。フローボリューム曲線では喘息特有のパターンがみら

れる。短時間作用性β_2刺激薬吸入を行い、その前後で1秒量の改善がみられれば（改善率≧12％かつ改善量≧200 mL）気道可逆性があり、喘息が疑われる。
- 最大呼気速度（peak expiratory flow：PEF）：PEF値の日内変動が20％以上ある場合、可逆性気流制限ありと判断できる。
- 動脈血液ガス検査：重症例ではPa_{CO_2}上昇、Pa_{O_2}低下がみられる。

麻酔法の選択と麻酔管理上の注意点

❶ 術前管理
- 手術は長時間にわたり症状のない状態が続いている時期に行われるべきである。喘息発作のリスクが高い場合は状態が安定するまで手術を延期し、追加治療を行う。緊急手術が必要な場合はステロイドの全身性投与を行う。
- また、肥満は危険因子なので、可能なかぎり減量を図る。タバコ煙への曝露も可及的に、できれば4〜8週間避ける。

❷ 麻酔管理の目標[3]
- 神経反射の抑制：気管挿管、手術などは迷走神経反射による気管支収縮を起こす。これらは十分に深い麻酔下で行うべきである。
- 気管支平滑筋収縮の防止：ヒスタミンは気管支平滑筋の収縮を、カテコールアミンによるβ_2受容体刺激は弛緩を起こす。周術期のβ_2刺激薬の使用、ヒスタミン遊離の防止が考慮される。
- 気道の炎症の防止、気道分泌物の除去を行う。
- 換気血流比の維持：適切な輸液管理を必要とする。

❸ 麻酔中の気道・呼吸管理[1〜3]
- 術前からの使用薬は、基本的に当日まで継続する。
- 手術、気管挿管、気管内吸引は迷走神経反射による気管支収縮の誘因となるため十分な麻酔深度が必要である。また、高位脊髄くも膜下麻酔や硬膜外麻酔による広範囲な交感神経ブロックも気管支収縮を誘発する可能性があるため、注意が必要である。
- 人工呼吸による気道内圧の上昇を避けるため、圧設定換気が推奨される。呼気時間を十分にとる。
- 人工鼻により十分な気道の加湿、加温を行う。
- 気管支攣縮が生じた場合の対応：吸入酸素濃度を上げ、換気を試みながら、麻酔深度を深くする。気管挿管チューブの閉塞などの機器の異常や他の疾患を除外する。β_2刺激薬の吸入、ステロイド投与などが有効である。危機的状態であればアドレナリン皮下注射も考慮される。

❹ 麻酔薬の選択
- 気管支収縮作用、ヒスタミン遊離作用など、気道狭窄を悪化させる可能性をもつ薬物を避ける（表2）。

表2 COPD・気管支喘息患者への麻酔薬の選択

吸入麻酔薬	セボフルラン：気管支拡張作用あり，適している デスフルラン：気道刺激性が強く，使用に議論がある
静脈麻酔薬	プロポフォール：挿管中の気道抵抗上昇を抑制するため，適している バルビツレート：気管支収縮作用あり，適さない ケタミン：気管支拡張作用あるが気道分泌が増加するため注意が必要
麻薬性鎮痛薬	麻酔深度を深め，気道収縮を抑制する．すべての薬物がヒスタミン遊離作用をもつがフェンタニル，レミフェンタニルは安全に使用可能．呼吸抑制に注意
筋弛緩薬・拮抗薬	ロクロニウム，スガマデクス：安全に使用可能
局所麻酔薬	リドカイン，ブピバカイン，ロピバカイン：安全に使用可能

(J Anesth 2008；22：412-28 より作成)

どのように対応すべきか

- 本症例は、つい1週間前に喘息発作を起こしており、高リスクと考えられる。可能なら手術を延期し、喘息をコントロールしたい。
- どうしても手術を行わざろうをえないならば、区域麻酔、末梢神経ブロックなどの局所麻酔法を第一選択とする。
- やむをえず全身麻酔を行う場合は、プロポフォール（高度の低血圧であればケタミンも考慮）で導入、レミフェンタニル、セボフルランで麻酔維持する。気管挿管を行う場合、浅麻酔を避けることが望ましい。

【文献】
1) 日本アレルギー学会喘息ガイドライン専門部会．喘息予防・管理ガイドライン2015．協和企画；2015．
2) 麻酔 2010；59：821-6．
3) J Anesth 2008；22：412-28．

（岡田 真行、川前 金幸）

4. 慢性閉塞性肺疾患、HOT

71歳の女性。高度の**慢性閉塞性肺疾患（COPD）**があり、1年前から**在宅酸素療法（HOT）**を導入している。子宮筋腫切除後の腹壁瘢痕ヘルニアの根治術が予定されている。

Essential Point 慢性閉塞性肺疾患の病態上、不利になる管理方法を避け、術後合併症を防ぎ、早期回復を目指す。

Key Words 慢性閉塞性肺疾患、在宅酸素療法、呼吸不全

在宅酸素療法（HOT）の適応

- 在宅酸素療法（home oxygen therapy：HOT）の適応は、医学的判断に基づく「適応基準」と社会保険上の「適用基準」が定められている。厚生労働省による社会保険上の適用基準では、①高度慢性呼吸不全、②肺高血圧症、③慢性心不全、④チアノーゼ型先天性心疾患が適用とされ（表1）[1]、酸素吸入以外に有効な治療が積極的に行われても1ヶ月以上、低酸素血症が持続していることが前提となる[1]。

術前のチェック事項[2,3]

- スパイロメトリの結果だけではなく、臨床症状、合併症なども考慮する。気管支喘息や肺線維症を合併する場合もあるため注意が必要である。

❶ 病歴・生活歴
- 喫煙歴：禁煙は必ず実行させる。
- 治療歴：現在までに行われていた治療を把握する。特に症状が増悪した際に有効であった治療法は重要である。
- 合併疾患：栄養障害、るいそう、心血管疾患（虚血性心疾患、心不全、

表1　社会保険上の在宅酸素療法（HOT）の適用基準

1. 高度慢性呼吸不全例
   Pa_{O_2} 55 mmHg 以下，および Pa_{O_2} 60 mmHg 以下で睡眠時または運動負荷時に著しい低酸素血症を来す者で，医師が在宅酸素療法を必要であると認めた者
2. 肺高血圧症
3. 慢性心不全
4. チアノーゼ型先天性心疾患

〔日本呼吸器学会COPDガイドライン第4版作成委員会．COPD（慢性閉塞性肺疾患）診断と治療のためのガイドライン（第4版）．メディカルビュー社；2013より作成〕

不整脈、脳血管疾患）、骨粗鬆症、糖尿病、抑うつなどが合併しやすい。
- その他、アレルギー歴、手術・麻酔歴を聴取する。

❷ 自覚症状
- 呼吸困難：どのような動作で呼吸困難が出現するかによって運動耐容能を推測できる。また、発作的な症状増悪とその誘因の有無を聴取する。
- 喀痰：多量の喀痰は呼吸管理の妨げになる。痰が膿性の場合には急性増悪を来している可能性もある。呼吸器感染の合併を見逃してはならない。

❸ 他覚所見
- 体型の変化：肺の過膨張による樽状胸郭を確認する。
- 呼吸状態：浅く速い呼吸、口すぼめ呼吸、呼吸補助筋（胸鎖乳突筋、斜角筋など）の収縮などを確認する。
- 右心不全の所見：頸静脈怒張、下腿浮腫、肝腫大、体重増加などを確認する。

❹ 検査所見
- 胸部単純 X 線：正面像での肺野の透過性亢進、横隔膜平坦化、滴状心など。初期の気腫性病変の検出は難しい。
- CT：早期の微小な病変も検出できる。気腫合併肺線維症（combined pulmonary fibrosis and emphysema）のスクリーニングにも有効である。
- スパイロメトリ：病期の進行に伴い、％1秒量（％FEV：1秒量/予測1秒量）が低下する。しかし、慢性閉塞性肺疾患（chronic obstructive pulmonary disease：COPD）の重症度は臨床症状など他の要因も考慮して総合的に判断される。
- フローボリューム曲線：肺活量の50％における最大呼気速度/肺活量の25％における最大呼気速度（$\dot{V}_{50}/\dot{V}_{25}$）の増大（＞3）は末梢気道での気流制限を示す。1秒率の低下より鋭敏で、早期のCOPDも検出できる。
- 経皮的酸素飽和度：簡便で繰り返し測定できる利点をもつ[3]。運動時や夜間睡眠時など、患者の状況に応じた酸素化の変化を把握できる。
- 血液ガス分析：血液ガス所見の悪化は死亡リスクと関連がある。高二酸化炭素症の症例では酸素投与は慎重に行う。
- 運動負荷検査：6分間歩行試験が有用である。

麻酔管理上の注意点[3]

❶ 麻酔管理の目標
- 神経反射の抑制：気管挿管、手術などは迷走神経反射による気管支収縮、血管透過性亢進を起こす。これらは十分に深い麻酔下で行われるべきである。
- 気管支平滑筋収縮の防止：アセチルコリン、ヒスタミンは気管支平滑筋収縮を、カテコールアミンによる$β_2$受容体刺激は弛緩を起こす。周術期

表2 COPD・気管支喘息患者への麻酔薬の選択

吸入麻酔薬	セボフルラン：気管支拡張作用あり，適している． デスフルラン：気道刺激性が強く，使用に議論がある．
静脈麻酔薬	プロポフォール：挿管中の気道抵抗上昇を抑制するため，適している． バルビツレート：気管支収縮作用あり，適さない． ケタミン：気管支拡張作用あるが気道分泌が増加するため注意が必要
麻薬性鎮痛薬	麻酔深度を深め，気道収縮を抑制する．すべての薬物がヒスタミン遊離作用をもつがフェンタニル，レミフェンタニルは安全に使用可能．呼吸抑制に注意
筋弛緩薬・拮抗薬	ロクロニウム，スガマデクス：安全に使用可能
局所麻酔薬	リドカイン，ブピバカイン，ロピバカイン：安全に使用可能

(J Anesth 2008；22：412-28より作成)

の抗コリン薬や β_2 刺激薬の使用、ヒスタミン遊離の防止などが考慮される。
- 気道の炎症の防止：COPDの急性増悪時はステロイドの全身投与が検討される。
- 気道分泌物の除去：喀痰や気道分泌物は可及的に除去されなければならない、しかし、気道吸引は迷走神経反射による気管支収縮を誘発するため、十分に深い麻酔下で行う。
- 換気血流比の維持：適切な輸液管理が重要である。

❷ 麻酔中の気道・呼吸管理
- 手術、気管挿管、気管内吸引は迷走神経反射による気管支収縮の誘因となるため十分な麻酔深度が必要である。
- 人工呼吸による気道内圧の上昇を避けるため、圧設定換気が推奨される。呼気時間を十分にとる。
- 人工鼻により十分な気道の加湿、加温を行う。
- 気管支攣縮が生じた場合の対応：吸入酸素濃度を上げ、換気を試みながら、麻酔深度を深くする。気管挿管チューブの閉塞などの機器の異常や他の疾患を除外してから治療を開始する。β_2 刺激薬や抗コリン薬の吸入、ステロイド投与などが有効である。

❸ 麻酔薬の選択
- 気管支収縮作用、ヒスタミン遊離作用などCOPDに対し、不利な副作用をもつ薬物を避ける（表2）。
- 本症例では声門上器具や脊髄くも膜下麻酔の使用により気管挿管を避けることが有利に働くかもしれない。

術後管理上の注意点[2,3]

- 呼吸器合併症を防ぎ、早期回復につなげることが術後管理の目標である。
- 術後鎮痛：区域麻酔を用いた術後鎮痛が有効である。腹部、胸部手術の

術後鎮痛において、局所麻酔薬を用いた硬膜外麻酔は横隔膜機能の低下を防ぎ、肺活量や1回換気量を維持する。また、麻薬性鎮痛薬の全身投与に比べ、術後肺炎を減少させたとの報告もある。
- 呼吸管理：術後に人工呼吸のサポートが必要な症例には非侵襲的陽圧換気（non-invasive positive pressure ventilation：NPPV）が試みられている。NPPV は術後呼吸不全でのエビデンスはないものの、COPD の急性増悪に対しては有効性が示されている。
- 呼吸リハビリテーション：多職種（医師、看護師、理学療法士、栄養士、薬剤師）、患者家族が共同で呼吸リハビリテーションを行い、日常生活動作の改善、早期退院を目指す。
- 本症例は区域麻酔の良い適応であろう。十分な鎮痛と呼吸リハビリテーションを行い、呼吸の状態の悪化を防ぎ、早期回復を目指したい。

【文 献】
1) 日本呼吸器学会 COPD ガイドライン第4版作成委員会．COPD (慢性閉塞性肺疾患) 診断と治療のためのガイドライン（第4版）．メディカルビュー社；2013．
2) 麻酔 2010；59：827-32．
3) J Anesth 2008；22：412-28．

（岡田 真行、川前 金幸）

5. 喫煙歴

54歳の男性。喉頭ポリープに対してレーザーを用いた喉頭微細手術（laryngomicrosurgery）が予定された。1日30〜40本、30年間の**喫煙歴**がある。

Essential Point 日本麻酔科学会の周術期禁煙ガイドラインに従う[1]。ただちに禁煙を勧める。

Key Words 周術期合併症、周術期禁煙ガイドライン、レーザー手術

喫煙者におけるリスク

- 日本たばこ産業の平成26年「全国たばこ喫煙者率調査」によると、平均喫煙率は成人男性30.3％、女性9.8％である。喫煙率は40歳代が最も高い（男38.5％、女14.8％）。成人男性の喫煙率は、昭和41年の83.7％から大きく低下しているが、諸外国と比べるといまだに高い。日本の喫煙人口は約1,500万人と推定される。
- 喫煙者では術後合併症発症頻度が非喫煙者よりも高い。
- 非喫煙者に比べて喫煙者では術後30日以内の全重症合併症（RR 1.52［95％ CI：1.33〜1.74］）、創部関連合併症（2.15［1.87〜2.49］）、感染症（1.54［1.32〜1.79］）、呼吸器合併症（1.73［1.35〜2.23］）、神経学的合併症（1.38［1.01〜1.88］）、集中治療室への入室（1.60［1.14〜2.25］）などの頻度が高い[2]。死亡率、心血管系合併症や出血などには差がないと報告されている。

❶ 喫煙の生体への影響[1,3]

- 長期間の喫煙により閉塞性肺障害、粘液線毛運動低下、分泌物増加、肺胞内マクロファージ貪食能低下などが起こる。慢性喫煙者の50％以上に慢性炎症、約15％に慢性閉塞性肺疾患（chronic obstructive pulmonary disease：COPD）を合併する。
- タバコ煙に含まれるニコチンは気道分泌物を増加させ、気管支を収縮させる。交感神経系活動を亢進させ、心拍数、血圧、心拍出量を増加させる。ニコチンの長期間曝露は中心神経系へ影響し、中止により生じる気分の減退、不安、消化管症状などの退薬症状が数週間持続する。
- タバコ煙に含まれる一酸化炭素（CO）は血液中のヘモグロビン（Hb）と強固に結合する。CO-Hbは酸素とHbの結合を阻害し、酸素解離曲線を左方移動させ、組織での酸素利用を障害する。
- タバコ煙中には一酸化窒素（NO）が含まれる。内因性NOは血管拡張因子として働くが、慢性喫煙により血管局所でのNO産生が抑制される。

表 Hugh-Jones 呼吸困難分類

Ⅰ度	同年齢の健康者と同様に労作ができ，歩行・階段昇降も健康者なみにできる
Ⅱ度	同年齢の健康者と同様に歩行できるが，坂道・階段は健康者なみにはできない
Ⅲ度	平地でも健康者なみに歩けないが，自分のペースならば 1.6 km 以上歩ける
Ⅳ度	休み休みでなければ 50 m 以上歩けない
Ⅴ度	会話，着替えにも息切れがする．息切れのために外出できない

- 喫煙により血管にアテローム硬化が引き起こされる。虚血性心疾患、脳血管疾患や末梢血管疾患の発症頻度が増加する。

❷ 麻酔管理上の問題
- 喫煙者では術中喀痰量が増加し、気管支痙攣、喉頭痙攣、無気肺や頻脈などの発生頻度が増加する。気道分泌物の増加と喀出困難により、術後の呼吸器感染症の発生頻度が増加する。
- 受動喫煙者においても喉頭痙攣、術後低酸素血症、虚血性心疾患、創傷治癒遷延などのリスクが上昇する。
- 喫煙者では術後悪心・嘔吐（postoperative nausea and vomiting：PONV）頻度が低い。

必要な検査はあるか

- 術前に呼吸器系および心血管系、その他の術前併存症の評価を行う。
- Hugh-Jones 分類を用いて呼吸困難の程度を評価する（表）。
- 呼吸機能検査により呼吸機能と換気予備力を評価する。術前から 1 秒量や肺活量が低い場合、術後呼吸器合併症発症の可能性が高い。
- 呼吸器症状がある場合や呼吸機能検査に異常がある場合、動脈血液ガス分析を行う。術前から低酸素血症や高二酸化炭素症があると術後呼吸器合併症発症の可能性が高い。

適切な禁煙期間

- 術前の禁煙期間は 4 週間以上が望ましい[1]。
- ニコチンと CO の半減期は短い。禁煙後 2 日でニコチンによる循環系への影響は軽減する。CO-Hb 量も減少するため組織への酸素供給が改善する。禁煙後数日で気道刺激に起因する分泌物は低下する。禁煙 1 週間後程度から気道の線毛上皮運動が回復し気道過敏性が改善するが、喀痰は一過性に増加する。この時期では気管支痙攣や術後呼吸器合併症発症リスクが高い。禁煙 4 週間後よりこれらのリスクが低下する（図）。
- 短い禁煙期間でも周術期リスクが低下するので、できるだけ早く禁煙を勧める。麻酔・術前外来受診時からでも禁煙指導を行う。手術を延期す

図 禁煙の効果

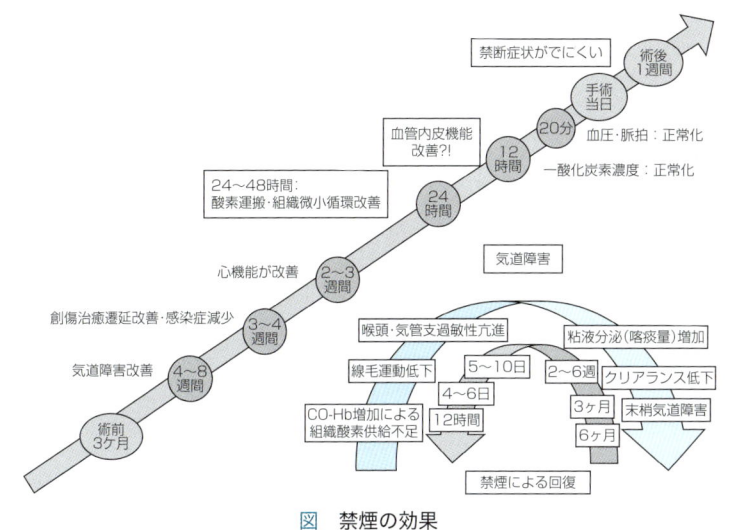

ニコチンや一酸化炭素（CO）の心肺機能に与える影響は1〜2日で改善，血管内皮機能（内因性一酸化窒素利用能）も1日程度で改善する可能性があるので，短期間の禁煙でも効果がある．
（麻酔 2010；59：838-43 より引用）

る必要はない。
・喫煙本数を減少させるだけでは周術期合併症頻度は低下しない。

レーザー手術の麻酔上の注意点

❶ 術前評価
- 気道閉塞、気道確保困難の可能性がないかどうか気道評価を必ず行い、麻酔計画を立案する。執刀医に術式、気管チューブ（種類、内腔径など）の希望などを確認する。通常は細めのチューブ（成人で内径6 mm程度）を選択する。
- 病変が大きい場合や閉塞性睡眠時無呼吸の場合、急速導入後にマスク換気困難となる可能性がある。自発呼吸を残した緩徐導入、意識下挿管、緊急時の侵襲的気道確保（気管切開）の可能性などを評価する。それらについて患者に説明し、了解を得る。
- 術後声帯安静（発声禁止）とする場合は、あらかじめ患者に説明しておく。

❷ 麻酔管理
- 全身麻酔維持は吸入麻酔薬、静脈麻酔薬のいずれでもよい。
- 気管挿管時の病変の損傷、出血を防ぐため、ビデオ喉頭鏡（エアウェイスコープ™、McGRATH™など）を用いる。
- 手術に開口器や硬性鏡が使用される。これらによる気管チューブの閉

塞、位置異常、事故抜去などの可能性がある。
- レーザー照射による気道火災の危険がある。吸入酸素濃度を低酸素血症が起こらない範囲で可能なかぎり低くする。多くの患者は21％酸素濃度でも耐えられる。亜酸化窒素は助燃性があるため使用しない。酸素濃度変更後、3分間程度換気を行ってからレーザー照射を開始する。
- 通常の気管チューブは可燃性である。レーザー耐性金属製チューブを使用する、あるいは、チューブを生理食塩液（生食）で完全に浸されたガーゼまたは金属テープで覆うなどの対策を行う。カフには空気ではなく生食を注入する。米国麻酔科学会（American Society of Anesthesiologists：ASA）による手術室火災のガイドラインでは、メチレンブルーなどで色を付けた生食の使用が推奨されている。
- 患者の組織損傷（熱傷）を防ぐため、チューブと同様、組織を生食ガーゼや金属テープで覆う。気道火災時、ただちに消火できるように、生食入り50 mLシリンジを用意する。
- 火災が生じた場合は、ただちに酸素/空気投与を中止し、気道から可燃物（チューブ、ガーゼなど）を取り除き、生食を用いて消火する。消火確認後、マスクで換気を行い再挿管する。気道損傷の程度を気管支ファイバー、胸部X線写真、血液ガスなどで評価する。
- レーザー焼灼中、医療スタッフは専用めがねを着用し、網膜損傷を防止する。患者眼球保護のためテープで目を完全に閉じる。
- 抜管前に止血を確認する。喉咽頭浮腫による気道閉塞の可能性がある場合、鎮静のまま気管挿管を継続し、集中治療室入室を考慮する。

【文 献】

1) 日本麻酔科学会．周術期禁煙ガイドライン．2015年3月制定．ansth. or. jp（2016年3月閲覧）
2) Ann Surg 2014；259：52-71．
3) 日臨麻会誌 2013；33：709-18．

（岡部 悠吾、白神 豪太郎）

6. 間質性肺炎

62歳の女性。子宮脱に対して子宮全摘術が予定された。5年前から**間質性肺炎**を指摘されており、運動時に息切れがする。どのように対応するか。

Essential Point 間質性肺炎による呼吸機能低下と急性増悪への対処が必要となる。現在、急性増悪の予防法はないが、危険因子が報告されている。

Key Words 特発性肺線維症、拘束性換気障害、急性増悪

間質性肺炎とはどのような疾患か[1]

❶ 概 念
- 間質性肺炎とは肺胞壁などの肺の間質の炎症を主体とする疾患の総称である。拘束性換気障害を来すのが特徴であり、呼吸機能検査では％肺活量（%VC）の低下（＜80％）とともに肺拡散能（D_{LCO}）の低下（＜80％）がみられる。

❷ 分 類
- 間質性肺炎には原因不明の特発性間質性肺炎（idiopathic interstitial pneumonias：IIPs）と他の病態によって引き起こされる間質性肺炎がある。
・後者の原因として膠原病（膠原病肺）、感染症、吸入粉塵（塵肺）、薬剤（薬剤性間質性肺炎）、放射線（放射線肺臓炎）などが知られている。

❸ 治療・管理法
- 間質性肺炎の治療には根本的なものはなく、対症療法が中心である。急性増悪の予防が重要である。
- 経過はさまざまで、IIPsに含まれる間質性肺炎のうち、最も多い特発性肺線維症はステロイドが無効であり、予後不良である。また、急性間質性肺炎も急速に呼吸不全が進行するため予後不良である。しかし、それ以外ではステロイドが有効で予後が比較的良好な場合が多い。

手術リスク[2]

❶ 呼吸器障害によるリスク
- 肺間質の炎症、線維化は肺活量の減少、ガス交換能の低下を引き起こし、低酸素血症、運動耐容能の低下を生じる。また、肺高血圧から右心不全

表1　間質性肺炎の急性増悪の定義

以下の4項目をすべて満たした状態
①呼吸困難の増悪
②CTで確認された新たに生じた浸潤影
③動脈血液ガス分析でPa_{O_2} 10 mmHg以上の低下
④明らかな肺炎，心不全は除外

(LiSA 2014；7：694-9より作成)

表2　肺切除術後の急性増悪の危険因子

・男性
・KL-6＞1000 U/mL
・％肺活量＜80％
・通常型間質性肺炎のCT所見
・急性増悪の既往
・術前のステロイド使用
・術式（2葉切除，肺全摘＞区域切除，葉切除＞部分切除）

(J Thorac Cardiovasc Surg 2014；147：1604-11より作成)

を来すこともある。このため進行例では周術期の呼吸・循環合併症のリスクが非常に高い。運動耐容能を示す6分間の歩行距離（6分間歩行テスト）の低下が周術期合併症頻度の上昇と関連することが指摘されている。
- 一方で間質性肺炎には肺気腫を合併した気腫合併肺線維症という病態が存在し、進行していても％VCの低下がみられないことがあるため注意が必要である。これは肺内の肺線維症による低コンプライアンス領域と肺気腫による高コンプライアンス領域が相殺するためである。

❷ 急性増悪のリスク
- 間質性肺炎では急激に呼吸不全が進行することがあり、急性増悪といわれる[2]。間質性肺炎の急性増悪の診断基準を表1に示す。
- 間質性肺炎の自然経過でも特発性肺線維症で8.5％、膠原病に関連する間質性肺炎で3.3％程度に急性増悪が生じるとされている[2]。肺切除術を受けた間質性肺炎患者での検討では、術後30日以内に9.3％の患者で急性増悪が発症し、発症した場合の死亡率は43.9％と報告されている。術後数日してからの発症が多い。また、肺切除術後の急性増悪の危険因子も報告されている（表2）[3]。

麻酔管理および管理上の注意点

❶ 治療方針の再確認
- 手術が本当に必要なものか主治医と十分に協議する。手術を契機に急性増悪が起こる場合があり、致命的になりうるからである。術式もより低侵襲のものを選択してもらうほうがよいだろう。患者とその家族に対す

るインフォームドコンセントは不可欠である。急性増悪が生じてからでは、対応が困難となるので、術前に十分に方針の確認を行い、診療録などに記載しておくことが重要である。

❷ 間質性肺炎の状態の確認
- 病型、経過、現在までの管理方法などが重要である。病型により予後不良の場合と比較的予後の良い場合がある。急性増悪の既往、術前のステロイド使用は術後急性増悪の危険因子である。

❸ 術前検査
- 動脈血液ガス分析、スパイロメトリ、一酸化炭素拡散能（D_{LCO}）、マーカー（KL-6、SP-D、SP-A）の測定、6分間歩行テストなどが有用である。これらは術後合併症や急性増悪の危険因子となる項目を含む反面、必ずしも病勢を反映しない場合があるので注意が必要である[2]。本症例では特に具体的な検査値の提示はないが、運動耐容能の低下がみられるためリスクは高いと考えられる。

❹ 麻酔管理
- 一般的な呼吸機能の低下した患者の麻酔管理に準ずる。区域麻酔などを併用し、術後の呼吸機能の維持も考慮することが重要である。症例によっては肺高血圧、右心不全への対処も必要となる。加えて急性増悪の防止が問題となるが、エビデンスのある麻酔管理法は存在しない。
- 経験的に区域麻酔を選択して人工呼吸を避ける、全身麻酔が必要な場合は高濃度酸素投与を避け、1回換気量や気道内圧を低く抑えるなどの対処が行われている[2]。ステロイド、シベレスタットナトリウム（エラスポール®）などの予防的投与も行われるが、これらも有効性は確認されていない[3]。本症例では膣式子宮全摘術が選択されるならば、脊椎くも膜下麻酔で管理するのも一考であろう。

術後管理上の注意点

- 十分な術後鎮痛、早期離床を図る、呼吸リハビリテーションを行うなど一般的な呼吸機能低下者の術後管理に準ずる。しかし、間質性肺炎の急性増悪は術後数日〜1ヶ月後に発症することが多く[3]、この時期は厳密な経過観察が必要である。

【文　献】
1) 病気がみえる（vol 4.1st ed）．メディックメディア；2007．p.154-9．
2) LiSA 2014；7：694-9．
3) J Thorac Cardiovasc Surg 2014；147：1604-11．

（岡田　真行、川前　金幸）

7. 睡眠時無呼吸、夜間 CPAP

40歳の男性。習慣性肩脱臼に対して修復術が予定された。**睡眠時無呼吸症候群**があり、夜間は経鼻的持続陽圧療法（nasal CPAP）を使用している。

Essential Point 睡眠時無呼吸の多くは心血管疾患と関連し、周術期の気道トラブルの発生も多い。術後も含め気道の開通を重視した管理が求められる。

Key Words 閉塞型睡眠時無呼吸、心血管疾患合併、経鼻的持続陽圧療法

睡眠時無呼吸症候群とはどのような疾患か

❶ 定　義
- 睡眠時無呼吸症候群は睡眠時呼吸障害の一つであり、無呼吸や低換気を生じ、全身にさまざまな障害を起こす疾患である。
- 発生原因別に閉塞型（obstructive sleep apnea：OSA）と呼吸中枢ドライブ失調による中枢型（central sleep apnea：CSA）、両者を合わせもつ混合型に分類される。
- 睡眠時呼吸障害の90％以上はOSAであり、CSAや混合型は少ない。
- 睡眠1時間での無呼吸、低呼吸、努力性呼吸の増加が10秒以上続き、かつ短時間の覚醒状態を伴う呼吸イベントの数を無呼吸低呼吸指数（apnea-hypopnea index：AHI）といい、軽症：$5≦AHI<15$、中等症：$15≦AHI<30$、重症：$30≦AHI$ に分類される。

❷ 原　因
- OSA発生の主要因は舌などの軟部組織量と上顎骨、下顎骨などの骨格の大きさの不均衡である。
- CSAでは脳腫瘍や脳梗塞、ポリオ、混合型では心不全が主要因となる。
- 肥満との関連性は高いが比較的肥満患者が少ないと思われるアジアでも実際には多く、アジア人特有の前後に短い頭蓋骨が影響を与えている。
- 増悪因子として猪首、巨舌、扁桃肥大、甲状腺機能低下症、小顎症などがあり、挿管困難との関連からも麻酔科医にもなじみが深い症候や疾患が多い。

❸ 疫　学
- 男性に多く、年齢とともに増加する。OSAは肥満人口の上昇により増加傾向にある。

❹ 病態生理（図）
- OSAでは無呼吸・低呼吸による低酸素血症、無呼吸後の呼吸開始に伴う

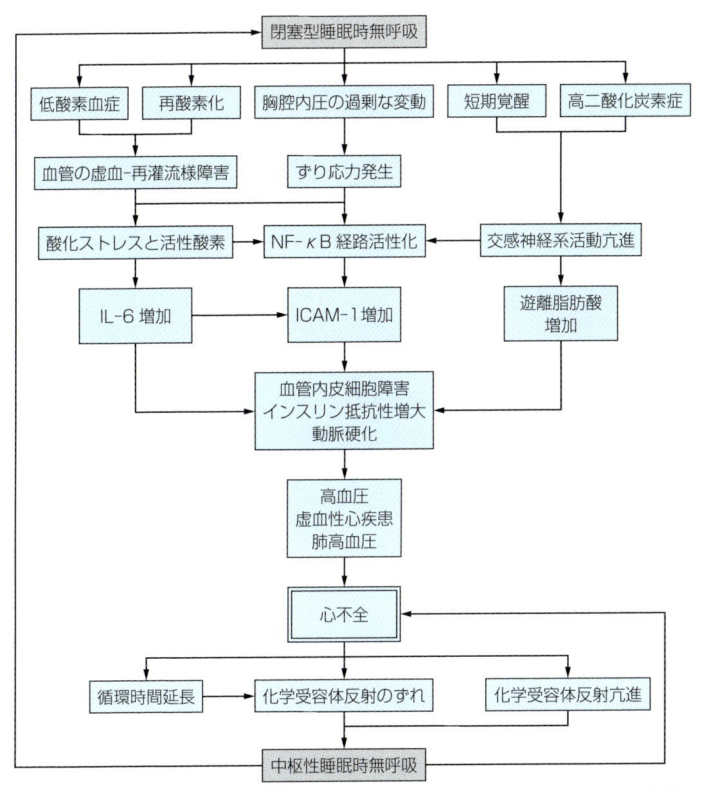

図 閉塞性睡眠時無呼吸と中枢性睡眠時無呼吸の病態生理とその相互連関

急激な再酸素化、呼吸再開直前の短期覚醒、努力性呼吸中の胸腔内圧の過剰な変動、高二酸化炭素症が生じ、これらは生体に重大な影響を及ぼす。

- OSAでは低酸素状態と再呼吸による急激な再酸素化により、末梢組織では虚血-再灌流と同様な現象が繰り返され、結果としてNF-κBを介して接着因子や炎症性サイトカインの誘導が生じる。
- 努力性呼吸中の胸腔内圧の過剰な変動は血管のずり応力(shear stress)を生み、酸化ストレス、不眠による交感神経系活動上昇と相まって血管内皮障害、インスリン抵抗性増大や動脈硬化が起こる。その結果、高血圧や虚血性心疾患の合併が多くなる。
- 心不全となった場合は循環時間の延長から化学受容体反射に対する$Paco_2$の変化の伝達にずれが生じるとともに心不全では化学受容体反射自体が亢進しているため、チェーンストークス呼吸や無呼吸を伴う中枢性睡眠時無呼吸が生じる。

術前評価上の注意点

❶ 術前診断
- OSA が術前から診断されている例は少ない。
- 睡眠時のいびきや無呼吸、日中の傾眠傾向を家族から聴取する。
- 終夜睡眠ポリグラフ検査により確定診断が行われるが、すべての施設で施行可能ではなく、夜間のパルスオキシメータ検査が代用される。

❷ 術前合併症の管理
- 背景に血管内皮障害の存在があり、心血管疾患との合併が多い。
- 特に心不全では合併頻度が高い。その他、治療抵抗性高血圧の 80％、虚血性心疾患では 30％以上、急性冠症候群では 50％以上に合併がみられ、不整脈、大動脈解離、肺高血圧、糖尿病との合併も指摘されている[1]。
- OSA は心血管疾患の合併のみならず、心血管イベントの発生を増加させる。

❸ 術前管理
- 挿管困難の頻度が非 OSA 患者と比べ数倍高くなるため、十分な気道評価が必要である。
- 重症 OSA の場合は躊躇せず術前早期より経鼻的持続陽圧療法（nasal continuous positive airway pressure：nasal CPAP）の導入を考慮する。OSA の患者は睡眠時の無呼吸中に体液が上部に移動しやすく気道抵抗が上昇するため、術前からの使用は効果的である。
- 肥満者の場合は減量を指示するが達成困難であることが多い。

麻酔管理上の注意点

❶ 前投薬
- 鎮静薬や麻薬は上気道閉塞を来す可能性が高く投与しないほうが望ましい。
- 患者の不安が強い場合は Sp_{O_2} モニター下に投薬する。
- OSA の患者の多くに胃食道逆流症がみられるため、H_2 拮抗薬や制酸薬の術前投与も考慮する。

❷ 麻酔方法
- 極力、全身麻酔を避け、可能ならば区域麻酔、神経ブロックで行う。
- 術前用いられていたマウスピースなどの口腔内補助器具は導入時使用可能かを検討する。
- 上気道閉塞、心血管疾患の合併頻度が多いことからも麻酔導入量は慎重に計画・実施すべきである。
- 挿管困難が強く疑われる場合は意識下挿管やスキサメトニウムの使用も考慮する。

- 挿管は機能的残気量の減少と胃食道逆流症を考慮し、頭高位で行う。
- 全身麻酔が選択された場合は気道確保に関して2種類以上の気道確保デバイスを用意する。
- モニタリングは術式に合ったものでよいが上気道閉塞が起こることを念頭に置いたモニターは必須である。
- OSAでは麻薬に対する感受性が高いことがあり、使用量には注意が必要である。
- 術中に抜管後の気道管理計画を立てるべきである。すなわち、抜管直後のnasal airwayの挿入やnasal CPAPの必要性を考える。
- 抜管は完全に麻酔からの覚醒、筋弛緩の拮抗が必須条件となる。

術後管理上の注意点

- OSA患者で、その重症度が高い場合や大手術や上気道系手術などでは術後の呼吸器トラブルが発生しやすくなる。
- 口蓋垂軟口蓋咽頭形成術や下鼻甲介切除術、アデノイド切除術によってOSAの原因因子が除去されても低酸素血症はすぐには改善しない。
- 体位は半坐位とする。
- 術後鎮痛には非ステロイド性抗炎症薬(nonsteroidal anti-inflammatory drugs：NSAIDs)やアセトアミノフェン局所麻酔など呼吸抑制の少ないものを選択する。

❶ 術後nasal CPAPの使用
- 術前からnasal CPAPを使用していた場合は術直後からnasal CPAPを継続する。
- 術直後から初回導入nasal CPAPでは患者のコンプライアンスが悪いことが多い。
- nasal CPAPの使用は術後3〜4日間は行うべきである。手術当日の麻酔によるREM睡眠とnon-REM深睡眠の抑制は、手術数日後にREM睡眠のリバウンドを起こし、咽頭気道拡大筋の活動低下ならびに周期的な低酸素血症を生じるからである。そのため、数日間の管理が必要となる[2]。
- 近年、日本でも使用可能となったNasal High Flow^{TM}はその高流量による呼気終末陽圧(positive end-expiratory pressure：PEEP)効果や装着違和感の低減によりOSAでの使用が期待される一方、コストと騒音の問題が残る。

【文　献】
1) 心臓43；2011：1056-9.
2) 臨床呼吸生理2007；39：59-63.

(日野 博文)

8. 肺血栓塞栓症

57歳の男性。**肺血栓塞栓症**の既往があり、ワルファリンを内服している。椎間板ヘルニアに対してLove手術が予定された。

Essential Point 肺血栓塞栓症と深部静脈塞栓症に関しては予防ガイドラインに基づき、適確なリスク分類とリスクに合った予防法の徹底が重要である。

Key Words 血栓塞栓症、抗凝固療法、予防ガイドライン

肺血栓塞栓症のリスク分類

❶ 肺血栓塞栓症/深部静脈血栓症（静脈血栓塞栓症）予防ガイドライン（2004年)[1]
（理想は、本ガイドラインを基に各施設の実情に応じたマニュアルの作成）
- 主に日本人の成人（18歳以上）の入院患者を対象としている。
- 理想的な静脈血栓症の一次予防の推奨を目的としており、すでに静脈血栓塞栓症が認められる場合の二次予防には言及していない。
- 静脈血栓塞栓症のリスクを、低、中、高、最高の4段階に分類し（表1）、付加的危険因子（表2）の強度と数によってリスクレベルを上げることを考慮するよう示されている。
- 対象を、一般外科手術、泌尿器科手術、婦人科手術、産科領域、整形外科手術（表3）、脳神経外科手術、重度外傷・脊髄損傷・熱傷、内科領域に分けて、リスクレベルと予防法が示されている。

表1 リスクレベルごとの静脈血栓塞栓症発生率および推奨予防法

リスクレベル	DVT発生率（%） 下腿	中枢型	PE発生率（%） 症候性	致死性	推奨予防法
低リスク	2	0.4	0.2	0.002	早期離床および積極的な運動
中リスク	10〜20	2〜4	1〜2	0.1〜0.4	ESあるいはIPC
高リスク	20〜40	4〜8	2〜4	0.4〜1.0	IPCあるいは低用量未分画ヘパリン
最高リスク	40〜80	10〜20	4〜10	0.2〜5	低用量未分画ヘパリンに加えて、IPCまたはES

DVT：深部静脈血栓症（deep vein thrombosis），PE：肺血栓塞栓症（pulmonary embolism），ES：弾性ストッキング（elastic stocking），IPC：間歇的空気圧迫法（intermittent pneumatic compression）

表2 付加的危険因子とその強度

強度	弱い	中等度	強い
付加的危険因子	肥満 エストロゲン治療 下肢静脈瘤	高齢 長期臥床 うっ血性心不全 呼吸不全	悪性腫瘍 中心静脈カテ留置 がん化学療法 重症感染症	静脈血栓塞栓症の既往 血栓性素因 下肢麻痺 下肢ギプス包帯固定

表3 整形外科手術における静脈血栓塞栓症のリスクレベルと推奨予防法

リスクレベル	整形外科手術の種類	推奨予防法
低リスク	上肢手術	早期離床および積極的な運動
中リスク	脊椎手術 骨盤・下肢手術 (ただし、股関節全置換術、膝関節全置換術、股関節骨折手術を除く)	ES あるいは IPC
高リスク	股関節全置換術 膝関節全置換術 股関節骨折手術	IPC あるいは低用量未分画ヘパリン
最高リスク	「高」リスクの手術を受ける患者に静脈血栓塞栓症の既往、血栓性素因が存在する場合	低用量未分画ヘパリンに加えて、IPC または ES

ES：弾性ストッキング，IPC：間歇的空気圧迫法

❷ 上記ガイドライン[1)]による本症例のリスク評価（表3）

- 整形外科手術における静脈血栓塞栓症の予防においては、脊椎手術は「中」リスクに分類される。
- 股関節または膝関節全置換術と股関節骨折手術を受けるような「高」リスクの患者に静脈血栓塞栓症の既往や血栓性素因が存在する場合は「最高」リスクに分類される。
- 「脊椎手術は血種による神経麻痺が発生する可能性があり、予防的な抗凝固療法は現状では推奨できない」とされている[1)]。
- 本症例は術式からは「中」リスクに分類されるが、肺血栓塞栓症の既往といった強い付加的危険因子（表2）を考慮し、リスクレベルを1つ上げた「高」リスクと評価するのが妥当である。

❸ その他の評価と対応

- 下肢に残存血栓があるかどうかを超音波検査で確認しておく。
- ・下腿より中枢の深部静脈に血栓を認める場合には血栓が遊離し肺血栓塞栓症を発生する危険がある。
- ・下腿より末梢の静脈血栓であっても抗凝固療法を中止しているあいだに血栓が増大し中枢側に伸展し、肺血栓塞栓症のリスクが高まる可能性がある。
- 肺血栓塞栓症のリスクの高い下肢血栓には下大静脈フィルター挿入の適応がある。しかし下大静脈フィルターを挿入しても小さな血栓がすり抜けて肺血栓塞栓症を生じることがある。

- 下肢の静脈に血栓が確認された場合には間歇的空気圧迫法を適用してはいけない。
- 肺動脈血栓塞栓症後であれば慢性肺高血圧症となっていることがあるので心臓超音波検査によって肺高血圧の有無をチェックする必要がある。

ワルファリンへの対応と周術期抗凝固療法

❶ ワルファリンの効果を評価
- ワルファリン用量調節の目標はPT-INR（プロトロンビン時間の国際標準化比）で1.5～2.5である。
- 脊椎手術のように術後出血による血種で麻痺を生じる危険がある場合には、ワルファリンの効果持続時間を考慮して、手術の3～4日前に投与を中止する。
- ワルファリンの残存効果が懸念される場合は手術当日にPT-INRを検査して正常値に戻っていることを確認してもよい。
- もしも生命を脅かすような出血がありPT-INRが延長している場合には、新鮮凍結血漿を投与し凝固因子を補いつつ、ビタミンKを静脈内投与する。
- 抗凝固療法を中止する必要性ならびに中止中の血栓形成のリスクを本人および家族に十分に説明しておく。

❷ ワルファリンの代替手段
- 術前にワルファリンを中止した後の血栓形成を予防する代替手段として、未分画ヘパリン1回5,000単位の皮下注を8時間または12時間ごとに施行する[1]。
・未分画ヘパリンの投与は1日あたり10,000～15,000単位の持続静注としてもよい。
・未分画ヘパリン投与は手術や観血的処置の2～4時間前に中止する。
・高濃度未分画ヘパリン皮下注の場合の最終投与は手術や観血的処置の10時間前とする。
・ヘパリンは半減期が短いため手術の数時間前まで投与が可能なこと、活性化部分トロンボプラスチン時間（activated partial thromboplastin time：APTT）もしくは活性凝固時間（activated coagulation time：ACT）で効果をモニタリングできること、緊急時のヘパリンの中和には硫酸プロタミンが使用できることがメリットとして挙げられる。
- 入院後は不必要な臥床を避け、積極的な運動が可能であれば、ワルファリン中止後の代替手段を必要としない。
- 本症例では、もし椎間板ヘルニアによる神経症状が強く臥床を余儀なくされ下肢の運動ができない場合には、術前におけるワルファリン中止後の代替手段を検討したほうがよい。
- 抗凝固療法を行う際には、必要性ならびにリスクとベネフィットを本人

および家族に十分に説明しておく。

❸ 抗凝固療法以外の血栓予防
- 早期離床、積極的な下肢の運動を行う。
- 弾性ストッキングの着用と臥床中は間歇的下肢圧迫法を継続する。
- 術中の体位では鼠径部の圧迫による下肢の静脈うっ滞を避ける。
- 脱水を避け十分に輸液を行う。

❹ 術後のワルファリン再開
- 内服再開後に効果が安定するまで3〜5日を要する。
- 効果発現までに時間がかかることを考慮し、術後出血の心配がなくなったらただちに内服を再開する。
- 前述したように、ガイドライン[1]では「脊椎手術は血種による神経麻痺が発生する可能性があり、予防的な抗凝固療法は現状では推奨できない」とされている点に注意する。

【文 献】
1) 肺血栓塞栓症/深部静脈血栓症（静脈血栓塞栓症）予防ガイドライン作成委員会．肺血栓塞栓症/深部静脈血栓症（静脈血栓塞栓症）予防ガイドライン（ダイジェスト版）．Medical Front International Limited；2004．

（中根　正樹）

9. ASO、糖尿病

70歳の男性。**閉塞性動脈硬化症（ASO）**による右下腿壊死に対して下肢切断術が予定された。40年来の糖尿病があり、インスリン治療を受けていたが、現在、**糖尿病のコントロールも不良**である。

Essential Point 全身的な動脈硬化病変を評価する。手術の緊急度を考慮した血糖コントロールを行う。合併症と抗凝固薬を考慮した麻酔を行う。

Key Words 閉塞性動脈硬化症、糖尿病壊疽、下肢切断

閉塞性動脈硬化症（ASO）とはどのような疾患か[1]

- 閉塞性動脈硬化症（arteriosclerosis obliterans：ASO）の30〜40％は糖尿病を合併し、合併例は重症化しやすく血行再建を行っても下肢の虚血が改善せず、壊死や感染から下肢切断の適応となることもまれではない。本症例のように感染による血糖コントロールの悪化や心血管合併症により術中管理に難渋する症例も多い。

❶ 病　態
- ASOは、粥状動脈硬化により動脈内腔が狭くなり循環障害を来した病態である。
- 四肢の動脈、特に腹部大動脈分岐部以下の動脈に好発し、末梢動脈閉塞症の原因の90％を占める。
- 動脈硬化は四肢だけではなく、脳・頸動脈、冠動脈、腎動脈などの全身の動脈に生じ、虚血性心疾患（50％）、脳血管障害（20％）を高率に合併する。
- ASOは全身的な動脈硬化症の一部分症である。

❷ 疫　学
- 50歳以上の男性に好発する。
- 動脈硬化危険因子である喫煙、糖尿病、高血圧、脂質異常などを保有し、喫煙と糖尿病はASO発症のリスクを3〜4倍高める。

❸ 症　状
- 初期症状は下肢に冷感やしびれを生じ、進行すると、70〜80％の患者で間歇性跛行を認める。さらに重症化すると、安静時疼痛、潰瘍や壊死を伴う重症虚血肢にまで進行する。

❹ 診　断
- 足関節／上腕血圧比（ABI）の測定により下肢虚血が疑われた場合は、血管造影検査、MRA、CTで確定診断する。ABIの正常値は1.0以上、0.9

以下は ASO を疑う。

❺ 治療と予後
- 軽症例の治療は、動脈硬化危険因子の管理と治療、血流改善目的の運動療法および薬物療法（血管拡張薬、抗血小板凝集薬など）が行われる。
- 重症虚血肢に対しては、血行再建術（外科的バイパス術、血管内治療）が行われる。症状の改善がなければ下肢切断の適応となる。
- ASO の予後は悪く、5 年間で 15〜30％の患者が心血管系病変で死亡する。

本症例のような状況における血糖値管理

❶ 外科的糖尿病（surgical diabetes）
- 糖尿病でない患者においても、手術侵襲に反応してインスリン拮抗ホルモン（カテコールアミン、コルチゾール、グルカゴンなど）の分泌が増加し、インスリン分泌能低下、末梢組織のインスリン抵抗性増大、糖新生とグリコゲン分解亢進などにより高血糖を生じる。
- 高血糖は、免疫能低下による術後感染症リスクの増大、高浸透圧による体液電解質異常や昏睡を引き起こす。
- 糖尿病患者では術前からすでにインスリン抵抗性が存在するため高血糖を呈しやすい。

❷ 術前血糖管理
- 従来からの術前血糖管理は、空腹時血糖 100〜140 mg/dL、食後血糖 200 mg/dL 以下、尿ケトン体陰性、1 日尿糖 10 g 以下が推奨されているが、術前血糖管理に関するエビデンスはない。
- 日本糖尿病学会は、糖尿病患者における合併症予防のための血糖目標値は HbA1c 7.0％未満、空腹時血糖 130 mg/dL 未満、食後血糖が 180 mg/dL 未満を推奨している。
- HbA1c は 1〜2 ヶ月の血糖平均値の指標であり、術前の短期間に血糖管理を行う場合は有用でない。血糖値の日内変動を指標とする。
- 血糖コントロール不良患者において、手術または血糖管理のどちらを優先させるかは、おのおのの症例の手術の緊急度を考慮し決定する。
- 本症例（糖尿病壊疽）では、手術によって感染がコントロールされると血糖管理も容易となる。また、感染の重症化は全身状態の悪化をまねくので、ケトアシドーシスなどの急性代謝失調がなければ手術を優先させる。
- 術前の絶飲絶食中は、ブドウ糖 5 g に対して速効型インスリン 1 単位の割合の輸液による糖負荷を行うが、糖尿病患者のインスリン必要量はおのおのの患者で大きく異なる（0.25〜0.8 単位/g ブドウ糖）ので、血糖値を指標にインスリン投与量を調節する。

表 各麻酔法の利点と欠点

	利　点	欠　点
全身麻酔	・抗血小板薬・抗凝固薬の休薬が不要	・麻酔導入・覚醒時の循環変動が心筋虚血や脳虚血のリスクを高める ・糖尿病自律神経系障害による胃内停滞時間延長が誤嚥のリスクを高める ・他の術後鎮痛手段が必要 ・高齢のため覚醒遅延や術後認知機能障害のリスクが高い
硬膜外麻酔 脊髄くも膜下麻酔	・良好な術後鎮痛	・抗血小板薬・抗凝固薬の休薬が周術期の心筋梗塞や脳梗塞発生のリスクを高める ・交感神経系遮断による血圧低下のリスク
末梢神経ブロック[3]	・抗血小板薬・抗凝固薬の休薬が不要（表層の神経ブロック） ・血行動態への影響が小さい ・良好な術後鎮痛	・糖尿病患者では神経損傷を生じるリスクが健常人より高い ・血腫による神経障害のリスク（深部の神経ブロック） ・ターニケットペインを抑制できない可能性

❸ 術中・術後血糖管理

- 現時点では、強化インスリン療法（血糖を 80〜110 mg/dL に維持）は推奨されない。低血糖を避け、血糖は 180 mg/dL 以下に維持する[2]。
- 術中は、2 mg/kg/min 程度の糖負荷を行い、血糖値を指標に速効型インスリン投与を行う。
・血糖値の乱高下は患者予後を悪化させるので、インスリンの持続投与（0.5〜1.0 単位/時で開始し、適宜調節）が推奨される。
・速効型インスリンの作用時間（発現時間は 30 分〜1 時間、最大効果時間は 1〜3 時間、持続時間 5〜8 時間）を考慮し適宜血糖値をチェックする。
・インスリン投与時にはカリウム濃度の低下に注意する。
- 血糖値測定は、検体は動脈、測定機器は検査室の測定器または血液ガス分析器で行う。

麻酔管理上の注意点

- 糖尿病壊疽の下肢切断術の周術期死亡は 10％と非常に高率で、その原因は心筋梗塞や脳梗塞が多い。
- 術前に経胸壁心エコー検査による心機能評価を行う。必要があれば、薬物負荷心筋シンチおよび冠動脈造影を行い冠動脈病変の有無を確認する。また、頸動脈狭窄の確認も必要である。

- 虚血性心疾患や脳血管障害などの合併症、および抗血小板薬や抗凝固薬などの治療薬を考慮し、麻酔法を決定する。麻酔法の利点と欠点を表に示す。

【文 献】
1) J Vasc Surg 2007；45（Suppl）：S5-67.
2) Anesth Analg 2010；110：478-97.
3) LiSA 2011；18：1208-11.

（松永 明）

10. 冠動脈疾患、DES、クロピドグレル

72歳の男性。前立腺肥大に対して経尿道的前立腺切除術が予定された。1年半前に心筋梗塞を起こし、左前下行枝に**薬物溶出性ステント（DES）**が挿入されている。現在も、アスピリンとクロドピリゲルを服用している。

Essential Point 心筋梗塞既往のある患者の非心臓手術の麻酔は術前評価が重要である。薬物溶出性ステント挿入患者では抗血小板薬の扱いについて注意が必要となる。

Key Words 心筋梗塞、薬物溶出性ステント、抗血小板薬

心筋梗塞既往がある患者の術前評価（図1）

- 病歴、心電図所見、心臓エコー検査所見から、基礎疾患に陳旧性心筋梗塞があることを迅速に診断する必要がある。
- 病歴は最も的確に冠動脈疾患の存在を示唆する。大動脈-腸骨動脈バイパスあるいは腹部大動脈瘤切除を受ける患者のすべてに冠動脈造影を実施したところ、心電図が正常で冠動脈疾患を疑わせる病歴のない患者の14％に、1か所以上75％以上の狭窄を認めたと報告されている。

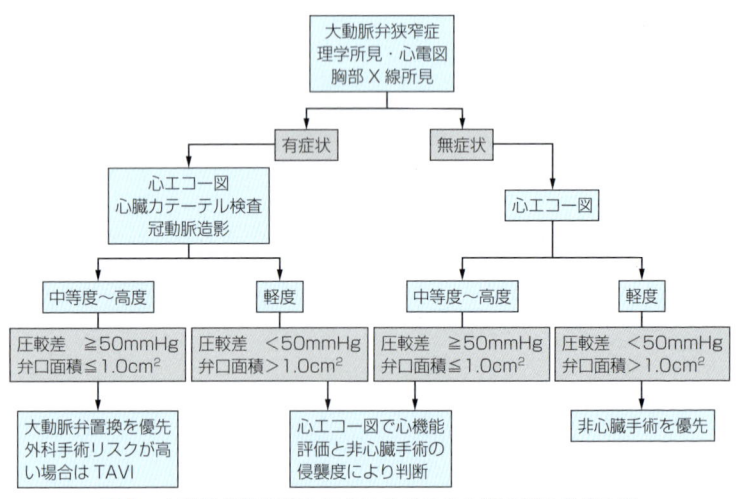

図1 大動脈弁狭窄症を有する患者の非心臓手術の治療方針

TAVI：経皮的大動脈弁置換術（transcatheter aortic valve implantation）
〔2012-2013年度合同研究班（日本循環器学会、ほか）．非心臓手術における合併心疾患の評価と管理に関するガイドライン（2014年改訂版）．p.31. http://www.j-circ.or.jp/guideline/pdf/JCS2014_kyo_h.pdf（2016年3月閲覧）より抜粋〕

- Hertzerら[1]の1,000人の末梢血管患者を対象とした研究では、心電図が正常で心疾患の既往のない500人のうち37%に1か所以上の冠動脈に70%以上の狭窄があり、病歴や心電図所見から冠動脈疾患が疑われる患者では78%以上に同様の狭窄がみられたと報告されている。冠動脈硬化による心筋虚血や、微小心筋梗塞を合併していることがあり、心筋虚血や心筋梗塞領域拡大の予防が必要である。
- 陳旧性心筋梗塞などの慢性心不全症例でβ遮断薬療法が施行されている場合には、著しい徐脈や血圧低下を来していなければβ遮断薬は中止せずに継続すべきである。
- 非心臓手術を受ける患者が周術期に心筋梗塞を発症する危険性は、以前は手術前3ヶ月以内に心筋梗塞を起こした場合の周術期再梗塞の危険率は27〜37%であったが、90年代初頭には術前管理の進歩などにより、その危険性は大幅に低下した。しかし周術期心筋梗塞は無症候性のことが多く、また術後2日目3日目に起こることが多く死亡率もはるかに高いことが知られている。
- 安静時または運動時の心電図で虚血性変化を示すが、ほかには何の症状も認めない無症候性心筋虚血の患者もみうけられる。このような無症候性心筋虚血は高齢者や糖尿病合併患者でよくみられ、心筋梗塞全体の15〜35%を占める。無症候性心筋虚血の予後は不良なことが多いが、これは他の合併症の存在や治療の遅れが原因と考えられる。
- 過去に受けた冠動脈バイパス術または経皮経管的冠動脈形成(percutaneous transluminal coronary angioplasty:PTCA)の有益性について:
- Eagleら[1]は10年以上の間に冠動脈疾患の治療を受けた患者で冠動脈治療後の数年間に非心臓手術を受けた3,368人を検討した。彼らの報告によればリスクの低い小手術では合併症発生率、死亡率は冠動脈再建術に関係なく1%未満と低かったが、腹部、胸部や頸動脈内膜切除術のような中等度リスクの患者では合併症発生率と死亡率はそれぞれ1%と5%で、以前に冠動脈再建術を受けた患者にわずかではあるが有意な予後の改善を認めた。しかし腹部や下肢の動脈再建のような大きな血管手術を受けた患者では非心臓手術後の死亡率は2/3まで減少したと報告している。

薬物溶出性ステント(DES)挿入患者における注意点

- 非心臓手術における術前の経皮的冠動脈インターベンション(percutaneous coronary intervention:PCI)には、経皮的バルーン血管形成術(plain old balloon angioplasty:POBA)とステント留置がある。
- 薬物溶出性ステント(drug eluting stent:DES)がPCIで多く使用されている。DESはPCI後の再狭窄を防止する効果があるが、遅発性のステント内血栓閉塞を予防するために抗血小板の長期内服が必要になる。
- このため抗血小板薬の休薬に関しては、休薬による利害を十分に考慮す

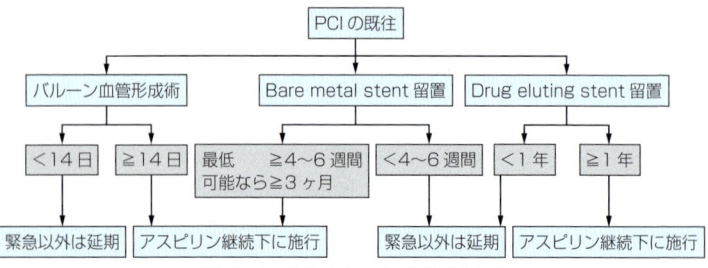

図2 PCI後症例の抗血栓薬管理

〔2012-2013年度合同研究班（日本循環器学会，ほか）．非心臓手術における合併心疾患の評価と管理に関するガイドライン（2014年改訂版）．p.15. http://www.j-circ.or.jp/guideline/pdf/JC2014_kyo_h.pdf（2016年3月閲覧）より抜粋〕

る必要がある。

抗凝固療法への対応（図2）

- 抗血小板作用を有する多くの薬物は可逆的に血小板作用を抑制するため、各薬物の半減期に応じて休薬期間を設ける必要がある。
- しかし本症例患者のように不可逆的に血小板機能を抑制するアスピリンやクロピドグレルのような抗血小板薬を投与されている場合は、血小板機能が完全に回復するには抗血小板薬に曝露された体内の血小板が入れ替わる必要があるため、血小板新生に必要な5〜10日を休薬期間とする必要がある。
- しかし外科的止血に必要とされる最低限の血小板数は5万以上と考えられており、血小板数が正常であれば半減期の非常に短いアスピリンの場合は3〜5日の休薬で外科的止血は可能である。

❶ アスピリン

- アスピリンの継続が周術期の出血性合併症を増加させるのではないかとの危惧がある反面、その中止により心血管系イベントを惹起する可能性がある。
- 日本循環器学会の「循環器疾患における抗凝固、抗血小板療法に関するガイドライン（2009年改訂版）」によれば、ベアメタルステントであればステント留置後最低4週間、DESであれば12ヶ月間はアスピリン投与の併用が推奨されている[2,3]

❷ クロピドグレル（チエノピリジン系薬剤）

- 中止をせずに手術を施行した場合は、死亡率には差はないものの、出血性イベントや輸血の必要性を増加させたとの報告が多くあり、最新の報告でクロピドグレルは手術の5〜7日前に中止することを推奨している[4]

ミニ知識：抗血栓療法の分類

- 抗血小板療法：血小板の働きを抑制して、いわゆる血液をさらさらにする治療法。主として動脈血栓症（脳梗塞、心筋梗塞、末梢動脈血栓症など）の予防。アスピリンが代表
- 抗凝固療法：凝固の働きを抑制して血液をさらさらにする治療法。主として静脈血栓症（深部静脈血栓、肺塞栓）や心房細動からの脳塞栓の発症予防。ワルファリンが代表
- 線溶療法：できてしまった血栓を溶かす療法。ウロキナーゼが代表

【文　献】
1) Miller's Anesthesia（Vol 2. 7th ed）. Churchill Livingstone；2010.
2) 2008年度合同研究班（日本循環器学会，ほか）．循環器病の診断と治療に関するガイドライン．循環器疾患における抗凝固，血小板療法に関するガイドライン（2009年改訂版）．p.32-3．http://www.j-circ.or.jp/guideline/pdf/JCS2009_hori_h.pdf（2016年3月閲覧）
3) 2012-2013年度合同研究班（日本循環器学会，ほか）．非心臓手術における合併心疾患の評価と管理に関するガイドライン（2014年改訂版）．p.15．http://www.j-circ.or.jp/guideline/pdf/JCS2014_kyo_h.pdf（2016年3月閲覧）
4) N Engl J Med 2013；368：2113-24.

（安部　和夫）

11. 腹部大動脈瘤

64歳の男性。右鼠径ヘルニアに対して、ヘルニア根治術が予定された。腎動脈直下に径 50 mm の**腹部大動脈瘤**が術前検査で発見された。

Essential Point 冠動脈疾患などの動脈硬化性病変を評価する。腹部大動脈瘤と原疾患の手術優先度を決定する。周術期の動脈瘤破裂および心血管合併症を回避する。

Key Words 腹部大動脈瘤、術前合併症、非心臓手術

この患者の術前評価で必要な事項

- 腹部大動脈瘤の多くは無症状で進行するため、ほかの疾患のために行ったCT検査や超音波検査で偶然発見されることが多い。そのため、本症例のように腹部大動脈瘤を合併した非心臓血管手術症例を経験する機会はまれなことではない。
- 鼠径ヘルニアに対する手術ではあるが、無症候性の腹部大動脈瘤の合併を認めたことから、通常の全身麻酔の術前評価（末血・生化学検査、12誘導心電図、呼吸機能検査、胸腹部X線）に加え、腹部大動脈瘤手術に準じた術前評価が必要となる。
- 腹部大動脈瘤の 90％ が動脈硬化性であることを反映して、心血管系の合併症が多い〔冠動脈疾患 40〜60％、高血圧 40〜70％、心不全 10〜30％、不整脈 40％、糖尿病 10〜40％、腎機能障害 5〜20％、慢性閉塞性肺疾患 (chronic obstructive pulmonary disease：COPD) 25〜50％〕。
- 冠動脈病変の有無を確認する。
・虚血性心疾患の危険因子（高血圧、高脂血症、糖尿病、喫煙、肥満など）の既往を確認する。
・日常活動レベル評価は重要で、無症状で 4 METs 以上の運動を行っている場合は、それ以上の術前心精査は必要ないと ACC/AHA 非心臓手術患者の合併心疾患の評価と管理に関するガイドラインにおいて推奨されている。しかし、腹部大動脈瘤を合併している場合は、経胸壁心エコー検査による心機能評価を行うべきである。
・経胸壁心エコー検査で壁運動異常を認める場合、あるいは、4 METs 未満の運動耐用能またはその判断が不能な場合は、薬物負荷心筋シンチを行い心筋虚血の有無を確認する。
・薬物負荷心筋シンチで心筋虚血が疑われる場合は、冠動脈造影まで行い冠動脈病変の有無を確認する。腹部大動脈瘤手術予定者の全例に冠動

脈造影を行う施設もあり、その50％に有意な冠動脈狭窄を認めると報告されている。
・不安定狭心症、重症3枝病変、左冠動脈主幹部病変など心筋虚血に対して血行再建が必要な場合は術前の冠動脈再建を考慮するが、予防的な冠動脈再建は推奨されない。
●高血圧のコントロール状況を確認する。未治療やコントロール不良の高血圧は、周術期の大きな血圧変動による動脈瘤破裂や心筋虚血などの心血管イベント発生のリスクを高める。
●他の動脈硬化性病変（頸動脈狭窄、脳血管障害、閉塞性動脈硬化症）の有無も確認する。
●腹部大動脈瘤の破裂のリスクを評価する[1]。
・瘤径（最大短径）：50〜55 mmを超えると破裂のリスクが増大する。
・動脈瘤の形状：嚢状の動脈瘤は紡錘形のものより破裂のリスクが高い。
・疫学的因子：女性、高血圧、喫煙、COPD、動脈瘤の家族歴は破裂の危険因子である。

手術は予定どおり進めてよいか

●診断技術および手術手技の進歩に伴い、日本の非破裂腹部大動脈瘤における待機手術の死亡率は1％以下であるが、破裂を来すと極めて予後不良でその死亡率は約50％である。
●瘤径が大きくなれば急激に破裂のリスクが増大する（年間破裂率：40 mm未満0％、40〜50 mm 0.5〜5％、50〜60 mm 3〜15％、60〜70 mm 10〜20％、70〜80 mm 20〜40％、80 mm以上30〜50％）[1]。
●腹部大動脈瘤の手術適応を評価する[1]。
・瘤径が55 mm以上であれば、外科的治療を検討する。
・瘤径が45〜55 mmの場合は、破裂の危険因子などを考慮し手術適応を決定するが、この瘤径の動脈瘤に対する開腹手術または血管内修復術は生命予後を改善させないと報告されている。
・瘤径が45 mm未満であれば、6ヶ月後にCT検査による再評価を行う。
●手術の優先順位を検討する。
・腹部大動脈瘤合併の非心臓血管手術においては、どちらの疾患が患者生命をより脅かすかを症例ごとに検討し優先順位を決定する。
・腹部大動脈瘤手術先行または同時手術の適応を表に示す。
・腹部大動脈瘤手術先行または同時手術の場合は、グラフト感染のリスクを考慮する。
・本症例のように瘤径が50 mm以下の動脈瘤は非心臓血管手術を先行させるが、周術期に動脈瘤破裂のリスクが高まることを忘れてはならない。特に、瘤径が50 mmを超える症例では術後の破裂のリスクが高いと報告されている[3]。

表 動脈瘤手術を優先する腹部大動脈瘤の特徴

動脈瘤手術優先	動脈瘤手術先行を考慮	非心臓血管手術優先
・破裂性 ・症候性 ・瘤径≧6 cm ・出血性 ・感染性	・瘤径5〜6 cm ・嚢状 ・拡大速度が速い ・塞栓の原因	・瘤径≦5 cm

〔2012-2013年度合同研究班(日本循環器学会,ほか).非心臓手術における合併心疾患の評価と管理に関するガイドライン(2014年改訂版). http://www.j-circ.or.jp/guideline/(2016年3月閲覧)より改変引用〕

麻酔管理上の注意点

- 最も重要なことは、周術期の動脈瘤破裂と心筋梗塞などの心血管イベントの発生を防止することである。どちらも術後に発生すること多いので術後管理に注意する。
- 周術期心筋梗塞は術後48時間以内の発症が多く、プラーク破綻による血栓形成より心筋酸素需給バランスの悪化がその原因として優位であると報告されている。
- 動脈瘤破裂や心血管イベントを防止するために高血圧、頻脈、低血圧、貧血、低体温、疼痛などは避け、安定した血行動態と酸素需給バランスを維持する。
- 周術期の血圧変動を抑制するために、術前に適切な降圧薬投与による厳重な高血圧コントロールを行う。
- 術前にβ遮断薬およびスタチンを内服している場合は、手術まで継続する。
- 全身麻酔で行う場合は、強力な鎮痛作用と優れた調節性をもつレミフェンタニルを用いて気管挿管刺激や手術侵襲を適切に抑制し、血行動態変動を最小限に抑える。
- 硬膜外麻酔または脊髄くも膜下麻酔は十分な鎮痛が得られるが、交感神経遮断による血圧低下に注意が必要である。
- カルシウム拮抗薬や短時間作用性β遮断薬を準備し、急激な血圧上昇や頻脈に対応する。
- 術後の疼痛や悪心・嘔吐などは血圧を上昇させ、破裂のリスクを高める可能性があるので、術後管理に注意する。

【文 献】
1) 2010年度合同研究班報告(日本循環器学会,ほか).大動脈瘤・大動脈解離診療ガイドライン(2011年改訂版). http://www.j-circ.or.jp/guideline/(2016年3月閲覧)
2) 2012-2013年度合同研究班報告(日本循環器学会,ほか).非心臓手術における合併心疾患の評価と管理に関するガイドライン(2014年改訂版). http://www.j-circ.or.jp/guideline/(2016年3月閲覧)

3) Cardiol Res Pract 2011 : 516146.

〔松永 明〕

12. 頸動脈狭窄、アスピリン

60歳の女性。乳がんに対して乳房切除術が予定された。一過性脳虚血発作（TIA）があり、**頸動脈狭窄**と診断され、アスピリンを服用している。

Essential Point 有症候性頸動脈狭窄症は周術期脳梗塞発症の危険性が高い。脳モニター使用のもとで麻酔管理を行い、術後アスピリンは早期再開する。

Key Words 有症候性頸動脈狭窄症、無症候性頸動脈狭窄症、アスピリン

頸動脈狭窄症患者の評価およびその注意点

❶ 分類・術前評価のポイント
- 頸動脈狭窄症は頸動脈分岐部に血管狭窄を生じ、これが原因となって脳血流量の減少を来したり、塞栓症の原因となったりして脳梗塞を起こす。
- 症状の有無によって症候性または無症候性に、さらにその狭窄度で分類する（図）。狭窄度は血管造影で30〜49％までの狭窄を軽度、50〜69％までを中等度、70％以上を高度と分類するものが広く用いられている。
- 症候性か無症候性の頸動脈狭窄症か、さらに狭窄程度の評価、抗血小板療法の有無の確認が必要である。

❷ 無症候性頸動脈狭窄症
- 同側の虚血性脳卒中の発症頻度は狭窄率が60％未満であれば年率1％未満、60％異常で約2％と報告されている。
- 軽度、中等度、高度に分けてみると狭窄度の上昇とともに脳梗塞発症頻度は上昇するが、一過性脳虚血発作（transient ischemic attack：TIA）や眼症状が多く、同側の脳梗塞はそれぞれ1％未満、0.8〜2.4％、1〜5％/年と推計されている。最近の研究では内科治療例の同側脳梗塞発症率は1％以下と推計され、マイナーストローク、TIAが多い。この頻度は心房細動を有する脳梗塞既往患者が抗凝固療法を行わない場合に生じる脳梗塞発症頻度（12〜18％/年）やその重症度と比較すると非常に低

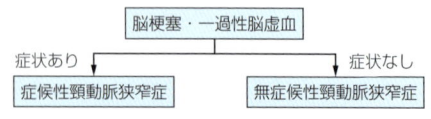

図　頸動脈狭窄症の分類
有症候性頸動脈狭窄症は，狭窄の程度にかかわらず周術期脳梗塞発症の危険性が高い．

い。
- 長期に経過観察すると、数年後に心筋梗塞、心不全、腎不全などを発症することも多い。
- 脳卒中治療ガイドライン2015では、中等度ないし軽度の無症候性頸動脈狭窄に対しては、動脈硬化危険因子の管理と必要に応じての抗血小板療法を含む内科的加療が勧められている[1]。
・さらに脳血管障害を合併した心疾患の治療ガイドラインでは高リスク患者への抗血小板薬の投与は脳卒中予防には有効性が示されていないものの、心筋梗塞予防に有効との成績があることから抗血小板療法を施行している症例も多い。

❸ 症候性頸動脈狭窄症
- 無症候性頸動脈狭窄症と比較して脳梗塞発症の危険性が高い。大規模研究の結果からも抗血小板療法が強く推奨されている。
・本症例は術前にTIAを発症しているため症候性頸動脈狭窄症と診断される。

アスピリンに対する対応

❶ 作用機序
- アスピリンは血小板のシクロオキシゲナーゼ1（COX-1）の529番（COX-2では516番）のセリン残基を不可逆的にアセチル化して酵素活性を減じ、トロンボキサンA_2の産生を抑制する。血小板は無核のため、新しいCOX-1の合成はなく、一度アセチル化されたCOX-1をもつ血小板はその細胞寿命の間（7〜10日間）凝集は抑制される。

❷ ガイドラインにおける周術期アスピリン投与
- 循環器疾患における抗凝固・抗血小板療法に関するガイドライン（2009年改訂版）[2]ではアスピリンの手術7〜14日前の投与中止を推奨している（表）。

❸ 本症例におけるアスピリン投与
- アスピリンを10日前に中止し、その間脱水の回避、積極的な輸液を行った。さらに本症例は症候性頸動脈狭窄症であり周術期脳梗塞のリスクが高いため、アスピリン休薬中の代替療法としてヘパリンを使用した。アスピリン中断後15,000単位/日のヘパリンを使用し、手術5時間前まで継続した。術前に活性化部分トロンボプラスチン時間（activated partial thromboplastin time：APTT）が正常範囲内であることを確認し手術室に入室した。

麻酔管理上の注意点

- 術中は患者の意識の確認が困難なため脳モニターを用いて術中の麻酔管

表 抗血小板薬の作用・休薬開始時期

薬物	抗血小板作用	休薬開始時期
アスピリン	不可逆的	7〜14日前
塩酸チクロピジン	不可逆的	7〜14日前
クロピドグレル	不可逆的	7〜14日前
イコサペント酸エチル	不可逆的	7〜14日前
ジピリダモール	可逆的	3日前
シロスタゾール	可逆的	3日前
ベラプロストナトリウム	可逆的	前日
リマプロストアルファデクス	可逆的	前日
トラピジル	可逆的	前日
サルポグレラート塩酸塩	可逆的	前日

抗血小板薬の作用機序・作用時間によって休薬を開始するタイミングが異なる.

理を行う.

❶ 脳モニター

- 頸動脈狭窄症をもつ症例では、脳血流の維持が重要である。手術中の脳のモニターとしては体性感覚誘発電位(somatosensory evoked potential:SEP)、近赤外線脳酸素モニター(near infrared oxygenation monitor:NIRO)が有用である。
- 体性感覚誘発電位(SEP):
  - 正中神経などの末梢神経を刺激し、頭皮上または脊髄から導出される誘導電位である。50%以上の振幅低下または1 msec以上の潜時延長が脳虚血の閾値とされる。SEPの振幅、潜時は麻酔薬に影響を受けるため注意が必要である。
  - 運動誘発電位(motor evoked potential:MEP)と比較すると麻酔薬の影響は受けにくいが、吸入麻酔薬や亜酸化窒素よりプロポフォール・フェンタニル麻酔のほうが影響が少ないとされる。本症例もプロポフォール・レミフェンタニルを用いて麻酔導入・維持を行う。
- 近赤外線脳酸素モニター(NIRO):
  - 組織の混合血酸素飽和度の局所的変化をモニタリングする。700〜1,100 nmの近赤外線が頭蓋骨を容易に透過するという特徴を利用して酸素化ヘモグロビン、脱酸素化ヘモグロビン、脳酸素飽和度を測定している。NIROでは動脈血25%、静脈血75%などが混合した状態を測定している。
  - 現在、絶対値の測定が困難なためトレンドモニターとして使用しており、コントロール値の20%低下を脳虚血の閾値とすることが多い。
  - 測定できるのは、通常センサーを装着している前頭葉の頭蓋骨から3 cm程度、脳表1 cm程度の深さに限定される。よって脳深部や前頭葉以外の部分の局所で発症した脳酸素飽和度の変化に対しては検出が困難になる。頸動脈狭窄症では、頭蓋内塞栓症を併発することもあるが、塞栓症が前頭葉以外に発症した場合には検出が困難である。また、小さな脳梗

塞の検出も難しい。

術後管理上の問題点

❶ 抗血小板療法
- 非心臓手術における周術期脳梗塞の発症は 0.1％であるが、TIA の既往は年齢、心筋梗塞の既往、急性腎不全、脳梗塞の既往、透析、喫煙、肥満とともに周術期脳梗塞の独立危険因子であるため、周術期脳梗塞発症の危険性は高まる。周術期脳梗塞を発症すると周術期死亡率は 8 倍まで増加する。
- 手術部位の止血が確認されしだいアスピリン投与を再開する。アスピリンは作用発現が速く投与 4 時間後より抗血小板作用を発揮する。このため再開後のヘパリンブリッジの必要はない。

❷ 循環管理
- アスピリン投与時には頭蓋内出血を予防するために収縮期血圧を 130 mmHg 未満に管理することが推奨されているが、頸動脈狭窄症例、特に両側頸動脈狭窄症例では脳虚血症状を生じる危険性があるので降圧を慎重に行う必要がある。

【文　献】
1) 日本脳卒中学会脳卒中ガイドライン委員会．脳卒中治療ガイドライン 2015．協和企画；2015．p.223-4．
2) 2008 年度合同研究班（日本循環器学会，ほか）．循環器疾患における抗凝固・抗血小板療法に関するガイドライン（2009 年改訂版）．http://www.j-circ.or.jp/guideline/pdf/JCS2009_hori_h.pdf（2016 年 3 月閲覧）

（尾前　毅）

13. 大動脈炎症候群、ステロイド

38歳の女性。耳下腺腫瘍に対して腫瘍切除術が予定された。10年前に**大動脈炎症候群**と診断され、プレドニゾロン10 mgを服用している。

Essential Point 狭窄・拡張部位の病態に対応した麻酔管理を行う。ステロイド使用症例は手術侵襲の大きさに応じてステロイドの投与量を決定する。

Key Words 高安動脈炎、ステロイドカバー、体性感覚誘発電位、近赤外線脳モニター

大動脈炎症候群とはどのような疾患か

❶ 概　念
- 高安動脈炎とも呼ばれる疾患で動脈外膜側より内膜側に進展する血管炎である。
- 主徴は全身の炎症、血管炎による疼痛と血管狭窄、閉塞、拡張による症状であり、血流障害による各種臓器障害、動脈瘤が問題となる。男女比は約1：9で女性に多く、20歳前後にピークがある。
- 発症機序としては従来より細胞性免疫の関与による血管障害が指摘されている[1]。

❷ 分　類
- 罹患部位によって、Ⅰ大動脈弓部と弓部動脈がおかされるもの、Ⅱ胸腹部大動脈がおかされるもの、Ⅲ大動脈全体がおかされるもの、Ⅳ肺動脈がおかされるものの4つの型に分類される（表1）。
- 組織像は初期には栄養血管の細胞浸潤を伴う外膜の単核細胞浸潤であり、肉芽腫全層性動脈炎を特徴とする。

❸ 臨床像
- 初発症状は原因不明の発熱、頸部痛、全身倦怠感などで上気道炎と類似した症状を認める。その後、血管病変の症状を呈してくる。

表1　大動脈炎症候群の分類

Ⅰ型	大動脈弓部と分枝血管の病変
Ⅱ型	胸腹部大動脈の病変
Ⅲ型	大動脈全体の病変
Ⅳ型	肺動脈の病変

罹患部位によって4つの型に分類される.

- 狭窄病変では、大動脈弓部分枝病変による脳虚血症状や視力障害、上肢の乏血による血圧左右差や脈なし、腎動脈狭窄や大動脈縮窄症による高血圧、脳動脈狭窄による脳梗塞、時に冠状動脈入口部狭窄による狭心症が主なものである。
- 拡張病変では大動脈瘤や大動脈解離、大動脈弁輪拡大に続発する大動脈弁閉鎖不全に基づく心不全が主なものである。
- 特異的な検査所見はないが、CRPや白血球数、ガンマグロブリン、貧血の有無から活動性の評価を行う。免疫学的検査では免疫グロブリン（IgG、IgA）の増加、補体の増加を認めることもある。HLA-B52陽性例は病変の程度が強いといわれている。

❹ 治　療
- ステロイド療法がゴールデンスタンダードであり、治療への反応性も良好である。

術前評価のポイント

- 狭窄病変、拡張病変の有無、程度を確認する。特に脳血流障害、大動脈弁閉鎖不全、冠動脈入口部狭窄に伴う狭心症状の有無の確認は重要である。
- 検査所見では炎症所見を確認する。内服薬、特にステロイド療法の有無と投与量の確認も行う。

ステロイドカバー

❶ コルチゾルの分泌
- 安静時コルチゾル分泌量は20 mg/dayであるが、侵襲の大きな手術ではコルチゾル分泌量は75〜150 mg/dayまで増加し24〜72時間後にもとに戻る。

❷ ステロイド投与症例への対応
- ステロイドを服用している症例では副腎皮質抑制が起こり、周術期に十分なコルチゾル分泌が起こらず急性副腎不全を引き起こすことが懸念されてきた。しかし侵襲の少ない手術ではコルチゾル分泌の増加が少ないため以前使用されていた量を投与すると過量投与となる。
- 現在は侵襲の強さに応じた周術期のステロイド投与が推奨されている[2]。手術時点で1週間以上プレドニン5 mg以上のステロイド治療を行っている症例、または過去1年以内に1週間以上ステロイド治療を受けている場合には周術期にステロイドを投与する（表2）。
- 本症例は中程度の侵襲度である耳下腺腫瘍摘出術であったため当日朝プレドニゾロン10 mgの投与を行ったのち、8時間ごとにヒドロコルチゾ

表2 周術期ステロイド投与

侵襲の大きさ		ステロイド投与量
低侵襲	鼠径ヘルニア 内視鏡手術	手術開始前にヒドロコルチゾン 25 mg，術後は通常量の投与
中侵襲	耳下腺手術 大腸切除術 下肢血行再建術	手術当日にヒドロコルチゾン 50～75 mg/day（25 mg を 8 時間ごとに投与）．合併症のない場合：1～2 日かけて通常量へ漸減
大侵襲	心臓血管手術 食道胃切除術 肝切除術 脳外科手術	ヒドロコルチゾン 100～150 mg/day（50 mg を 8 時間ごとに投与）．2～3 日で通常量へ漸減

プレドニゾロンの 1 日投与量が 5 mg 以下の症例では当日投与は通常量のみで追加はしない．1 日投与量が 5 mg 以上の症例では通常量に加えて侵襲に応じて上記量を投与する．

ン 25 mg を静注し、手術翌日よりプレドニゾロン 10 mg の経口投与を再開した。

麻酔管理上の問題点：循環管理

- 狭窄部位を意識した循環管理が必要である。脳血流障害、大動脈弁狭窄症、腎動脈狭窄症、高血圧症を合併する症例ではその病態に応じた管理を行う。
- 頸動脈洞は虚血のため圧受容体や化学受容体の被刺激性が強まっている症例もあり、頸部の過伸展や急激な血圧変動は頸動脈洞反射を誘発する危険性が高く注意が必要である[3]。

❶ 循環モニター

- 循環動態を厳密に管理するため非観血的血圧測定に加えて観血的血圧測定を行う。動脈の穿刺部位は狭窄部位を考慮して決定する。
- 本症例では左鎖骨下動脈、左総頸動脈に狭窄を認めるため、右橈骨動脈に動脈ラインを留置し、左上腕で非観血的血圧測定を行った。
- 麻酔導入により前負荷・後負荷ともに減少するため血圧は低下傾向となるが、臓器血流を保つため血圧を維持する。
- 本症例においても麻酔導入後血圧の低下を認めたため、輸液負荷と同時にフェニレフリン投与を行った。

❷ 脳モニター

- 虚血の検出のため脳モニターを使用する。
- 体性感覚誘発電位（SEP）：
- 体性感覚誘発電位（somatosensory evoked potentials：SEP）は正中神経などの末梢神経を刺激し、頭皮上または脊髄から導出される誘導電位であり、末梢神経障害、脊髄障害だけでなく、脳幹虚血や大脳半球の虚血の検出にも有効である。
- 50％以上の振幅低下または 1 msec 以上の潜時延長が脳虚血の閾値とさ

れる。
- SEPの振幅、潜時は麻酔薬に影響を受けるため注意が必要である。吸入麻酔薬や亜酸化窒素よりプロポフォール・フェンタニル麻酔のほうが影響が少ない。本症例もプロポフォール・レミフェンタニルで麻酔を行う。
- 近赤外線脳酸素モニター（NIRO）：
- 近赤外線脳酸素モニター（near infrared oxygenation monitor：NIRO）は組織の混合血酸素飽和度の局所的変化をモニタリングする。700〜1,100 nm の近赤外線が頭蓋骨を容易に透過するという特徴を利用して酸素ヘモグロビン、脱酸素ヘモグロビン、脳酸素飽和度を測定している。NIROでは動脈血25％、静脈血75％などが混合した状態を測定している。
- 現在、絶対値の測定が困難なためトレンドモニターとして使用しており、コントロール値の20％低下を脳虚血の閾値とすることが多い。本症例でも手術室入室時からNIROを装着する。
- 測定できるのは、通常センサーを装着している前頭葉の頭蓋骨から3 cm程度、脳表1 cm程度の深さに限定される。よって脳深部や前頭葉以外の部分の局所で発症した脳酸素飽和度の変化に対しては検出が困難になる。また、小さな脳梗塞の検出も難しい。本症例では左総頸動脈領域の虚血の検出に有用であると思われるが、左鎖骨下動脈から分岐する左椎骨動脈領域の虚血を検出することは難しい。

【文　献】

1) Circ J 2011；75：474-503.
2) Ann Surg 1994；219：416-25.
3) 麻酔 2000；49：782-4.

（尾前　毅）

14. 冠動脈疾患、危険因子

66歳の男性。右股関節全置換術が予定された。高血圧、高脂血症、45年間にわたる喫煙歴とボーダーライン糖尿病がある。股関節痛のため、日常生活ではあまり歩いていない。冠動脈疾患を疑って、どのような検査をするべきか。

Essential Point 運動耐容能を推定できない非心臓手術の手術適応は、「ACC/AHA 非心臓手術患者の周術期心血管系評価ガイドライン[1]」ステップ5から判断する。

Key Words 冠危険因子、Revised Cardiac Risk Index (RCRI)、ACC/AHA ガイドライン

虚血性心疾患を疑う病態、危険因子

❶ 日本人の冠危険因子
- 心疾患は50歳以後、2位ないし1位の死因となっており、高血圧、喫煙、血清総コレステロール高値の三大危険因子は各年齢層で共通の危険因子とされている。さらに食生活の欧米化に伴い、肥満、糖尿病も冠危険因子とされる。

❷ 年齢と性別
- 急性心筋梗塞の発症は50歳から増加し始め、70歳代にピークとなる。高齢者では重症多枝病変が多く、冠攣縮性狭心症も非高齢者と同様にみられる。また70歳以上では無症候性心筋虚血も増加する。
- 閉経前の女性はエストロゲンの作用により動脈硬化の進展が抑えられているが、閉経後には一気に動脈硬化が進行し、心筋梗塞を発症した場合には、冠動脈インターベンションを受けても男性に比べて死亡率が高くなる。

❸ 非心臓手術のリスク分類
- 非心臓手術はその心合併症発生率からみて表1のようにリスク分類されている。

❹ スコア化による周術期の心血管イベントの発生予測
- Revised Cardiac Risk Index (RCRI)[2]が広く用いられている（表2）。6つの危険因子のうち3つ以上が該当した場合、心血管合併症発生率は平均9.1％、心血管死亡率は3.6％に上る。

❺ 術前評価の実際
- 病歴：狭心症、心筋梗塞の既往、特に最近6ヶ月以内の心筋梗塞はリスクが高い。心疾患合併が疑われるときには表3に示したステップで評価を進める。

表1 心合併症発生率からみた非心臓手術のリスク分類

リスク分類	軽度リスク（1％未満）	中等度リスク（死亡率1〜5％）	高度リスク（死亡率5％以上）
手術例	乳腺手術 歯科手術 内分泌手術 眼科手術 婦人科手術 再建手術（形成外科） 整形外科小手術（膝） 泌尿器科小手術	腹腔内手術 頸動脈手術 末梢動脈形成術 動脈瘤血管内修復術 頭頸部手術 神経外科/整形外科大手術（股関節，脊椎） 肺・腎・肝移植 泌尿器大手術	大動脈・主要血管手術 末梢血管手術

(Circulation 2007；116：e418-99, Eur Heart J 2009；30：2769-812 より引用)

表2 Revised Cardiac Risk Index

- 虚血性心疾患（急性心筋梗塞の既往，運動負荷試験で陽性，虚血によると考えられる胸痛の存在，亜硝酸薬の使用，異常Q波）
- 心不全の既往
- 脳血管障害（一過性脳虚血，脳梗塞）の既往
- インスリンが必要な糖尿病
- 腎機能障害（Cr＞2.0 mg/dL）
- 高リスク手術（大血管手術）

(Circulation 1999；100：1043-9 より引用)

表3 ステップに応じた周術期心評価の推奨

Class I（リスクに比べてベネフィットが大きく上回り，処置・治療を進めるべき）

1. 緊急非心臓手術を必要とする患者は，手術室に搬入し，周術期サーベイランス，術後リスク判定，危険因子管理を継続すべきである（エビデンスレベルC）
2. 活動的な心疾患をもつ患者はACC/AHAガイドラインに基づき評価と治療を受けるべきで，もしそれが適切であれば手術施行を考慮する（エビデンスレベルC）
3. 低リスク手術を受ける患者は予定手術続行を推奨される（エビデンスレベルB）
4. 運動耐容能4 METs以下の低リスク手術，運動耐容能不明，臨床的危険因子をもたない患者は予定手術を続行すべきである（エビデンスレベルB）

Class IIa（リスクに比べベネフィットが上回るが，さらなる研究が必要．処置・治療を進めることは合理的である）

1. 症状を伴わない運動耐容能4 METs以上の患者は予定手術を続行すべきと推奨される（エビデンスレベルB）
2. 4 METs以下の低リスク患者，または運動耐容能不明で3つ以上の臨床的危険因子をもつ血管手術患者では，その後の管理変更に結びつく可能性があれば追加検査を行うことが推奨される（エビデンスレベルB）
3. 4 METs以下の低リスク患者，または運動耐容能不明で3つ以上の臨床的危険因子をもつ中等度リスク手術患者は心拍数調整下に予定手術を続行する（エビエンスレベルB）
4. 4 METs以下の低リスク患者，または運動耐容能不明で1〜2の臨床的危険因子をもつ血管手術または中等度リスク手術患者は心拍数調整下に予定手術を続行する（エビエンスレベルB）

(Circulation 2007；116：e418-99 より引用)

- 運動耐容能：心筋虚血を疑わせる臨床症状があり、運動耐容能が明らかに4 METs未満に低下している場合、心合併症の発生率は明らかに高い。
- 虚血性心疾患の危険因子：高齢、男性、家族歴、脂質代謝異常、糖尿病、喫煙、高血圧、肥満、閉塞性・拘束性肺障害をRCRIにそって評価する。

表4　Active cardiac condition（重症度の高い心疾患）

状　態	例
不安定な冠動脈疾患	不安定，高度の狭心症 （CCS Class Ⅲ〜Ⅳ） 最近発症の心筋梗塞 （発症後7〜30日）
非代償性心不全	NYHA Class Ⅳ 心不全の悪化 新たな心不全
重篤な不整脈	高度房室ブロック Mobitz Ⅱ型 3度房室ブロック 有症状の心室性不整脈 心拍数の高い（>100 bpm）上室性不整脈（心房細動を含む） 有症状の徐脈 新たに認めた心室頻拍
高度の弁膜疾患	高度の大動脈弁狭窄症（平均圧較差>40 mmHg，AVA<1.0 cm^2 または有症状） 症状のある僧帽弁狭窄症（進行性の労作時呼吸困難や労作時失神，心不全）

CCS：Canadian Cardiovascular Society，NYHA：New York Heart Association，AVA：大動脈弁口面積
（Circulation 2007；116：e418-99 より引用）

- 重症度の高い心疾患を表4に示した。

運動耐性低下がある場合の冠動脈疾患評価

❶ 運動耐容能推定不能
- 身体運動に制約のある場合には日常生活から運動耐容能が推定できないため、図のACC/AHAガイドライン[1]のステップ5以下に従って判断する。特にRCRIの該当項目が一つ以上ある場合にはβ遮断薬による心拍調整が推奨されている。しかし両刃の剣であるβ遮断薬の使用に関してはさまざまな追加検討が行われ、2014年にガイドラインの改訂（表5）[3]が行われ、症例に応じたより柔軟な対応が求められている。

❷ 心筋負荷試験
- ガイドライン（表6）[4]にそって適応を考慮する。運動負荷のできない場合には薬物負荷心エコー検査が有用である。その冠動脈疾患検出感度、特異度はそれぞれ80〜95％、85〜95％、非心臓手術患者での心臓死や周術期心筋梗塞（perioperative myocardial infarction：PMI）の陽性的中率は7〜23％、陰性的中率は93〜100％とされ、非心臓手術後の長期予後の予測にも有用と報告されている。
- また^{201}Tl、^{99m}Tc-methoxy-isobutyl isonitrile（MIBI）、^{99m}Tc-tetrofosminを用いた負荷・安静心臓核医学検査（心筋血流SPECT）も、虚血性心疾患の診断・治療指針として広く使われている。運動負荷が不可能な

```
Step 1  緊急非侵襲手術 ──Yes──→ 手術室へ ──→ 周術期サーベイランス
        が必要？        (Class I,   手術室へ      と術後リスクの同定と
                        LOE C)                   危険因子マネージメン
         │NO                                     ト
         ▼
Step 2  活動性心疾患？ ──Yes──→ ACC/AHA ガイドライ ──→ 手術室へ
                        (Class I,   ンにそって評価・治療
                        LOE B)
         │NO
         ▼
Step 3  低リスク手術 ──Yes──→ 計画された手術続行
                        (Class I,
                        LOE B)
         │NO
         ▼
Step 4  無症候性で ─────────────Yes─────────────→ 計画された
        運動耐応能力＝4 METs    (Class IIa,         手術続行
                                LOE B)
         │
Step 5  なし，あるいは不明
```

3つ以上の臨床的危険因子	1～2の臨床的危険因子	臨床的危険因子なし
血管手術 ／ 中等度リスク手術	血管手術 ／ 中等度リスク手術	Class I, LOE B
Class IIa, LOE B		
管理変更可能なら検査追加 ／ 心拍調整下に計画された手術続行，または管理変更の可能性があれば非侵襲的検査追加（Class IIb, LOE B）		計画された手術続行

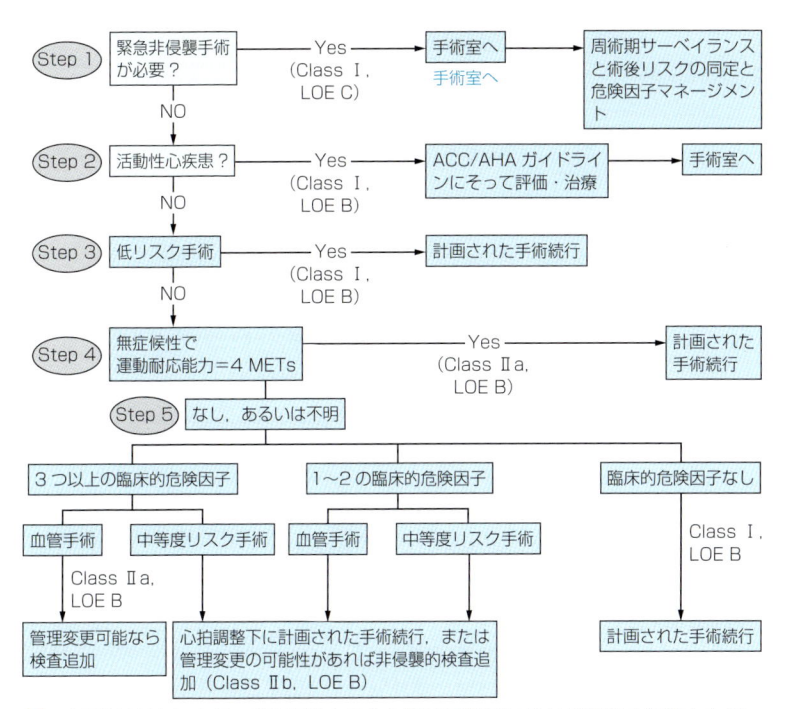

図　ACC/AHA による，50 歳以上の非心臓手術患者における術前心評価とケアのアルゴリズム

LOE : level of evidence, MET : metabolic equivalent
(Circulation 2007 ; 116 : e418-99 より引用)

表5　非心臓手術周術期のβ遮断薬使用に関する推奨

Class I	1. β遮断薬をすでに使用中の患者では，同薬の使用を継続する（Level B）
Class IIa	1. β遮断薬の使用をいつ開始したかにかかわらず，術後は臨床的な状況を勘案して使用することも妥当である可能性がある（Level B）
Class IIb	1. 術前のリスク評価を目的とした検査中で中・高リスクの心筋虚血が認められた患者には，周術期にβ遮断薬の使用を開始することは妥当である可能性がある（Level C） 2. RCRI の危険因子（糖尿病，心不全，冠動脈疾患，腎不全，脳血管障害など）が3つ以上の患者には，術前にβ遮断薬の使用を開始することが妥当である可能性がある（Level B）

(Circulation 2014 ; 130 : e278-333 より引用)

表6　心筋負荷試験実施に関する勧告

Class IIa	・中等度〜高リスク非心臓手術予定で，心筋虚血が強く疑われる症状の安定した患者 ・中等度〜高リスク非心臓手術予定で，運動耐容能の著しく低下した危険因子の多い患者
Class III	・低リスク非心臓手術予定の患者

〔2012-2013 年度合同研究班（日本循環器学会，ほか）．非心臓手術における合併心疾患の評価と管理に関するガイドライン（2014 年改訂版）．http://www.j-circ.or.jp/guideline/pdf/JCS2014_kyo_h.pdf より引用〕

表7　非心臓手術前の冠動脈造影検査実施に関する勧告

Class Ⅰ	・非侵襲的検査で高リスクが疑われる患者 ・内科的治療に反応しない狭心症の患者 ・不安定狭心症の患者 ・高リスクの手術および高リスクの患者において非侵襲的検査により判定できない場合
Class Ⅲ	・低リスク手術予定の冠動脈疾患患者で，非侵襲的検査の結果が低リスク ・適切な非侵襲検査を受けていない患者のスクリーニング ・冠動脈血行再建後であるが，運動能力が高く，無症状の患者 ・軽度の狭心症を有するが，非侵襲的検査の結果が低リスクで左室機能が保たれている患者 ・付随する疾患あるいは高度の左室機能不全のため，冠動脈血行再建の適応がない患者 ・5年以内に十分な冠動脈造影検査を受けている患者 ・冠動脈血行再建を希望しない患者

〔2012-2013年度合同研究班（日本循環器学会，ほか），非心臓手術における合併心疾患の評価と管理に関するガイドライン（2014年改訂版）．http://www.j-circ.or.jp/guideline/pdf/JCS2014_kyo_h.pdf（2016年3月閲覧）より引用〕

場合には，血管拡張薬〔アデノシン、アデノシン三リン酸（ATP）、ジピリダモール〕が用いられる。

❸ MDCT

- 64列MDCT（multi detector row CT）の診断精度は、感度89％、特異度96％、陽性適中率78％、陰性適中率98％とされる。64列以上のMDCTで有意狭窄が否定されれば冠動脈狭窄は否定される。

❹ 冠動脈造影

- 冠動脈狭窄診断のゴールデンスタンダードだが、適応はその結果により当初の手術を延期して冠動脈インターベンションを優先させる場合などに限定される。表7にその適応に関する勧告を示した。
- 本症例の危険因子は、年齢（66歳）、男性、中等度リスク手術（股関節）、高血圧、高脂血症、喫煙、ボーダーライン糖尿病と多いが、RCRIに該当しないため、ガイドラインのステップ5から判断し、このまま計画された股関節手術を行うことになる。しかし薬物負荷心エコー検査やMDCTの適用も妥当だろう。

【文　献】

1) Circulation 2007；116：e418-99.
2) Circulation 1999；100：1043-9.
3) Circulation 2014；130：e278-333.
4) 2012-2013年度合同研究班（日本循環器学会，ほか），非心臓手術における合併心疾患の評価と管理に関するガイドライン（2014年改訂版）．http://www.j-circ.or.jp/guideline/pdf/JCS2014_kyo_h.pdf（2016年3月閲覧）
5) Eur Heart J 2009；30：2769-812.

（片山　勝之）

15. 高血圧、降圧薬

70歳の男性。腎がんに対して、内視鏡下腎摘術が予定された。**高血圧に対してアンジオテンシンⅡ受容体拮抗薬（ARB）とカルシウム拮抗薬、β遮断薬**を服用している。

Essential Point β遮断薬とカルシウム拮抗薬は手術当日朝まで服用を継続する。反跳性高血圧リスクが高くなければ、手術当日朝のアンジオテンシンⅡ受容体拮抗薬は中止する。

Key Words 高血圧、アンジオテンシンⅡ受容体拮抗薬、β遮断薬

高血圧患者の術前評価のポイント

❶ 周術期高血圧の診断・治療（表）[1]

- 収縮期血圧 140 mmHg 以上、拡張期血圧 90 mmHg 以上を高血圧とする。
- 原因を特定できない本態性高血圧と特定の原因による二次性高血圧に分類される。
- 日本高血圧学会による高血圧治療ガイドラインに従って管理する。
- 一般的な降圧目標は 140/90 mmHg 未満であるが、臓器障害を伴うことの多い後期高齢者（75歳以上）では 150/90 mmHg 未満とする。

❷ 術前評価

- 高血圧治療歴（治療薬の種類、用量、副作用など）、血圧コントロールが

表　外科手術前後の血圧管理

1. 高血圧患者の周術期合併症の発症予防には、褐色細胞腫など二次性高血圧の鑑別と高血圧性臓器障害・合併症の評価を行うことが重要である
2. 待機的手術で血圧が 180/110 mmHg 以上であれば、血圧のコントロールを優先させる【推奨グレードC1、エビデンスレベルⅥ】
3. 原則として手術当日朝の内服も含めて、周術期を通じた経口または経静脈的降圧薬の継続的使用により、血圧のコントロールを図る【推奨グレードC1、エビデンスレベルⅥ】
4. 冠動脈疾患の高リスク者ではβ遮断薬の使用を検討する【推奨グレードB、コンセンサス】
5. 利尿薬、ARB、ACE阻害薬服用者では、術中・術後の低血圧、体液量減少、腎機能低下の出現に注意する
6. 疼痛・不安や興奮などの除去も血圧上昇を抑えるうえで重要である【推奨グレードC1、エビデンスレベルⅥ】

推奨グレードB：科学的根拠があり行うよう勧められる．
推奨グレードC1：科学的な根拠は不十分だが行うように勧められる．
コンセンサス：コンセンサスによる推奨グレード
エビデンスレベルⅥ：専門委員会や専門家の意見
〔日本高血圧学会高血圧治療ガイドライン作成委員会．高血圧治療ガイドライン2014（JSH2014）．www.jpnsh.jp/data/jsh2014/jsh2014v1_1.pdf（2016年3月閲覧）より引用〕

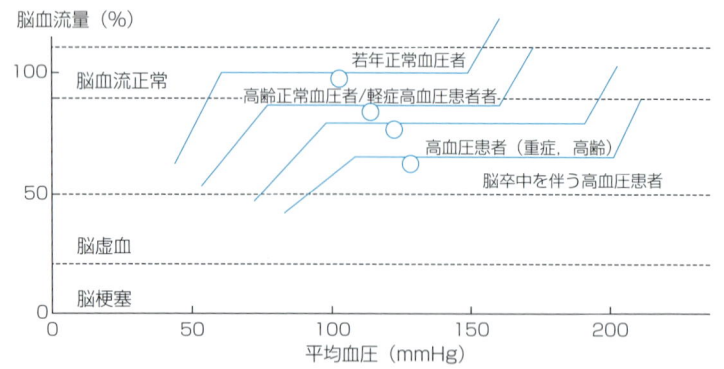

図　正常血圧者，高血圧患者，脳卒中を伴う高血圧患者の脳血流量と脳血流自動調節域

高血圧，加齢，脳卒中で脳血流は低下し，脳血流自動調節能の上限，下限ともに高い血圧レベルにシフトする．
○：安静時血圧レベル
(血圧 1998；5：43-7 より改変引用)

良好か否か、日常生活・家庭での血圧、症状（胸痛、息切れ、下腿浮腫、眩暈、失神、一時的な視力障害や神経症状、跛行、睡眠時無呼吸など）の有無、運動耐用能などを把握する。

- 問診、身体所見、術前検査などにより併存症（狭心症、閉塞性動脈硬化症、一過性脳虚血発作、糖尿病、甲状腺機能亢進症など）が疑われる場合には専門医へコンサルトする。
- 未治療あるいはコントロール不良の高血圧患者（収縮期血圧 180 mmHg 以上、拡張期血圧 110 mmHg 以上）は、可能ならば、循環器内科へ紹介し、手術までに降圧治療を行い、改善を図ることが望ましい。慢性的な高血圧患者は左室肥大を伴うことが多く、術中の高血圧により相対的心筋虚血が引き起こされるが、術前の適切な降圧治療により改善される[2]。
- 未治療高血圧患者では二次性高血圧の鑑別を行う。褐色細胞腫が疑われる患者では、可能であれば、当該手術を延期し、褐色細胞腫摘出術を先行させる[1,2]。他の二次性高血圧患者でもコントロール不良の場合は手術を延期し、血圧治療を優先することを考慮する。
- 高血圧患者では脳血流の自動調節能が変化している（図）。過度の降圧は周術期脳卒中リスクを高める。術前血圧を正常血圧にまで必ず低下させなければならないということはない。
- 高血圧は周術期心血管イベント発症の危険因子であるが、術前の高血圧治療が周術期リスクを減少させるかどうかは必ずしも明確ではない[3]。他の心血管併存症（狭心症、不整脈、左室肥大、腎不全、脳卒中など）のない高血圧患者では、血圧コントロールが多少不良（拡張期血圧 90～110 mmHg）でも、周術期リスクは増加しない[3]。高血圧治療のために

（例えば、拡張期血圧が 110 mmHg 以上であるからと)、手術を延期するかどうかの得失は個々の症例で判断する。
- 高血圧性臓器障害（脳、心、腎、血管、眼底など）の程度を評価する。全身の動脈硬化を基礎とした合併症（虚血性心疾患、弁膜症、心不全、脳血管障害、末梢血管障害、慢性腎不全など）の評価を行う。
- 術前からの高血圧患者は術中に低血圧を起こす可能性が高い。特に、アンジオテンシン変換酵素（ACE）阻害薬あるいはアンジオテンシンⅡ受容体拮抗薬（ARB）を投与されている患者では顕著である。
- 高血圧患者では、術前からの不安や痛み処置によって血圧が上昇しやすい。不安除去に努め、必要ならば前投薬（例えば、ミダゾラム）を考慮する。

術前投与薬物への周術期の対応

- 原則として、ACE 阻害薬と ARB を除くすべての高血圧治療薬は手術当日まで継続する[1〜3]。術後もできるだけ早く再開する。
- 日本ではカルシウム拮抗薬が多くの患者で第一選択薬として用いられている[1]。
・カルシウム拮抗薬は血管平滑筋の膜電位依存性 L 型カルシウムチャネルに作用し、細胞内へのカルシウムイオン流入を阻害することで血管平滑筋を弛緩させ、降圧効果を示す。冠動脈、脳血管、腎糸球体輸入細動脈を拡張させ、心臓、脳、腎臓への血流を増加させる。末梢動脈拡張（後負荷減少）作用に加えて、心収縮力抑制（陰性変力）作用、刺激伝道系のカルシウムチャネル抑制（陰性変時）作用があるので、狭心症治療にも用いられる。カルシウム拮抗薬は手術当日朝まで内服を継続する。
- ARB はカルシウム拮抗薬に次いで日本ではよく使用される降圧薬である[1]。
・ARB はアンジオテンシンⅡ（AⅡ）タイプⅠ受容体に特異的に結合し、AⅡによる血管収縮作用、交感神経刺激作用、尿細管でのナトリウム再吸収促進作用などに拮抗する。ARB は心筋肥大を抑制し、心不全予後を改善する。
・ACE 阻害薬はアンジオテンシンⅠから AⅡへの変換（分解）を阻害することで AⅡ産生を抑制する。
- ARB や ACE 阻害薬の長期服用患者では、これらを手術当日に内服させると、全身麻酔導入後に高度の低血圧を生じる。これらの薬物は手術当日朝の服用を中止することが推奨される。しかし、重症高血圧あるいは午後からの手術の場合、薬物を投与しないと高度の高血圧を呈する可能性がある。
- ARB を含む配合剤（カルシウム拮抗薬あるいは利尿薬との合剤）も手術当日の投与中止を考慮する。手術室入室前から高血圧対策が必要なら

ば、ARB 以外の薬物（カルシウム拮抗薬など）の投与を考慮する。
- β遮断薬は、陰性変時・変力作用による心拍出量減少、レニン産生抑制、交感神経系抑制などにより降圧作用を示す[1]。β遮断薬は虚血性心疾患患者において、心筋酸素消費量を減少させ、心室性不整脈発生を抑制し、心筋梗塞後の再梗塞や心筋虚血の発生頻度を低下させ、長期予後を改善する。手術当日のβ遮断薬投与中止により反跳現象を起こし、交感神経過緊張、高血圧、不整脈、心筋虚血などの心血管イベントが増加する危険性が高まる。β遮断薬を長期使用中の患者では可能なかぎり投与を継続する[2]。
- 脳血管疾患リスク患者での手術前短期間でのβ遮断薬導入は周術期低血圧による脳卒中・死亡リスクを上昇させる[3]。
- 麻酔薬用量増加あるいは適切な麻酔深度でも対応困難な術中高血圧に対しては、降圧薬（カルシウム拮抗薬、亜硝酸薬、短時間作用性β遮断薬のテンジオロールやエスモロールなど）の静脈内投与を考慮する。適切な鎮痛も血圧上昇を防ぐために重要である。

【文 献】

1) 日本高血圧学会高血圧治療ガイドライン作成委員会．高血圧治療ガイドライン 2014（JSH2014）．www.jpnsh.jp/data/jsh2014/jsh2014v1_1.pdf（2016 年 3 月閲覧）
2) 2012-2013 年度合同研究班（日本循環器学会，ほか）．非心臓手術における合併心疾患の評価と管理に関するガイドライン（2014年改訂版）．www.j-circ.or.jp/guideline/pdf/JCS2014_kyo_h.pdf（2016 年 3 月閲覧）
3) Miller's Anesthesia（8th ed）．Elsevier；2015．p.1156-239．

（岡部 悠吾、白神 豪太郎）

16. 大動脈弁狭窄症

82歳の女性。膝関節全置換術が予定された。心雑音があり、心エコー検査をしたところ、中等度の**大動脈弁狭窄症**があると診断された。

Essential Point 心エコー検査を用いた大動脈弁狭窄症の重症度判定、心拍数の調整、循環血液量減少を避けることが必要である。

Key Words 大動脈弁狭窄、心エコー検査、心拍数

大動脈弁狭窄症とはどのような疾患か

- 大動脈弁狭窄（aortic stenosis：AS）は成人弁膜症の中で最も頻度が高い。
- 1980年まではリウマチ熱が原因のASが多く見受けられたが、近年はリウマチ性弁疾患は減少し、その反面、先天性（二尖弁、一尖弁）、高齢化による退行変性、動脈硬化の増加などの後天的な弁の変性がASの主要な病因になっている。
- ASの病態生理は左室流出路の駆出抵抗増大による慢性的な圧負荷によって、左室腔は正常で左室壁の求心性肥大を生じる。すなわちASが進行するにつれて左室の後負荷が増加すると、駆出率が低下するので、左室心筋は求心性肥大によって壁応力を正常化する。
- 左室心筋の左室壁肥厚に伴う心筋細胞の肥厚、間質の線維化は左室拡張障害の原因となる。心筋内の線維化がさらに進むと壁肥厚も増強されて拡張期圧はさらに増加し、収縮期障害を来して心拍出量が減少する。
- さらに心筋肥大による心筋酸素消費量の増加に加え、左室心筋の肥厚に伴う相対的冠血流量の減少、冠動脈疾患の合併による冠血流量の減少により狭心症を生じるばかりでなく、心室性不整脈や突然死の原因となる。
- 心拍出量の減少と低血圧により脳虚血を生じると失神発作を起こすことがある。後負荷に抗しきれなくなると左心不全に移行する。
- ASは無症状の期間が長く、症状が発現すると急速に悪化する。
・初期症状は易疲労感、息切れ、動悸であり、さらに進めば労作能力の低下、労作時呼吸困難、眩暈や不整脈の出現をみる。
・典型的症状が出ると予後は悪く、平均余命は狭心痛発現から5年、失神発作発現から3年、心不全に陥ると2年といわれている。

表　連続波ドプラー法による AS の重症度

	最大流速（m/s）	圧較差（mmHg）	弁口面積（cm^2）
軽　度	<3.5	<50	>1.0
中等度	3.5〜4.4	50〜80	0.76〜1.0
高　度	≧4.5	≧81	≦0.75

圧較差は簡易 Bernouli の式 $P=4×V^2$ により，弁口面積は連続の式 area=(sub r)^2×sub V/supra V により求める．
(臨床心エコー図学．文光堂；1991．p.95-102 より引用)

術前評価のポイント

- 心エコー検査は現在では最も重要不可欠な検査である．
- 断層心エコー像では大動脈弁の肥厚、硬化、開放制限や収縮能の低下、大動脈の拡大を認める。加齢に伴う変性では弁尖の硬化、石灰化を認めるが、石灰化が高度な症例では輝度の上昇により病因の同定が困難になる。
- AS が確認された症例では左室-大動脈間圧較差、弁口面積を用いて重症度判定を行う。
- 弁口面積による重症度判定は連続の式を用いた方法、直接トレースにより求められる。連続の式は大動脈弁逆流やその他の弁膜症、心機能低下例での影響を受けにくく、正確な重症度判定が可能である[1]。
- AS の重症度判定は心エコー検査で十分に評価可能なので必ずしも心臓カテーテル検査を行う必要はないが、連続波ドプラー法で求めた圧較差や弁口面積が症状とあわない場合は心臓カテーテル検査が必要になる（表）。
- AS には冠動脈疾患を合併することが多いので冠動脈造影は必須である。
- 左室-大動脈間圧格差が 50 mmHg 以上、失神、狭心痛、左室不全の既往のある重症大動脈弁狭窄症では、非心臓手術を中止するか、大動脈弁治療を先に行うのが望ましい。
- 近年、経皮的大動脈弁置換術 (transcatheter aortic valve implantation：TAVI) が行われるようになり有用な選択肢になってきている。

麻酔管理上のポイント；血行動態管理のポイント

- 大動脈弁狭窄症合併の非心臓手術に際しては厳重な循環管理が必要である。
- 大動脈弁狭窄症合併患者では頻脈にも徐脈にも耐えることができない。心筋への酸素供給に支障を来す原因となる頻脈、低血圧を避けることが必要である。
- 大動脈弁狭窄症合併患者での硬膜外麻酔の実施に際しては低血圧の予防

に努めることが必須である。積極的に昇圧薬を投与することと補液負荷を積極的に行う必要がある。
- 1回拍出量は固定されているので、徐脈になると心拍出量が減少する。しかし狭窄した大動脈弁を通過する収縮期駆出時間を保つためには、多い心拍数より少ない心拍数のほうが好ましい。
- 左室の充満には心房収縮の関与が大きいため、洞調律を維持できるのが望ましい。心房細動を引き起こすと循環動態に悪影響が起きる。
・左室肥大により左室コンプライアンスは低下するため、左室充満の約40％が心房収縮に依存するようになる。
・心房細動が起こると血行動態は一気に破綻する危険がある。
- 頻脈になると左室拡張時間の短縮や左室拡張終期圧（left ventiricular end-diastolic pressure：LVEDP）の上昇により冠灌流が低下することが考えられるのでこれを避ける必要がある。
・大動脈弁狭窄症の患者の肥大した心筋は、心内膜下虚血を発生する危険が大きい。
・冠血流は、拡張期に適切な冠灌流圧を保つことによって維持されているので、血圧の低下を避けるために適切にα刺激薬を使用して管理する必要がある。
・大動脈弁狭窄の場合の左室後負荷は狭窄した大動脈弁によるものなので体血管抵抗（systemic vascular reisitance：SVR）を低下させても左室後負荷は軽減しない。
・むしろ冠灌流圧を保つことが重要で、体血管抵抗を正常より高めにして拡張期血圧を維持する必要がある。

【文　献】
1) 経食道心エコー．真興交易医書出版部；2014．p.148-50．

（安部　和夫）

17. 僧帽弁逸脱症候群

34歳の女性。胆石症に対して腹腔鏡下胆嚢摘出術が予定された。心雑音があり、心エコー検査をしたところ、**僧帽弁逸脱症候群**と診断された。

Essential Point 僧帽弁逸脱症の場合は、弁尖逸脱による僧帽弁逆流の程度に応じた周術期管理が必要である。僧帽弁逸脱症候群を呈する場合には、多彩な臨床症状に対する個別アプローチが必要である。

Key Words 僧帽弁逸脱症、僧帽弁逸脱症候群、僧帽弁逆流

僧帽弁逸脱症（MVP）とはどのような疾患か

- 僧帽弁逸脱症（mitral valve prolapse：MVP）とは僧帽弁尖の収縮期左房側への逸脱を認める疾患のことで、比較的多くみられる。正常成人でも数％の確率で発見されるとの報告もある。
- ほとんどの場合MVPによる僧帽弁逆流は軽度で、臨床的にも心不全症状などはみられることなく無症状で経過するが、まれに重症化しうっ血性心不全を呈することがある。ある一部の成人例においては軽度のMVPにもかかわらずさまざまな症状を訴える場合がある。すなわち動悸、胸痛、疲労感、過呼吸症候群や中には精神疾患に似た症状を呈し、これらをまとめて僧帽弁逸脱症候群と呼称されることがある。
- この不定愁訴のような臨床症状をもたらす原因は不明であるが、不整脈や冠動脈スパズムによる一過性心筋虚血が関与する可能性、脳の微小塞栓が関与する可能性などが指摘されている。

MVPの術前評価のポイント（図）

- 僧帽弁逆流の程度、左心室の拡大の有無と収縮・拡張機能、左心房の拡大と心房負荷や血栓の有無を心エコー検査で評価する必要がある。心房負荷が著明なときには心房細動などの不整脈の発現に注意する。
- 重症の僧帽弁逆流を伴う場合には肺うっ血や肺高血圧ひいては右心負荷の所見を確認する必要がある。症状を伴う重症僧帽弁逆流患者で心機能も低下している場合などは、術前治療で症状の改善や安定化をまず図る必要がある。
- 僧帽弁逸脱症候群を呈する患者群においては、不整脈の有無、精神疾患の有無、脳神経学的な評価を行う必要がある。

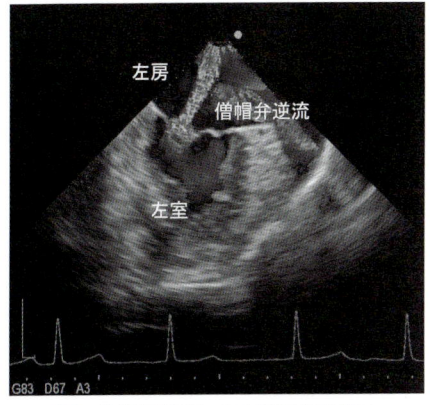

図 僧帽弁逸脱による僧帽弁逆流の経食道心エコー図

感染性心内膜炎の予防

- 特に重症な MVP 患者は健康成人に比べて感染性心内膜炎の可能性が高い。MVP 患者において逆流が軽度の場合は、軽い歯科処置や感冒の際に抗菌薬を投与する必要はない。しかし重症僧帽弁逆流患者での歯科処置や、大きな外傷や化膿性の疾患に罹患した場合や、外科的手術を受ける際には予防的抗菌薬の投与を考慮する。

麻酔管理上の問題点

- 術前心房細動などの不整脈に対して抗凝固薬が使用されている場合は、施設基準によって使用継続・中止あるいは短時間作用性薬物に切り替えるかを選択する。β遮断薬やアンギオテンシン受容体拮抗薬 (angiotensin receptor blocker：ARB) が投与されている場合は続行することが多いが、麻酔薬との相互作用に注意が必要である (他章参照)。
- MVP による重症僧帽弁逆流を伴う場合には慎重に麻酔の導入や維持を行う必要がある。手術の大きさに応じて観血的動脈圧や経食道心エコー法などのモニター、肺高血圧を伴う場合は肺動脈 (PA) カテーテルの使用を考慮する。
- 術後の痛みなど交感神経系の緊張は悪影響を及ぼすので避ける。重症 MVP の場合には術後 ICU 管理が推奨される。
- 僧帽弁逸脱症候群の場合、多彩な臨床症状に対して一つ一つアプローチを行う必要がある。特に精神症状を有する患者群には各種の向精神薬が使用されている可能性があるので、予期せぬ低血圧や不整脈に気をつけ

る必要がある。

コラム：分娩と僧帽弁逸脱症

- 分娩の際の強い陣痛やいきみによる左心内圧の上昇や、産道裂傷からの感染が菌血症を引き起こし、続発する心内膜炎による腱索断裂が僧帽弁逸脱症の原因とされる説がある。
- その点でも麻酔科医による無痛分娩や周産期管理は重要かもしれない。

【文　献】
1) Eur Heart J 2014；35：2283-431.
2) Circulation 2014；130：e278-e333.
3) Eur Heart J 2009；30：2369-413.

（岡本　浩嗣）

18. 拡張型心筋症

44歳の男性。肺がんに対して、右上葉切除術が予定された。**拡張型心筋症**と診断されており、アンジオテンシン転換酵素阻害薬とβ遮断薬、利尿薬を服用している。

Essential Point 拡張型心筋症の診断には心エコー検査は必須である。心室性不整脈は突然死の原因になるので細心の注意を払う。術前薬物療法でアミオダロン、カルベジロールなどが使われていることがあるので注意が必要である。

Key Words 拡張型心筋症、心エコー検査、突然死、カルベジロール、アミオダロン

拡張型心筋症とはどのような疾患か

- 拡張型心筋症は心内腔の拡張を特徴とし、機能的には収縮不全が特徴でうっ血性心不全を来しやすい。
- 自覚症状としては心不全、不整脈、血栓塞栓症に基づく。
- 心不全症状：運動耐用能の低下、労作時呼吸困難、動悸、易疲労感、浮腫などがみられ、左心不全が高度になると発作性夜間呼吸困難、起坐呼吸、咳嗽、血痰が出現し、時に心臓喘息状態に陥ることがある。
- 不整脈症状：心悸亢進、胸痛がみられ、重篤になると失神、突然死が出現する。
- 心腔内血栓を伴う場合：脳、肺、腎臓などの各臓器や四肢の塞栓症を発生し、虚血症状が出現する。
- 診断には胸部X線、心電図、心エコー検査、左室造影、冠動脈造影検査、遺伝子解析を行う。客観的な基本病態の指標には心エコー検査により左室内径および左室容量を計測する。
- 左室収縮能は拡張末期および収縮末期の左室内径あるいは容量より左室内径短縮率（percent of fractional shortening：%FS）と左室駆出分画率（left ventricular ejection fraction：LVEF）を算出し評価するが、本症例では著明に低下しているのが特徴である。

術前評価のポイント

- 拡張型心筋症の術前評価において心エコー検査は心機能評価に極めて有用であり、左室収縮能だけでなく拡張能の評価にも重要である（図）。

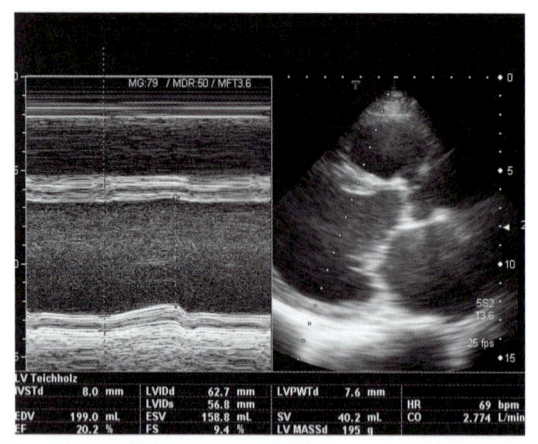

図 拡張型心筋症例の左室長軸断面とMモード心エコー図
左室拡張末期径は著明に拡大し、左室壁厚は全周性に菲薄化している。左室駆出率も低下している。

- 心機能の評価のために、客観的な本症例の基本病態の指標として左室内径および左室容量を計測する。
- 左室拡大は左室断層心エコー図あるいはMモード図により、拡張末期の左室内径および左室容量の増加としてみることができる。
- 左室収縮能は簡便には拡張末期および収縮末期の左室内径あるいは左室容量より左室内径短縮率と左室駆出率を算出して評価するが、本症例では著明に低下する。
- 左室拡張能の評価は心不全重症度の評価に極めて重要である。
- 本症例では左室の弛緩能およびコンプライアンスは低下しており、左室拡張期圧および左房圧が上昇する。
- 広く用いられている指標はパルスドプラー法による左室流入血流速パターンである。
- 正常洞調律では、左室流入血流速波形は二峰性を呈し、拡張早期最大速度（E）と心房収縮期最大速度（A）で構成され、拡張能評価にはE波とA波の最大速度比（E/A）、E波の減速時間（deceleration time：DCT）などを計測して行う。
- 左心不全の代償期には左室弛緩能の低下と左心房収縮の増大によりE波は減高、A波は増高し、両者の比E/Aは1以下となる。しかし、心不全症状が明らかな非代償期には左室拡張末期圧の著明な上昇と左心房圧の上昇によりE波は増高、A波は減高し、E/Aは偽正常化（$1<E/A<2$）あるいは拘束型パターン（$E/A>2$）を呈する。
- 本症例の病態早期では左心不全は代償期にあり、拡張機能障害の進行とともに偽正常型、拘束型パターンへと変化して非代償性となっていく。

術前服用薬物への対応

- 拡張型心筋症の治療では心不全発症のステージに応じた薬物治療がなされる。
- 生命予後の改善のための薬物治療としては、心筋障害の抑制と心筋リモデリングの抑制および突然死の予防が重要となる。
- β遮断薬は心不全には禁忌とされてきたが、近年はアンジオテンシン変換酵素（angiotensin converting enzyme：ACE）阻害薬と同様に軽症から重症までその投与が推奨されている。
- 拡張型心筋症においてβ遮断薬とACE阻害薬のどちらを先に導入するほうが有用であるかについてはまだ確定されていないが、拡張型心筋症による慢性心不全ではβ遮断薬を先に導入し、後からACE阻害薬を追加するほうがβ遮断薬投与量を増やすことができるのでより有用であると報告されている[1]。
- 日本人におけるカルベジロールの至適用量については、現在 J-CHF（Assessment of Beta-Blocker Treatment in Japanease Patients with Chronic Heart Failure）試験が進行中である。
- ACE阻害薬はアンジオテンシンの産生抑制を介する血管拡張作用以外に、交感神経終末からのノルアドレナリン遊離を抑制する作用、長期投与で心室頻拍の抑制作用、すなわち突然死の抑制、心室拡大と線維化の抑制、すなわちリモデリングの抑制作用がある。
- これらの作用が協調して予後改善作用に寄与していると考えられる。こういったことからACE阻害薬は症状の程度に関係なく、左室収縮機能低下を伴うあらゆる慢性心不全患者に対して第一選択薬とされている[2]。
- 上記に加えて突然死の抑制のための治療が必要である。拡張型心筋症の死亡の40～50％は突然死による。また重症の心不全患者より中等度から軽症の患者に突然死が多い。このため突然死の予防も重要な治療目標である。
- 抗不整脈薬として、不応期を延長するカリウムチャネル遮断薬であるアミオダロンが広く使用されている。
- アミオダロンの長所として、カリウムチャネル遮断薬の副作用である多形性心室頻拍の発生頻度が低いことが挙げられる。
- 拡張型心筋症においてアミオダロンの有用性が大規模臨床試験でも示されており、これまでのメタ解析では、アミオダロンの全死亡減少効果は得られていないが突然死の抑制には有効であると考えられている[3]。
- このように拡張型心筋症では治療の第一選択は薬物療法であり術前の心不全コントロールに努めることが重要である。このため術前服用薬は継続して投与する必要がある。
- しかし難治性心不全になると薬物治療抵抗性になるので、心室再同期療法（cardiac resynchronchronization therapy：CRT）や突然死抑制の

ための植え込み型除細動器（implantable cardioverter-defibrillator：ICD）、左室補助循環装置などの侵襲的介入手段を術前に考慮する必要が生じることがある。

麻酔管理上の問題点

- 非心臓手術周術期における管理上、特に注意を要するのが不整脈、低心拍出量症候群および抗凝固療法である。
- 本症例では心筋細胞の変性や肥大、間質の線維化などの心筋病変を反映し、また交感神経の活性亢進が出現し心房性ならびに心室性の期外収縮や頻拍性不整脈を合併することが多い。
- 重症の心室性不整脈は突然死の原因になるので細心の注意が必要である。
- このような患者では術前から抗不整脈薬を内服している場合も多いが、治療抵抗性のものも多い。
- 本症例における左室収縮能低下による低心拍出量症候群では血管拡張薬による後負荷軽減、カテコールアミンやホスホジエステラーゼ（phosphodiesterase：PDE）阻害薬による心収縮力の上昇、適切な循環血液量管理により心拍出量の増加を図る。
- 本症例では血圧が低いことがあるが、血管収縮薬の短絡的な投与により後負荷増大の結果循環破綻を来す危険は常に考慮に入れておく必要がある。
- 十分な前負荷は必要であるが、目標とする循環血液量を確保するための指標として肺動脈カテーテルを留置し、厳重に血行動態をモニターして管理する必要がある。
- カテコールアミンを使用する場合には催不整脈作用に注意する必要がある。塞栓症の予防のため術前にワルファリンによる抗凝固療法を行っている症例ではヘパリン置換が望ましい。

【文 献】
1) J Am Coll Cardiol 2004；44：1825-30.
2) Lancet 2003；361：1843-8.
3) Lancet 1997；350：1417-24.

（安部 和夫）

19. 肥大型心筋症

51歳の男性。無症候性の脳動脈瘤に対し、脳血管内治療が予定された。運動時に息切れがある。心エコー検査で**肥大型心筋症**と診断された。

Essential Point 左室流出路狭窄による低心拍出量症候群の出現防止と不整脈による突然死の防止。このためにも心エコー検査による重症度の判定と術前薬物療法の把握が必要である。

Key Words 左室流出路狭窄、心エコー検査、突然死

肥大型心筋症とはどのような疾患か

- 肥大型心筋症の基本病態は、左室心筋の異常な肥大に伴う左室拡張期コンプライアンスの低下であり、左室流出路狭窄の有無によりさらに非閉塞性と閉塞性に分類される。
- 従来、肥大型心筋症は左室流出路狭窄を伴う疾患〔閉塞性肥大型心筋症（hypertrophic obstructive cardiomyopathy：HOCM）〕として注目されていたが、約3/4は非閉塞性で、左室流出路に狭窄が存在する場合を特にHOCMと呼ぶ。
- 多くは無症状か軽度のことが多いが重症になると、呼吸困難、胸部圧迫感、狭心痛、動悸、易疲労感、失神、眩暈などを伴う。
- 肥大型心筋症の致死率は1〜3％といわれており、この大半は突然死である。
- 本症例では心エコー検査上著明な左室壁の肥大を示す（図）。
・特徴的なのは非対称性心室中隔である。
・また僧帽弁の収縮期前方運動が認められる。このため僧帽弁逆流を生じる。
- 心エコー検査上、連続波ドプラー法計測で安静時に少なくとも30 mmHgの左室流出路圧較差がある場合を、閉塞性と定義する。
- 左室流出路狭窄の形態学的な特徴として心室中隔の肥厚、僧帽弁の拡大と伸張、僧帽弁弁尖に連なる乳頭筋の前方偏位と各乳頭筋間の狭小化が挙げられる。

術前評価のポイント

- 肥大型心筋症の患者の多くは、無症状か、わずかな症状を呈するのみで

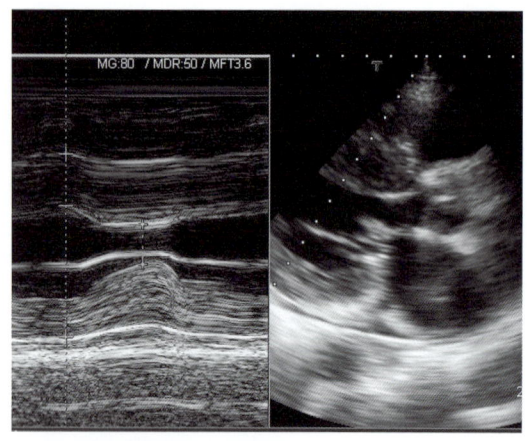

図　肥大型心筋症例の左室長軸断面とMモード心エコー図
心室中隔を中心に顕著な心筋の肥大がみられる.

ある。また遺伝性疾患のため、家族内スクリーニングで発見されることもある。
- 男女間の差に関して、肥大型心筋症全体に関連する死亡率、突然死率には男女差は認めないが女性の発症時期は明らかに遅く、発症時の症状は重症であり、左室流出路圧較差を有している頻度が高く、さらにその後のNYHA（New York Heart Association）分類Ⅲ、Ⅳへの進行率、心不全や脳卒中による死亡率は女性のほうが高い。
- 肥大型心筋症の実際の症状は、労作時呼吸困難、起坐呼吸、発作性夜間呼吸困難、胸痛、動悸、倦怠感などである。
・これらの症状は左室流出路の閉塞、心筋の機能不全、不整脈、伝導障害、左室拡張能障害による充填不全などがさまざまに組み合わさって発症する。
・左室流出路の閉塞の程度と症状の関連は認められず、心停止や突然死が初発症状となることもある。
- 肥大型心筋症の診断において、心エコー検査は最も信頼性の高い検査である。
- 特に非対称性心室中隔肥大（asymmetiric septal hypertrophy：ASH）に伴う左室流出路狭窄が認められると診断は容易である。
- 進行した肥大型心筋症では、非対称性心室中隔肥大、収縮期僧帽弁前方運動（systolic anterior motion of the mitral valve：SAM）、僧帽弁組織と心室中隔による左室流出路の狭窄、大動脈弁の収縮中閉鎖、僧帽弁輪の石灰化を認める。特にASHとSAMの確認が重要である。

麻酔管理上の注意点

- 非心臓手術周術期における管理上、特に問題となるのが不整脈と左室流出路障害による低心拍出量症候群である。
- 不整脈は突然死の危険因子であり予後を左右するので注意を要する。肥大型心筋症における低心拍出量症候群の原因は左室流出路障害および左室拡張障害に起因しているため、カテコールアミンの投与により収縮力が増強する結果、さらに左室流出路障害の増悪を来し、また左室心筋の拡張期コンプライアンスを低下させる可能性があるので禁忌である。
- 左室内腔を保つ意味からも、十分な前負荷により循環血液量を保つことが重要であるが、血管内ボリュームの安全域は狭いため周術期の循環血液量の管理には肺動脈カテーテルを留置し、厳重な血行動態管理が必要なこともありうる。
- しかし本症例のような場合は肺動脈カテーテルまでは必要ない。
- 左室流出路の圧較差を軽減するためにはβ遮断薬、ジソピラミド、ベラパミル、シベンゾリンが用いられる。
- β遮断薬は左室内圧較差を減少させるので閉塞性肥大型心筋症に対する第一選択薬として用いられる。
- ジベンゾリンは陰性変力作用を有するⅠa群の抗不整脈薬である。これはβ遮断薬と併用で用いられる。しかし腎不全患者では投与量を減ずる必要がありジソピラミドと同じく低血糖を生じることがある。
- 術前使用薬ではβ遮断薬、その陰性変力作用により圧較差を軽減する作用のあるベラパミルが投与されていることがある。
- ベラパミルには末梢血管拡張作用もあるため、これが強く出てしまうと左室流出路での圧較差が強まり、心原性ショック、肺水腫、失神発作を来すことがある。そのためこの薬物は圧較差が軽度から中等度の患者に用いられることが多い。
- ジソピラミドは陰性変力作用を有するⅠa群の抗不整脈である。抗コリン作用により房室伝導を促進して、心房細動時に頻拍となることがあるのでβ遮断薬と併用される。副作用としては、抗コリン作用があり、まれな副作用として低血糖がある。この薬物は腎排泄性であるから、腎不全のある患者では投与量を減ずる必要がある。

(安部 和夫)

20. 心房細動、新規経口抗凝固薬

74歳の男性。直腸がんに対して低位前方切除術が予定された。**心房細動**があり、アミオダロンとダビガトラン（プラザキサ）を服用している。

Essential Point 心房細動に対してアミオダロンを内服している患者ではダビガトランの効果が増強されている可能性があり、腎機能に合わせて適切なタイミングで内服を中止する。

Key Words 心房細動、アミオダロン、ダビガトラン

心房細動患者の術前評価[1]

❶ 心房細動の分類
- 初発性、発作性、持続性（7日以上持続）、長期持続性（1年以上持続）、永続性（電気治療に抵抗）に分類される。

❷ 心房細動の治療
- ①リズムの治療、②レートの治療、③抗凝固治療の3つの柱で考える。海外の大規模研究では、リズムとレートの治療で長期予後には差がない。
- 心房細動での血栓症の予防に際しては $CHADS_2$ スコアを用いる（図1）。2点以上で推奨、1点以上で考慮もしくは推奨とされることが多い。
- 慢性心房細動ではレートの治療と抗凝固療法がされている。

❸ 心房細動の術前評価
- 合併する僧帽弁膜症などの心疾患の評価をする。
- 循環器内科へのコンサルトは必ず行う。
- 緊急の手術でも、可能なかぎり術前心エコー検査で心収縮力と心内血栓の有無を確認する。
- 術前に心拍数のコントロールを行う。緊急手術でも、β遮断薬やカルシウム拮抗薬を用いて心拍数をコントロールする。
- 術前から内服している抗不整脈薬は術当日も継続する。
- 低心機能の心房細動ではジギタリスが使用されていることがあるが、血中濃度が安定しているか確認する。手術中の低カリウム血症、高カルシウム血症はジギタリスの中毒性を高めるので注意する。
- 低心機能の心房細動治療にはランジオロールが推奨されている。
- 術中に塞栓を起こす可能性を家族と共有する。

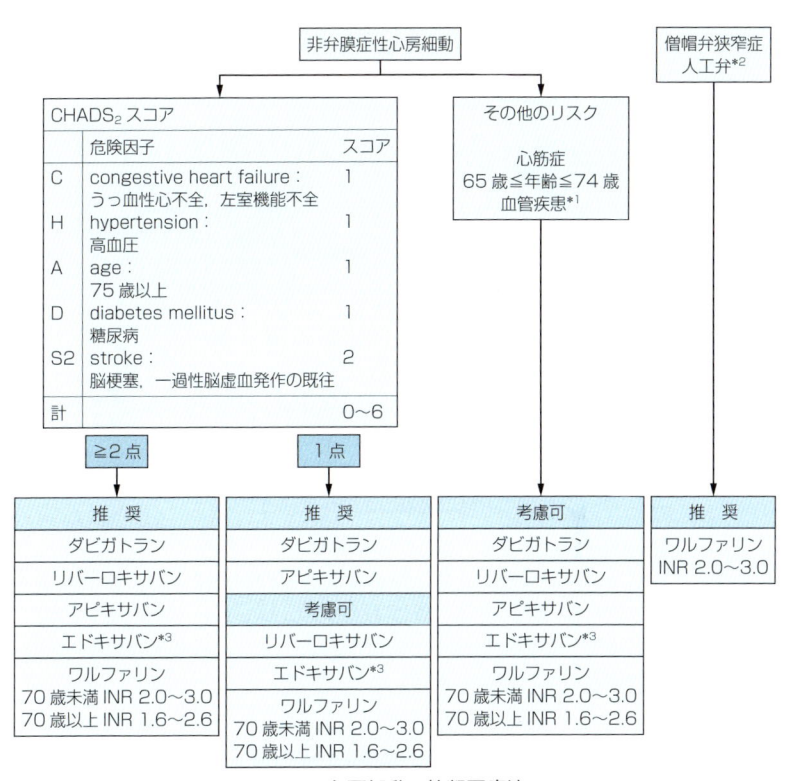

図1　心房細動の抗凝固療法

```
                         非弁膜症性心房細動                              僧帽弁狭窄症
                                                                      人工弁*2
        ┌────────────────────────┴────────────────┐
CHADS₂スコア                                    その他のリスク
┌──────────────────────────────────────┐      ┌──────────────────┐
│    危険因子                    スコア  │      │    心筋症         │
│ C  congestive heart failure:     1   │      │ 65歳≦年齢≦74歳   │
│    うっ血性心不全, 左室機能不全         │      │    血管疾患*1      │
│ H  hypertension:                 1   │      └──────────────────┘
│    高血圧                             │
│ A  age:                          1   │
│    75歳以上                           │
│ D  diabetes mellitus:            1   │
│    糖尿病                             │
│ S2 stroke:                       2   │
│    脳梗塞, 一過性脳虚血発作の既往        │
│ 計                              0〜6 │
└──────────────────────────────────────┘
```

≧2点	1点		
推奨	**推奨**	**考慮可**	**推奨**
ダビガトラン	ダビガトラン	ダビガトラン	ワルファリン
リバーロキサバン	アピキサバン	リバーロキサバン	INR 2.0〜3.0
アピキサバン	**考慮可**	アピキサバン	
エドキサバン*3	リバーロキサバン	エドキサバン*3	
ワルファリン	エドキサバン*3	ワルファリン	
70歳未満 INR 2.0〜3.0	ワルファリン	70歳未満 INR 2.0〜3.0	
70歳以上 INR 1.6〜2.6	70歳未満 INR 2.0〜3.0	70歳以上 INR 1.6〜2.6	
	70歳以上 INR 1.6〜2.6		

同等レベルの適応がある場合，新規経口抗凝固薬がワルファリンよりも望ましい．
*1：血管疾患とは心筋梗塞の既往，大動脈プラーク，および末梢動脈疾患などを指す．
*2：人工弁は機械弁，生体弁をともに含む．
*3：2013年12月の時点では保険適応未承認．
〔2012年度合同研究班（日本循環器学会，ほか）．心房細動治療（薬物）ガイドライン（2013年改訂版）．
http://www.j-circ.or.jp/guideline/pdf/JCS2013_inoue_h.pdf（2016年3月閲覧）より引用〕

アミオダロンに対する周術期の対応[2]

- アミオダロンを内服している患者では、その適応から心機能低下症例が多い可能性がある。
- 肝機能障害、肺障害などの報告があり、術前検査で臓器障害があるかどうか確認する。
- Ⅲ群の抗不整脈であるため、低カリウム血症は多型性心室頻拍（torsades de pointes）の引き金となることがあり注意を要する。
- 経口投与では静脈投与よりも抗アドレナリン受容体遮断作用が増加することが知られている。
- アミオダロンはP糖タンパク阻害作用をもつため、ダビガトランなどの血中濃度が上昇する可能性がある。

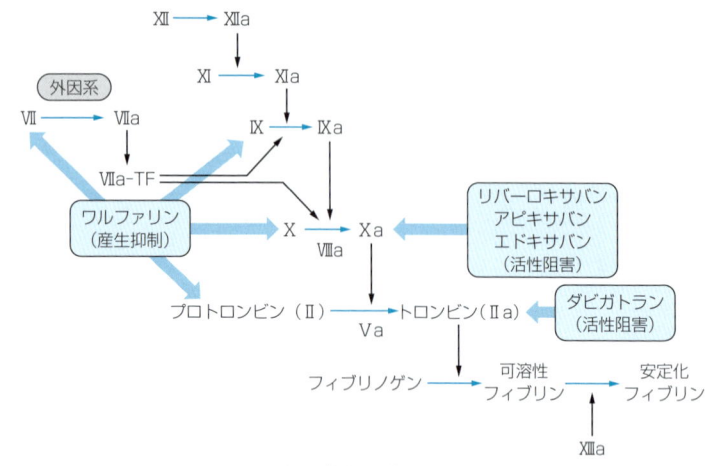

図2 経口抗凝固薬の作用部位

- 機序は不明だが、ハロゲン化吸入麻酔薬の心筋抑制因子、および伝導障害に対する感受性が高くなることがあり、アトロピン不奏功の徐脈、低血圧、伝導障害、心拍出量減少の報告がある。また、致死的な急性呼吸促迫症候群が術直後に認められている。

ダビガトランなどの新規経口抗凝固薬に対する周術期の対応[3]（図2）

❶ ダビガトラン
- ダビガトランは直接トロンビン阻害薬で、トロンビンの活性部位に結合し、フィブリノゲンからフィブリンに変換されるのを直接阻害する。
- ワルファリンに比べ、ビタミンK代謝とは直接関係がないため、食餌の影響が少なく、原則として効果確認のための定期採血が不要である。
- 効果発現は2〜3時間と短く、半減期は12時間と長いため1日1〜2回の内服で効果が得られる。
- 代謝は、肝チトクローム P450 は関与せず、80％が腎排泄である。したがって腎機能低下患者ではクリアランスが遅れるため表のような術前中止間隔が必要である。

❷ リバーロキサバン
- リバーロキサバンは経口 FXa 阻害薬である。
- リバーロキサバン 15 mg および 10 mg 投与時に生物学的利用率はほぼ100％で、服用後 0.5〜4 時間で血中濃度はピークとなり、半減期は5〜13 時間である。
- 全体の 1/3 が未変化体として腎臓から排泄され、残りの 2/3 が肝臓で代謝される。CYP3A4 や P 糖タンパクの強力な阻害薬との併用は禁忌とさ

表　ダビガトランの中止時期

腎機能 CCre（mL/min）	半減期 時　間	手術前内服中止のタイミング 通常出血手術	大出血手術
>80	13（11～22）	24時間前	2日前
>50～≦80	15（12～34）	24時間前	2日前
>30～≦50	18（13～23）	2日前	4日前
≦30	27（22～35）	4日前	6日前

CCre：クレアチニンクリアランス
(Circulation 2015. PMID 25966905 より引用)

れている。キニジン、ベラパミルなどの抗不整脈薬やエリスロマイシン、イトラコナゾールはP糖タンパク阻害作用を有するので併用時には注意が必要である。
- リバーロキサバンの血中濃度はプロトロンビン時間と相関することが知られている。投与中止期間は1日

❸ アピキサバン
- アピキサバンは経口FXa阻害薬である。
- 半減期は12時間で腎排泄率は25％である。投与中止期間2～4日

❹ エドキサバン
- エドキサバンは経口FXa阻害薬である。
- 吸収が速やかで、最高血中濃度到達時間は1～3時間、血中半減期は10～14時間で腎臓から50％が排泄される。
- P糖タンパク阻害作用を有する薬物との併用でエドキサバン吸収が増加し、血中濃度が上昇する可能性があり、出血イベントの増加に注意が必要である。

麻酔管理上の注意点

- 合併する心疾患の管理を第一に考慮する。
- 心房細動患者は、低心機能患者の麻酔と同様な麻酔・循環管理が必要となる。
- 術後も抗凝固療法が必要となるため、硬膜外麻酔を用いない全身麻酔を選択する。腹横筋膜面ブロックを併用してもよい。
- 必要ならば術中経食道心エコー法の使用を考慮する。
- 麻酔導入時は低血圧に十分に考慮し、昇圧薬（フェニレフリンなど）を併用する。
- 気管挿管、抜管時は頻脈が起こりやすく、短時間作用性β遮断薬などを併用する。
- 浅麻酔、発熱、貧血などは頻脈を起こしやすい。
- 適切な麻酔深度、鎮痛で心拍数が110 bpmを超えないように管理する。
- ランジオロールを5 μg/kg/min程度から開始し、目的の心拍数に調節を

試みる。単剤でコントロールが難しい場合は、アミオダロンの静注も考慮する。
- アミオダロンは心房細動の治療薬の中でも、心機能低下あるいは肥大型心筋症に伴う心房細動に高い推奨度をもつ。ただし、アミオダロンは種々の副作用を有するので心電図モニターを監視する。静注してQT間隔が延長するならすぐに中止する。
- 血行動態が不安定な場合は、同期電気ショックを選択する。二相性除細動器の必要ジュール（J）数は120〜200 Jである。

【文　献】

1) 2012年度合同研究班（日本循環器学会, ほか）．心房細動治療（薬物）ガイドライン（2013年改訂版）．http://www.j-circ.or.jp/guideline/pdf/JCS2013_inoue_h.pdf（2016年3月閲覧）
2) アンカロンTR医薬品インタビューフォーム．2015年9月改訂（改訂第9版）．サノフィ株式会社；2015．p.1-45．
3) 血液凝固, 抗凝固, 線溶系がわかる本．真興交易医書出版部；2011．p.214-30．

　　　　　　　　　　　　　　　　　　　　　　　　　　（髙橋　伸二）

21. 洞不全症候群、ペースメーカ

60歳の女性。膵臓腫瘍に対して膵尾部切除術が予定された。**洞不全症候群**があり、5年前に**永久ペースメーカ移植術（PMI）**を受けている。

Essential Point 洞不全症候群の麻酔ではペースメーカへの依存度を把握する。
ペースメーカの電磁干渉に注意し、適切な循環管理に努める。

Key Words 洞不全症候群、ペースメーカ、電磁干渉

洞不全症候群[1]とはどのような疾患か

- 洞結節および周囲心房組織の異常により、P波が欠如したり、徐拍化したりする状態で、洞機能不全とも呼ばれる。
- 虚血性心疾患、高血圧疾患、心筋炎、リウマチ性心疾患などの器質的心疾患や膠原病、アミロイドーシスなどの全身性疾患に合併することもあるが、明らかな器質的異常を認めないことも多い。
- 病理学的には洞結節と周囲組織の細胞の脱落や線維化を認めることが多い。
- 高齢者に多いが、乳児、小児、若年者にも起こり、死因の一つとなる。
- 常染色体優性遺伝として家族性に発症するものや胎児期から発症するものもある。
- 症状は、眩暈、易疲労、記憶障害、失神、肺水腫、低血圧など非特異的なものである。重要臓器の低灌流、低血圧が原因で起こる。
- Rubensteinの病型分類
  Ⅰ型：持続性洞性徐脈（持続する50 beats/min以下の徐脈）
  Ⅱ型：洞停止または洞房ブロック（P波が欠如）
  Ⅲ型：および徐脈頻脈症候群（Ⅰ、Ⅱ型に発作性上室性頻拍、心房細動などが合併する）
- 術前心電図や24時間ホルター心電図で診断される（図）。
- 洞機能不全は65歳以上の600人に1人程度の有病率と考えられる。脳虚血（眩暈、立ちくらみ、失神）、心不全、などの症状がある場合、永久ペースメーカの植え込みが必要となる（表1）[2]。
- 洞不全症候群はcardiac implantable electric devices（CIED）の植え込みが必要となる患者数が最も多い疾患の一つである。

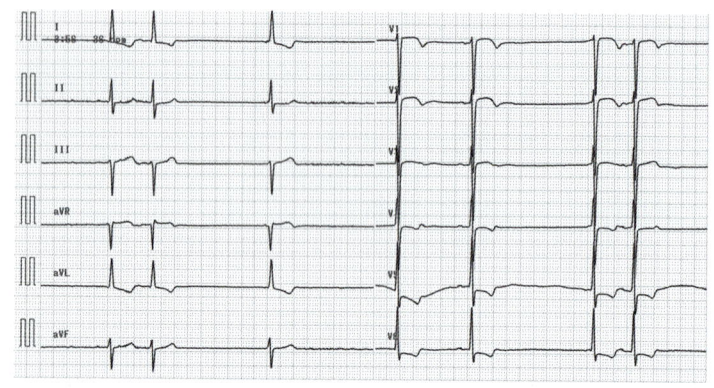

図　洞不全症候群の心電図
接合部調律と心房期外収縮を認める．胸部誘導の 2 拍目は洞調律

表 1　Cardiac implantable electric devices（CIED）植え込みの適応

Class Ⅰ	1. 失神，痙攣，眼前暗黒感，眩暈，息切れ，易疲労感などの症状あるいは心不全があり，それが洞結節機能低下に基づく徐脈，洞房ブロック，洞停止あるいは運動時の心拍応答不全によることが確認された場合．それが長期間の必要不可欠な薬物投与による場合を含む
Class Ⅱa	1. 上記の症状があり，徐脈や心室停止を認めるが，両者の関連が明確でない場合 2. 徐脈頻脈症候群で，頻脈に対して必要不可欠な薬物により徐脈を来す場合
Class Ⅱb	1. 症状のない洞房ブロックや洞停止

〔2010 年度合同研究班（日本循環器学会，ほか）．不整脈の非薬物治療ガイドライン（2011 年改訂版）．http://www.j-circ.or.jp/guideline/pdf/JCS2011_okumura_h.pdf（2016 年 3 月閲覧）より引用〕

永久ペースメーカ移植術（PMI）患者の術前評価のポイント[3]

- 永久ペースメーカの適応となった原疾患と併存する心疾患を確認し、重症度を評価する。
- 循環器科にコンサルトし、ペースメーカ業者の手術時の立ち会いを求める。
- 問診、触診、胸部 X 線写真、ペースメーカ手帳から情報を得る。
・ペースメーカ手帳からは、メーカー、機器の型、ペースメーカジェネレーターの位置、リードの位置、最新の設定、植え込み時期、バッテリー残量が把握できる。
・ペースメーカの植え込みから 6 ヶ月以内の場合はリードの位置異常が発生することがあるので注意する。
- 心電図で、ペースメーカの活動、依存度を確認する。P 波とペーシングスパイクを必ず確認する。ほとんどの QRS 波がペースメーカスパイクに続くものであるなら依存性が高いと判断できる。
- 胸部 X 線検査で、ジェネレーター、リードの位置を確認する。ペース

表2 NASPE/BPEG ペースメーカコード

第1文字 ページング	第2文字 センシング	第3文字 制御方法	第4文字 プログラム機能	第5文字 抗頻脈作用
O:なし	O:なし	O:なし	O:なし	O:なし
A:心房	A:心房	I:抑制	R:心拍応対機能	P:ペーシング
V:心室	V:心室	T:同期		S:ショック
D:Dual(A+V)	D:Dual(A+V)	D:Dual(I+T)		D:Dual(P+S)

(Britsh J Anaesth 2012;108:730-44 より引用)

- メーカ手帳がなくても、メーカーから情報を得られることがある。
- 手術術式、手術時の体位を確認し、胸壁や、ペースメーカ近傍の手術ではジェネレーター本体への影響に注意する。
- 術中の電気メスの使用や他の電磁干渉の有無を確認する。
- 術中の不整脈、特にペーシング不能となった場合の手順を確認しておく。
- 電解質異常は、ペーシング閾値に影響を及ぼすため、可能なかぎり術前に補正しておく。
- ペースメーカのコード:ペースメーカ手帳からペースメーカのコードを確認する(表2)[3]。

PMI 患者への周術期管理のポイント

❶ ペースメーカの設定(表3)
- 手術前に、VVIモードなどでペーシングレートを減少して自己心拍を確認し、ペースメーカへの依存度を評価する。
- 依存度が評価できたら、術中の再プログラミングが必要か検討する。
- 心拍出量は1回拍出量×心拍数であるから適切な心拍数に設定しないと循環不全となることがある。
- 心拍数応答機能、抗頻拍性不整脈機能は一時的に停止させる。
- 再プログラミングされた後も、不整脈の高リスク状態であることには変わりがないので、絶え間なく看視する。

❷ 術中の電磁干渉(表4)[3]
- 電気メス、除細動器、電気痙攣療法、MRI、神経刺激装置などがセンシングに影響を与えて、ペースメーカが誤作動する可能性がある。
- 電気メスはバイポーラーのほうが安全である。
- パルスオキシメータや観血的動脈圧モニタリングで注意深く観察する。
- 電気メスや手術操作による異常が認めたら、術者に操作を中断させる。
- 電磁干渉による機器異常に対応するため一時ペーシングなどを準備する。

❸ 麻酔薬[1]
- セボフルラン、ロクロニウムは洞結節に影響が少ない。
- レミフェンタニル、フェンタニル、プロポフォール、ケタミン、リドカ

表3 洞不全症候群に用いられるペーシングモード

Code	特徴
AAI（R）	心房のみを刺激する．房室伝導が正常な洞不全症候群に用いる
DDD	心房が収縮してから心室が収縮するように設定された理想的モード．完全房室ブロックにも用いられる．心房と心室の2本のリードが必要
VVI	自己心室波を感知すれば心室ペーシングを抑制する．心房収縮とは無関係に心室が収縮する．緊急時に一時的に行うペーシングモード

表4 電磁干渉を起こす要因

1. 電気メス（モノポーラー＞＞＞＞バイポーラー）
2. 誘発電位モニタリング
3. 神経刺激（twitch monitoring）
4. 線維束性攣縮
5. シバリング
6. 大きな1回換気量（人工呼吸）
7. 体外除細動
8. MRI
9. 電磁波焼灼，破壊
10. 体外衝撃波砕石術
11. 電気痙攣療法

(Br J Anaesth 2012；108：730-44 より引用)

イン、ベクロニウム、胸部硬膜外麻酔は洞結節の活動に抑制的な作用をもつ。
- スキサメトニウムによる線維束性攣縮やシバリングによる筋電図混入は過剰センシングを起こす可能性がある。
- I 群の抗不整脈、アシドーシス、アルカローシス、高二酸化炭素症、高ナトリウム血症、低カリウム血症はペーシング閾値を上昇させる。
- 交感神経系緊張、低酸素血症、低二酸化炭素症、心筋虚血はペーシング閾値を低下させる。

❹ 洞不全症候群でペーシング異常が起きた場合
- アトロピンは多くの場合無効である。
- アドレナリン（2〜10 μg/min）、ドパミン（2〜10 μg/kg/min）、イソプレナリン（0.02〜0.2 μg/kg/min）を使用する。
- 経皮的ペーシング、経静脈ペーシングを開始する。
- 心停止に対して胸骨圧迫を遅らせない。
- 心静止には胸骨圧迫と人工呼吸とアドレナリン 1 mg を用いる。

❺ 術後のポイント
- ペースメーカを術前の設定に戻し、血行動態を観察する。
- 術中の電磁干渉で機器に障害が起こっている可能性を考慮し、確認はバックアップが整っている状態で行う。
- 安定した血行動態、疼痛やシバリングがない術後管理に努める。

【文 献】

1) Br J Anaesth 2011；107：i16-i26.
2) 2010年度合同研究班（日本循環器学会，ほか）．不整脈の非薬物治療ガイドライン（2011年改訂版）．http://www.j-circ.or.jp/guideline/pdf/JCS2011_okumura_h.pdf（2016年3月閲覧）
3) Br J Anaesth 2012；108：730-44.

（髙橋　伸二）

22. WPW症候群

24歳の女性。粘膜下子宮筋腫に対して子宮鏡下の筋腫切除術が予定された。術前心電図で、**ウォルフ・パーキンソン・ホワイト（WPW）症候群**と診断された。

Essential Point ウォルフ・パーキンソン・ホワイト症候群を合併する患者では、術中不整脈に備えて除細動パッドや副伝導路の伝導抑制効果があるプロカインアミドなどの抗不整脈薬を準備する。

Key Words ウォルフ・パーキンソン・ホワイト症候群、術中不整脈、心電図異常

ウォルフ・パーキンソン・ホワイト（WPW）症候群とはどのような疾患か

❶ 概　要[1,2]
- ウォルフ・パーキンソン・ホワイト症候群（Wolff-Parkinson-White：WPW）症候群は、副伝導路 Kent 束を有する早期脱分極症候群である。
- 1930年に PR 時間短縮、脚ブロック様心電図の特徴をもつ洞性頻脈として11症例が報告され、1960年代に電気生理学的に副伝導路が証明された。
- Kent 束は、刺激伝導路である房室結節（AVN）と異なり、通常の心筋と同様の性質を示すため興奮の伝達に遅延が生じず、不応期にない場合は早期に興奮が心室に伝達する。
- WPW 症候群の心電図の特徴は、PR 間隔の短縮（0.12秒未満）、デルタ波、広い QRS 幅である（図1）。
- Kent 束の位置によって、心電図波形が変化する。V_1誘導で R 型が Type A（Kent 束は左房－左室）、rS 型が Type B（右房－右室）、S 型が Type C（心室中隔）、洞結節から近いとデルタ波は短縮（右側）し、遠いと拡大する。
- 心電図上のデルタ波の大きさは重症度と相関しない。
- WPW パターンの心電図は人口の 0.13〜0.25％にみられ、その1％が WPW 症候群とされる。
- 不整脈が起こると致死的となることがあり、1年間に 0.4％が死に至る。

❷ WPW 症候群の不整脈[2]
- 不整脈は房室回帰性頻拍症（AV reciprocating tachycardia：AVRT）が 80％（通常型76％と非通常型4％）、心房細動、心房粗動が20％である。
- 通常型 AVRT では、心房性期外収縮の興奮が AVN を順行し、Kent 束

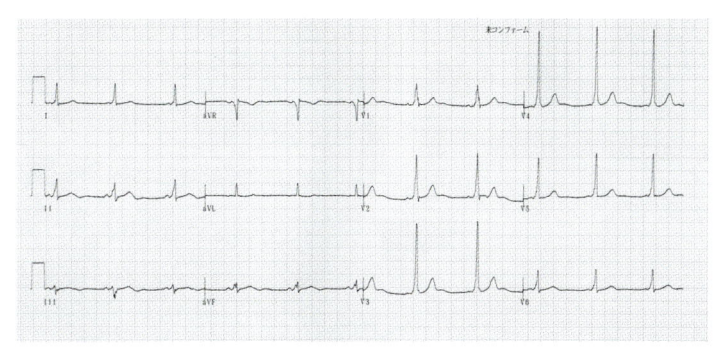

図 1　WPW 症候群 type A の心電図
Kent 束は左房−左室間に存在する．

（不応期）では順行伝導がブロックされ、次に AVN を巡行した興奮が、Kent 束を逆行性に上行してマクロエントリーが形成され、不整脈が繰り返される。この場合、脚ブロックや他の早期興奮がなければ、通常狭い QRS を呈する。
- 非通常型 AVRT では、先に興奮が Kent 束を通過して心室に達し、次に AVN を逆行性に心房に伝導する。ブロックが起きないかぎり不整脈が繰り返される。心房の興奮が Kent 束を通過するためにデルタ波が存在する広い QRS を呈する。幅の広い QRS の頻拍はしばしば心室頻拍と鑑別がつかない。
- WPW 症候群患者の 5 人に 1 人は心房細動あるいは心房粗動の経験をもつ。Kent 束を通じて高頻度の刺激が心室に伝導されてしまい、不応期が短いと 300 beats/min にも及び、生命にかかわる状態となる。

術前評価のポイント

❶ 術前評価
- 多くの場合、WPW 様心電図は、術前の 12 誘導心電図で発見される。
- 動悸、失神、眩暈、呼吸困難、胸痛など、心臓に関する既往歴を聴取する。
- 有症状の WPW 症候群では、若年、男性、Kent 束が複数存在する、Kent 束の不応期が短いなどの特徴を有する。
- WPW 様心電図だけの場合は心停止起こす確率は低いが、循環器内科に必ずコンサルトするべきである。
- 非侵襲的に副伝導路の不応期時間の測定、負荷試験などで催不整脈のリスク評価、ホルター心電図で頻脈発作の評価、プロカインアミドの負荷による副伝導路の検出などが術前に行われる。
- 現在のアブレーションの高い治療成績から考えると、不整脈のリスクが

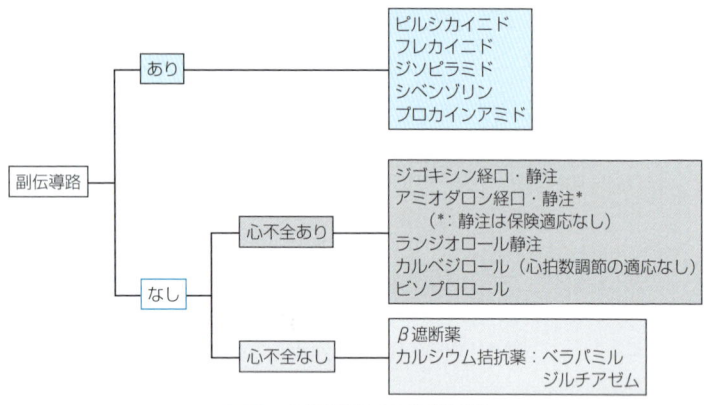

```
副伝導路 ─┬─ あり ──────────────┬─ ピルシカイニド
          │                      │  フレカイニド
          │                      │  ジソピラミド
          │                      │  シベンゾリン
          │                      └─ プロカインアミド
          │
          └─ なし ─┬─ 心不全あり ─┬─ ジゴキシン経口・静注
                  │               │  アミオダロン経口・静注*
                  │               │    （*：静注は保険適応なし）
                  │               │  ランジオロール静注
                  │               │  カルベジロール（心拍数調節の適応なし）
                  │               └─ ビソプロロール
                  │
                  └─ 心不全なし ─┬─ β遮断薬
                                  └─ カルシウム拮抗薬：ベラパミル
                                                        ジルチアゼム
```

図2 心房細動時の薬物選択

ある場合、術前にアブレーションを施行したほうが安全と考えられる。
- WPW症候群に心房細動、心房粗動を合併している場合には、ClassⅡ（β遮断薬）、Ⅳ（カルシウム拮抗薬）は用いるべきでない（図2）。
- ClassⅠa、Ⅰc、Ⅲ群の抗不整脈薬はすべて副伝導路の伝導を抑制する。
- 既知のWPW症候群の場合には、術前の抗不整脈薬は必ず継続する。

❷ 麻酔管理
- プロポフォール、フェンタニル、セボフルラン、デスフルランなどは使用することが可能である。
- 致死的不整脈を引き起こす可能性があり、胸部にアクセスしにくい場合は使い捨てパッドなどを貼付しておく。
- 交感神経系刺激を少なくする麻酔法が好まれ、局所麻酔の併用が推奨される。ただし、局所麻酔薬にアドレナリンは添加しないほうがよい。
- 全身麻酔の症例では、麻酔導入、気管挿管時が最も不整脈のリスクが高まる。20%の症例で上室性頻拍が起こり、10%の症例で心室細動となった報告もある。
- 副交感神経が優位になるとAVNの伝導が抑制され、副伝導路の伝導を促進してしまう。この点で、筋弛緩の拮抗薬には、ネオスチグミンよりもスガマデクスが推奨される。
- 不整脈の起こりやすさは、全身麻酔でも局所麻酔でも平常時から上昇していることに注意する。
- 適切な前負荷により低血圧を防ぎ、昇圧薬の使用頻度を減少させる。昇圧薬ではフェニレフリンが使用しやすい。

頻脈性不整脈が起きた場合の対応

- 頻脈が発生しても血行動態が安定していれば薬物療法を選択できる。

- 薬物療法に抵抗する場合や、循環動態が不安定な場合はためらわず、同期電気ショックを行う。必要ジュール（J）数は2相性除細動器で50〜200 J を使用する。
- 脈が触れない状況では心肺蘇生が遅れないようにする。

❶ 狭い QRS の頻拍症[2)]

- 狭い QRS の頻拍症でリズムに不整がなく、早期脱分極もみられない場合は、リエントリー回路のうち最も断ち切りやすい AVN をターゲットとして治療するのがよい。
- AVN は活動電位の立ち上がりが L 型カルシウムチャネルに依存しており、豊富な自律神経系の関与を受けている特徴がある。
- 第一選択は、バルサルバ法や頸動脈洞マッサージのような迷走神経刺激である。全身麻酔中は効果が不十分であることも多い。
- 第二選択は ATP である。初回投与量は 10 mg。生理食塩液などでフラッシュして急速に静注する。追加投与は 20 mg とする。
- 第三選択はカルシウム拮抗薬で、ベラパミル 5 mg を 2〜3 分ごとに投与する。低血圧が起こりやすいので注意する。
- これらが無効な場合、副伝導路の伝導抑制効果があるナトリウム・チャネル遮断薬のプロカインアミド 10 mg/kg を 10 分以上かけて緩徐に投与し、15 mg/kg まで 30 分で投与する。低血圧、QRS 幅の 50% の増大が現れたら投与を中止する。
- ほかにランジオロールのような β 遮断薬でも治療可能である。
- アミオダロンは副伝導路と AVN の伝導を抑制する効果をもつ。アミオダロン 150 mg を投与し 1 mg/min で 6 時間、以後 0.5 mg/hr で 18 時間投与する。QT の延長に注意する。

❷ 不整のない広い QRS 幅の頻拍症[2)]

- AVN の伝導を抑制する（アデノシン、β 遮断薬、カルシウム拮抗薬、ジギタリス）薬物は使用してはいけない。
- 第一選択は、副伝導路と固有心筋の応答を遅らせるプロカインアミドである。
- 第二選択として、アミオダロンも効果が期待できる。
- 全身麻酔中であれば単剤は有効だが多剤は副作用の点から有害と考え、同期下カルディオバージョンを用いてもよい。

❸ 不整な広い幅の頻拍症[2)]

- 不整な広い幅の頻拍症は、WPW 症候群に心房細動が合併したもので、f 波が副伝導路を介して 1：1 伝導するとたちまち心室細動に陥る危険な状態である。
- 同期電気ショックで同期されない場合は非同期で除細動する。
- 薬物療法では AVN と副伝導路の両者の伝導を抑制するプロカインアミド、アミオダロンを選択する。

【文 献】
1) J Cardiothorac Vasc Anesth 2014；28：1375-86.
2) 臨床に役立つ不整脈の基礎．メディカル・サイエンス・インターナショナル；2012. 92-100.
3) 2012年度合同研究班（日本循環器学会，ほか）．心房細動治療（薬物）ガイドライン（2013年改訂版）．http://www.j-circ.or.jp/guideline/pdf/JCS2013_inoue_h.pdf（2016年3月閲覧）

(髙橋 伸二)

23. ブルガダ症候群

28歳の男性。腓骨・脛骨骨折に対して観血的整復術が予定された。心電図上、**ブルガダ症候群**と診断された。

Essential Point ブルガダ症候群は、特徴的な心電図から診断が可能である。使用できる薬物に制限があるので、理解したうえで麻酔管理を行う。

Key Words 心電図異常、心室性不整脈、埋め込み型除細動器

ブルガダ症候群とはどのような疾患か

- 1992年にブルガダ（Brugada）が発表した特徴的な心電図（図）と心室性不整脈を呈する常染色体優生遺伝の疾患である[1]。有病率は0.16～0.7%とされている。
- 失神の既往歴がある場合は、5～10%/年の重篤な心室性不整脈発生率となる。ICD埋め込みの適応となる。
- 刺激伝導路のナトリウムチャネルの異常が原因とされている。心内膜側に対して心外膜側の活動電位が遅れたり、小さくなったりすることにより心電図異常が生じる。その程度によりsaddleback型、coved型があり、coved型がより危険と考えられている。
- 刺激伝導路に影響を与える薬物は心室性不整脈を誘発する可能性がある。麻酔管理上は誘発する可能性のある薬物の使用を避けることが重要である。

術前評価のポイント

- 表に診断基準を示す。
- 男女比は9：1であり、小児期には症状を認めないことが多い。40歳前後から発症する。突然死の家族歴は20～30%に認められる。
- 心電図は特徴的な形を示す。
- 人口の0.5%程度に無症候性ブルガダ様心電図を認める。
- saddleback型よりもcoved型が重症とされている。
- 心電図上変化を認めた場合は、循環器内科コンサルトをする。
- 器質性疾患除外のための経胸壁心エコー（transthoracic echocardiography：TTE）、ホルター心電図、さらに誘発検査が実施される。

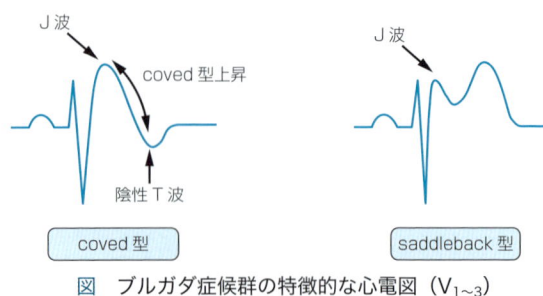

図 ブルガダ症候群の特徴的な心電図（V$_{1\sim3}$）

表 ブルガダ症候群の診断基準

coved型心電図
1）多形性心室頻拍・心室細動が記録
2）45歳以下の突然死の家族歴
3）家族に典型的type 1（coved型）の心電図
4）多形性心室頻拍・心室細動が電気生理学的検査により誘発
5）失神や夜間の瀕死期呼吸
1）～5）のうち一つ以上を満たすもの saddleback型は、薬物で典型的なcoved型になった場合

- 発熱時にはナトリウム電流が抑制されてsaddleback型からcoved型に変化し、さらに心室細動（VF）となることがあるので、待機手術なら発熱時は手術を延期する。
- 術前に診断されていないブルガダ症候群患者を麻酔して、術中に心停止を来した症例などが報告されているので、特に急患のときなどは心電図を必ずチェックする。

麻酔管理のポイント

- 体外式除細動器を準備し、心電図のST変化を常に観察する。心電図はV$_{1\sim3}$の右胸部誘導をモニタリングできるようにする。
- 不整脈発生直前にはST上昇が著明になる。右胸部誘導のST変化を継続的に観察する。
- 植え込み型除細動器（implantable cardioverter-defibrillator：ICD）があらかじめ移植されている場合には、電気メスなどによる誤作動を防止する目的で手術前に停止する必要がある。代わって体外式除細動器のパッドを装着しておく。
- 迷走神経優位な状況を避ける（徐脈、迷走神経反射誘発を避ける）。
- 1a、1c群抗不整脈薬、β遮断薬、カルシウム拮抗薬、ATPなどの使用は避けたほうがよい。
- プロポフォール、ケタミンはナトリウム電流を抑制することから避けた

ほうがよい。プロポフォール静注症候群ではcoved型心電図を呈してから心室細動に移行することが報告されている。そのためプロポフォールは高濃度になると危険と考えられている。
- 吸入麻酔薬は安全だと考えられる。
- 筋弛緩薬、スガマデクスは安全に使用できるが、ネオスチグミンの使用は避けるべきである。
- 局所麻酔薬はいずれもナトリウムチャネル遮断薬である。特にロピバカイン、ブピバカインは心室性不整脈を誘発する可能性がある。リドカインに関しては、安全であるとする報告もある[2,3]。
- アミオダロンは使用可能である。
- 亜硝酸薬は理論的には危険であるが、心室性不整脈を起こしたとする報告はない。
- 手術中は体温が上昇しないように監視する。

術後管理のポイント[4]

- ICDを埋え込み済みの患者については手術終了時に作働させ、動作を確認する。
- 術後も心電図モニタリングを継続する。
- 自然停止するVF/多形性VT、心停止・蘇生の既往があるときはICD埋え込みの適応となる（class I）。
- ブルガダ型心電図を有し、失神、家族歴、誘発試験陽性などのうち2つ以上該当すれば埋え込みの適応である（class II）。

【文 献】
1) J Am Coll Cardiol 1992；20：1391-6.
2) J Am Coll Cardiol 1996；27：1061-70.
3) Surg Today 2001；31：817-9.
4) 2011年度合同研究班報告（日本循環器学会，ほか）QT延長症候群（先天性・二次性）とBrugada症候群の診療に関するガイドライン（2012年改訂版）．http://www.j-circ.or.jp/guideline/pdf/JCS2013_aonuma_h.pdf（2016年3月閲覧）

（坪川 恒久）

24. 肝硬変

68歳の男性。35年ほど前、胃潰瘍からの出血に対する胃切除術時に輸血を受け、その後C型肝炎を発症し、数年前から**肝硬変**を指摘されている。股関節全置換術が予定された。

Essential Point 肝硬変患者では、術後に肝不全が発症すると多臓器不全により予後不良となりやすい。このため、適切な術前評価を行ったうえで術後肝不全の予防に努める必要がある。

Key Words 肝硬変、肝不全、肝機能低下

肝硬変とはどのような疾患か

- 肝硬変は慢性肝障害の終末像であり、肝細胞が壊死脱落したのちに線維化組織と再生結節で占められた状態である。肝不全症状の有無により代償期と非代償期に分けられ、後者になると腹水、食道静脈瘤、肝性脳症などの症状がみられる。

術前評価のポイント

❶ 原疾患の把握
- 肝硬変の原因を調べ、肝機能を評価する必要がある。主な合併症を含めた各種検査を表1に示す。

❷ 重症度の把握
- Child-Pugh分類[1]は手術適応の決定や予後判断に用いられ、外科手術後

表1 肝硬変を有する患者の評価に必要な各種検査

肝臓	AST, ALT, LDH, γ-GTP, ビリルビン, アルブミン, 総タンパク, コリンエステラーゼ, アンモニア, AKBR
血液	白血球数, 赤血球数, ヘマトクリット値, 血小板数, PT, APTT, フィブリノーゲン
代謝	ナトリウム, カリウム, クロライド, 重炭酸, 乳酸, 血糖値
腎臓	BUN, クレアチニン
循環器	心電図, できれば心エコーおよびドブタミン負荷心エコー検査
呼吸器	胸部X線撮影
消化器	CTと超音波検査で肝病変の診断, 脾腫大, 腹水の検索, 内視鏡で食道静脈瘤の検索
中枢神経	CTで肝性脳症による浮腫の検索

AKBR：動脈血ケトン体比（arterial ketone body ratio）

表2 Child-Pugh 分類（改）

	1点	2点	3点
血清ビリルビン（mg/dL）	<2.0	2.0〜3.0	>3.0
血清アルブミン（g/dL）	>3.5	2.8〜3.5	<2.8
腹　水	なし	少量	中等量
肝性脳症	なし	軽度	時々昏睡
PT（秒）	<4	4〜6	>6
PT-INR	<1.7	1.7〜2.3	>2.3

各項目のポイントを加算し，合計点で分類する．
クラスA＝5〜6点：通常の手術は安全
クラスB＝7〜9点：周術期の慎重な管理が必要
クラスC＝10〜15点：手術以外の方法を検討すべき

周術期死亡率はそれぞれクラスAで4％、クラスBで30％、クラスCで82％である[2]（表2）。ほかに、Model for Endstage Liver Disease（MELD）スコアも術前の肝硬変重症度分類として使用される。

❸ 合併症の評価
- 中枢神経系：脳症の有無を確認する。
- 心血管系：肝疾患患者ではハイパーダイナミックな血行動態を示し、心拍出量の増加、頻脈、体血管抵抗の減少を認める。体内の総体液量は増加するが、動静脈シャントにより有効な循環血液量は減少している。
- 呼吸器系：肺内シャントが増加し、肝腎症候群と呼ばれる低酸素血症を呈する。また大量腹水や胸水による圧迫で無気肺も起きやすい。
- 消化器系：低アルブミン血症や門脈圧亢進により腹水や食道静脈瘤を来す。
- 腎機能：血管抵抗の増加、乏尿、腎不全を特徴とする、肝腎症候群を呈することがある。
- 凝固機能の障害：肝不全では第Ⅷ因子以外の凝固因子などの合成が障害され、出血傾向を示す。時間があればビタミンKの投与から行い、緊急症例であれば新鮮凍結血漿（fresh frozen plasma：FFP）の投与を行う。門脈圧亢進により脾機能が亢進し、血小板減少を来す。

麻酔管理のポイント

- 肝硬変における麻酔管理で最も大切なことは、肝臓への血流を維持し酸素を供給することである。そのためには、必要十分な輸液、輸血を行い、低血圧を避けることが重要である。

❶ 麻酔法と麻酔薬
- 脊髄くも膜下麻酔、硬膜外麻酔は、特に凝固能異常のある患者で硬膜外出血や血栓形成のリスクとなるので十分な注意が必要であり、その適応については米国区域麻酔科学会（American Society of Regional Anes-

thesia and Pain Medicine：ASRA）のガイドラインでは、血小板数＞10万/μL、PT-INR＜1.5、APTT＜50％を基準としている。区域麻酔も低血圧により肝血流量を減少させるので、低血圧を避けるよう管理を行う。
- ハロタン以外の吸入麻酔は基本的に安全に使用できる。
- ベンゾジアゼピンは肝不全患者において半減期が著しく遷延するため量を減じる。
- プロポフォールは、肝硬変患者では作用がやや遷延する。
- チオペンタールは、導入量では問題ないが、低タンパク血症では作用が増強する可能性がある。
- フェンタニルは排泄半減期が延長するので、頻回投与や持続静注時は減量する。またレミフェンタニルは肝機能に影響されず使用できる。
- 脱分極性筋弛緩薬は分布容量の増大により初回必要投与量は増加するが、クリアランスは低下しているため作用は延長する。

❷ モニタリング、ライン
- 麻酔深度に関しては BIS（bispectral index）値を参照し、筋弛緩薬の効果に関しては神経刺激装置を用いる。
- 太め（16 G 以上）の静脈ラインを必要に応じて複数確保し、大量出血に備える。中心静脈カテーテル留置により、中心静脈圧モニタリング、血管作動薬などの投与を行う。
- 動脈ライン（FloTrac™ sensor、エドワーズライフサイエンス）により血液ガスなどの採血や動脈圧測定を行う。必要に応じて、肺動脈カテーテルや透析用カテーテルの使用も考慮する。
- 凝固能が低下している場合、小出血が大きな血腫となることがある。穿刺失敗時には確実な止血を行い、また中心静脈ルート穿刺時は超音波診断装置によるリアルタイムスキャンを行い確実な静脈穿刺を行う。

❸ 麻酔管理
- 大量の腹水があればフルストマック扱いとして迅速導入が必要である。また、肝疾患患者では一般に腹圧上昇による誤嚥のリスクが高まることに留意する。
- 食道静脈瘤がある場合には、胃管挿入はできるだけ避ける。
- 健常人に比べて貧血時に循環破綻しやすいため、ヘマトクリット値が25％以上を保つよう早めに輸血を行う。
- 輸液によるナトリウム負荷を避ける。
- 低二酸化炭素症は肝血流を減少させるので避ける。
- 過多の1回換気量や高めの呼気終末陽圧（positive end-expiratory pressure：PEEP）は肝静脈圧を増加させ、肝血流量の減少につながるため避ける。

❹ その他
- ウイルス性肝硬変では、特に針刺し事故に注意する。
- 覚醒が遅延したり自発呼吸の回復が遅い場合は、挿管帰室し術後人工呼吸器管理も考慮する。

術後管理のポイント

- 輸液管理：輸血はビリルビン負荷となるので、必要最小限とする。FFPやアルブミン製剤を投与し血清総タンパクやアルブミンを保つ。ただし、FFPの投与はナトリウム負荷およびクエン酸負荷となるので、過剰投与に注意する[3]。
- 栄養管理：経口投与が可能であれば、早期に高エネルギー・高タンパク食を開始し必要に応じて分岐鎖アミノ酸製剤などを用いる。
- 消化管出血の予防：術後の消化管出血は肝不全の原因となるので、ヒスタミンH_2受容体拮抗薬やプロトンポンプ阻害薬を予防的に投与する。
- 術後肝不全：術後肝不全を発症した場合、持続血液透析濾過法などの治療を行うが、基本的に肝移植以外の代替手段はない。

【文　献】

1) Brit J Surg 1973；60：646-9.
2) Surgery 1997；122：730-5.
3) 外科 2012；74：1039-43.
4) 合併症患者の麻酔スタンダード．克誠堂出版；2008．p.141-50.
5) MGH麻酔の手引（第6版）．メディカル・サイエンス・インターナショナル；2010．p.67-78.
6) 麻酔前の評価・準備と予後予測．克誠堂出版；2012．p.150-6.

（大畑　卓也、折井　亮）

25. 腎機能不全

56歳の男性。糖尿病による腎症により、術前血清クレアチニンが 2.6 mg/dL の**腎機能不全**がある。胆石症に対して腹腔鏡下胆嚢摘出術が予定された。術前評価および検査でどのようなことに注意をすべきか。

Essential Point 慢性腎臓病患者の麻酔では、心臓血管系の合併症を防ぎ、腎血流を維持するために安定した循環を保ち、腎機能を悪化させうる薬物や腎排泄比率が高い薬物は避ける。

Key Words 慢性腎臓病

本症例の概要

- 糖尿病に伴う腎症で、血清クレアチニン値からの推算糸球体濾過量(estimated glomerular filtration ratio:eGFR)は 21.6 mL/min/1.73 m^2 と低下し、慢性腎臓病(chronic kidney disease:CKD)である。CKD は術後にさらにクレアチニンが上昇し尿量が低下する急性腎障害(acute kidney injury:AKI)や心臓血管系合併症を発症する危険因子である。AKI の発症は長期的には死亡率上昇や CKD 進行につながる。なお、本稿は透析に至っていない CKD 患者を念頭に管理を計画する。

慢性腎臓病(CKD)とはどのような疾患か

❶ 定　義
- 腎臓の障害(タンパク尿など)、もしくは GFR 60 mL/min/1.73 m^2 未満の腎機能低下が 3 ヶ月以上持続するもの。

❷ 重症度分類(表 1)
- 原因(Cause:C)、腎機能(GFR:G)、タンパク尿(アルブミン尿:A)による CGA 分類で評価する。本症例は CKD 重症分類では糖尿病 G4(タンパク尿は不明)となり、高リスクに分類される。
- CKD 患者は心血管疾患により死亡するリスクが高い。心血管疾患の合併の有無を確認することが重要になる。

❸ CKD 患者の病態(表 2)[1]
- 心血管系をはじめ、凝固系、電解質異常などが周術期管理に影響する。

表1 CKD の重症分類

原疾患	タンパク尿区分		A1	A2	A3
糖尿病	尿アルブミン定量 (mg/day)		正常	微量アルブミン尿	顕性アルブミン尿
	尿アルブミン/Cr 比 (mg/gCr)		30 未満	30〜299	300 以上
高血圧,腎炎,多発性囊胞腎移植腎その他	尿タンパク定量 (g/day)		正常	軽度タンパク尿	高度タンパク尿
	尿タンパク/Cr 比 (g/gCr)		0.15 未満	0.15〜0.49	0.5 以上
GFR 区分 (mL/min/1.73 m^2)	G1	正常または高値	≥90		
	G2	正常または軽度低下	60〜89		
	G3a	軽度〜中等度低下	45〜59		
	G3b	中等度〜高度低下	30〜44		
	G4	高度低下	15〜29		
	G5	末期腎不全 (ESKD)	<15		

重症度は原疾患,GFR 区分,タンパク尿区分を合わせたステージにより評価する.CKD の重症度は死亡,末期腎不全,心血管死亡発症のリスクを色であらわし,濃くなるほどリスクが上がる(ガイドラインでは緑,黄,オレンジ,赤の順).なお,GFR 測定は煩雑であるため,日常診療では eGFR で代用されることが多い.
〔日本腎臓学会.CKD 治療ガイド 2012. http://www.jsn.or.jp/guideline/ckd2012.php(2016 年 3 月閲覧)より引用〕

術前評価のポイント

❶ CKD の重症度と合併症の評価
- 臨床症状と合わせ重症度分類に基づき心血管疾患の既往を確認する.
- 高リスクであれば通常の術前検査に加え、心エコー検査で心機能の評価を行う.心筋虚血が疑われる場合は循環器内科にコンサルトする(冠動脈 CT や冠動脈造影検査では造影剤を使用するため注意).
- 病歴によっては脳血管の評価も行う.

❷ 原因疾患とそのコントロール
- CKD の原因疾患(糖尿病や高血圧、糸球体腎炎など)とその治療状況を確認し、不良の場合内科へのコンサルトを考慮する.

麻酔管理のポイント

- ①腎機能を低下させない、②心臓血管系の合併症を防ぐ、③薬物の安全な使用、が挙げられる.安定した循環を保ち、腎血流を維持することが

表2 CKD患者の病態生理

心血管系	容量負荷と圧負荷の増大 　　容量負荷増大←Naと水分の貯留，シャント（透析患者），慢性貧血 　　圧負荷増大←容量負荷，レニン-アンギオテンシン系の賦活化，高血圧，動脈硬化 左室肥大 　　圧負荷・容量負荷から生じる．心筋の線維化や弛緩障害から伝導障害，拡張能低下を来す．虚血になりやすい 動脈硬化の促進 　　糖脂質代謝異常，慢性的炎症に伴う血管内皮障害が関与．冠動脈疾患の原因 高血圧 　　腎機能低下の原因であり，かつ腎機能低下からも生じる
自律神経系	圧受容体の感度低下．交感神経系の賦活化と副交感神経系の機能不全
止血凝固系	血小板機能低下による出血傾向，凝固亢進傾向と線溶機能低下
代謝性アシドーシス	アンモニア合成とH^+排泄低下による．骨吸収，筋委縮，成長障害
筋骨格系	腎性骨症，横紋筋融解
内分泌系	二次性副甲状腺機能亢進，ビタミンD活性不良，糖尿病
消化器系	胃内容排泄時間の延長，悪心・嘔吐，タンパク吸収不良，栄養失調，Ca吸収低下
免疫系	免疫抑制（尿毒症性，薬物性）
水・電解質異常	Na・水分の貯留，高K^+血症，脱水

水・電解質異常と心血管系の変化を中心に，さまざまな病態生理変化がみられる．
(Br J Anaesth 2008；101：296-310より改変引用)

重要であり、CKD患者の循環動態の特徴を理解しておく。また、周術期に使用する薬物の腎機能への影響と腎機能低下による薬物動態の変化についても理解しておく。

❶ 血行動態 —予備能が少なく変動する—
● 下記を考慮し、適切なモニタリング下で輸液製剤、血管作動薬を用いて安定した循環を維持する。
・動脈硬化のため麻酔導入や出血に伴い血圧低下を来し、逆に痛みなどの刺激から高血圧を来す。
・圧受容器の機能不全も高血圧や低血圧に拍車をかける。
・容量過多傾向があり、コンプライアンスの低下した肥大心を伴うCKD患者で安易な輸液負荷を行うと肺うっ血を起こす。
・肥大心筋、冠動脈狭窄から心筋虚血を引き起こす。
・脳血管疾患への血圧変動は脳梗塞や脳出血のリスクとなる。
・高血圧や腎動脈の狭窄から腎自己調節機能の変化・破綻が起こっている可能性があり、正常血圧でも腎血流が減少する可能性がある。

❷ 薬物動態
● 腎排泄比率が高い薬物：水溶性物質は代謝されずに尿中に排泄されやすく、CKD患者では蓄積しやすい。肝代謝であっても代謝産物に活性がある場合、蓄積する可能性がある。

表3 周術期に使用する薬物への腎機能低下が与える影響

薬物名	特徴・注意点
吸入麻酔薬	イソフルラン，デスフルランは代謝率が低く，影響は少ない．セボフルランは数%肝代謝され血中フッ素濃度が上昇するものの，投与中止後速やかに低下し，臨床的には腎毒性は少ないと考えられる
プロポフォール，ケタミン	影響は少ない
チオペンタール	タンパク結合率が高いため，低アルブミン血症では作用延長
ミダゾラム	肝代謝性であるが，腎臓から排泄される代謝産物に弱い活性がある．持続投与では蓄積する可能性
フェンタニル	主に肝代謝で代謝産物にはほとんど活性はない．6%程度が未変化体で腎排泄される．影響は少ないと考えられるが，BUNが正常の2倍以上になるような腎不全ではクリアランスの低下が指摘されている
レミフェンタニル	非特異的エステラーゼで速やかに代謝されるため影響は少ない
モルヒネ	肝臓と腎臓で代謝される．代謝産物の一つモルヒネ-6-グルクロニド（M6G）は力価が高く腎排泄性であるため作用時間が延長する
ロクロニウム	未変化体のまま胆汁中に排泄される．機序は明らかではないが腎不全ではクリアランスが低下するため長時間の持続投与や繰り返し投与では作用時間が延長する可能性がある
ベクロニウム	肝代謝性であるが代謝産物に弱い活性があり，一部腎排泄性であるため作用時間が延長する可能性がある
スキサメトニウム	血漿コリンエステラーゼで速やかに分解される．ただし，血中K^+値が上昇することがあるため，高K^+血症では使用を避ける
局所麻酔薬	アシドーシスで血中の遊離型薬物が増加するため，局所麻酔薬中毒のリスクが高くなる
抗生物質	多くは水溶性物質で腎から未変化体のまま排泄されるため，腎不全では蓄積する．投与間隔の調節が必要になる．透析で除去され血中濃度が低下するため，透析患者では投与スケジュールの調整が必要となる
アセトアミノフェン	肝代謝性であり，腎毒性もないため安全に使用できる
NSAIDs	GFRを低下させ，腎機能低下を来しうるためCKD患者には避ける．腎機能の廃絶した透析患者には使用してもよい
スガマデクス	腎排泄性であり単独あるいは筋弛緩薬との包接体ともに蓄積する．いずれも何らかの薬理効果は示さないと考えられ，結果的には影響は少ない
インスリン	一部腎代謝性であるため作用遷延する可能性がある

作用時間の延長しやすいモルヒネは使用を避ける．ロクロニウムやベクロニウムなどの筋弛緩薬は長時間の使用で蓄積しやすくなるため，筋弛緩刺激装置（TOFウォッチ®など）でモニターしながら使用する．術後鎮痛にはNSAIDsはできるだけ使用せず，アセトアミノフェンや区域麻酔を考慮する．

- タンパク結合率が高い薬物：CKDに伴うアルブミンの低下やアシドーシスによるアルブミン結合率の低下から遊離型薬物が増加し作用が増強される．
- 周術期に使用する薬物への影響（表3）：
- 作用時間の延長しやすいモルヒネの使用を避ける．
- ロクロニウムやベクロニウムなどの筋弛緩薬はTOFウォッチ®（日本光電）などでモニターしながら使用する．
- 術後鎮痛には非ステロイド性抗炎症薬(nonsteroidal anti-inflammatory drugs：NSAIDs)は使用せず、アセトアミノフェンや区域麻酔を考慮す

る。
・フェンタニルはオピオイドの中では安全に使用できるとされるが、腎機能低下が高度（BUN が正常値の 2 倍以上）になると蓄積するという報告もあり慎重に使用する。

輸液管理
―モニタリングをもとに血管作動薬を併用して循環状態の改善を―

- CKD 患者の循環管理は、術前の合併症や腎機能を把握したうえで過不足のない血管内容量、心拍出量、灌流圧を維持することを目標とする。
- 心拍出量や混合静脈血酸素飽和度 $S\bar{v}_{O_2}$ などを指標とした周術期の goal-directed therapy は CKD 患者も含め高リスク患者の術後合併症・死亡率低下に効果がある[2]。しかし、CKD 患者に限定したプロトコルはなく、goal-directed therapy を意識した管理を手探りで行わざるをえない。

❶ モニタリング
- 血管内容量、心拍出量、灌流圧および酸素需給バランスのモニターを手術内容や患者の術前合併症に合わせて選択する。
・血管内容量：中心静脈圧、肺動脈楔入圧、左室拡張末期容量、stroke volume variation（SVV）、など
・心拍出量、灌流圧：心拍出量測定（肺動脈カテーテル、動脈圧波形心拍出量）、観血的動脈圧
・酸素需給バランス：中心静脈血酸素飽和度、$S\bar{v}_{O_2}$、乳酸値
- 術中尿量の減少は GFR の低下と直接には関連せず、尿量だけを根拠にした輸液負荷は望ましくない。
・本症例のような腹腔鏡下手術ではレニン-アンギオテンシン系の活性化や抗利尿ホルモン分泌増加がみられ、腎機能正常な患者でも尿量は減少する。

❷ 輸　液
- 輸液だけで解決しようとしない。
・麻酔導入や脱水、出血による相対的・絶対的血管内容量減少には適度の輸液は必要である。しかし、Na^+、水分蓄積傾向のある CKD 患者への過剰輸液は心うっ血や肺うっ血、静脈圧上昇による腎灌流圧の低下を来す。
・術後腎機能低下予防には輸液負荷単独よりも心血管作動薬（ドブタミン、ドパミン、ニトログリセリン、ニトロプルシド、アドレナリン）の併用のほうが効果的であるという報告もあるが[2]、至適な心血管作動薬の選択については十分なエビデンスはない。低用量の心房性 Na 利尿ペプチド（カルペリチド 0.02〜0.05 µg/kg/min 程度）も腎保護作用を報告されているが[3]、エビデンスが不十分である。
- 輸液製剤の選択：高 K^+ 血症がなければ等張細胞外液補充液が望ましい。生理食塩液による Cl^- 負荷は GFR を低下させる可能性がある。5％ブド

ウ糖液や1号液はK$^+$を含有しないため、しばしば用いられるが、体内では低張液となるため浮腫を来しやすい。
- 膠質液について：膠質液使用は低灌流を回復させるには有用であるが、腎機能保護によいという根拠はない。ICU入室患者へのhydroxyethyl starch投与で腎代替療法が増加したという報告もあり[2]投与は慎重に行う。

本症例の術前評価

- 本症例では腹腔鏡下胆嚢摘出術という短時間の手術であり、心血管系の合併症がなければ心電図（5極）、血圧計、パルスオキシメトリに加えて観血的動脈圧測定、TOFウォッチ®などのモニターで十分である。合併症があれば軽症から重症に向かって動脈圧波形心拍出量、中心静脈圧、肺動脈圧カテーテル、経食道心エコー法を準備する。
- 大きな出血がなければ麻酔導入・維持の低血圧に対し等張性細胞外液補充液1,000 mL程度を許容し、それでも著しい低血圧があれば昇圧薬のボーラス投与や持続投与を考慮する。血圧は術前血圧と同程度を維持したい。
- 術中はフェンタニルやレミフェンタニルで鎮痛を行い、手術刺激のストレスを抑える。血糖値は術前値より明らかに高値であればインスリンの投与を考慮する。手術終了前にアセトアミノフェン静注を行い、長時間作用性の局所麻酔薬を創部への局注を術者に依頼する。
- 術後鎮痛にはNSAIDsは避けて、アセトアミノフェンの定時投与が望ましい。

【文 献】

1) Br J Anaesth 2008；101：296-310.
2) Crit Care Med 2009；37：2079-90.
3) J Am Coll Cardiol 2012；58：897-903.

（折田 華代、石田 和慶）

26. 糖尿病

44歳の男性。眼のかすみを訴えて来院した。網膜剥離と診断され、手術が予定された。検査したところ、空腹時血糖値は高値であり、ヘモグロビンA1cも9%以上であり、**糖尿病**と診断された。現在は未治療である。心電図上、Ⅱ、Ⅲ、aVF誘導で異常Q波がみられたが、心筋梗塞と診断されたことはない。

Essential Point 心筋梗塞の既往をもつ患者の低リスク手術では、心筋梗塞の発症時期や脳血管障害の既往などを問診で確認することが重要である。

Key Words 糖尿病、心筋梗塞、低リスク手術

糖尿病合併患者の術前評価のポイント

- 糖尿病は、インスリンの分泌量低下あるいはインスリンの作用の低下およびその両者によって生じうる、耐糖能異常を主体とする病態である。
- 高血糖に長期に曝されることにより、神経障害・網膜障害および腎障害に代表される微小血管障害が生じる。また、動脈硬化が進むことにより、脳梗塞・脳出血・大動脈解離あるいは心筋梗塞などの大血管障害のリスクも高い。また、その治療方法も、運動・栄養療法、抗糖尿病薬、インスリン投与あるいはその組み合わせが存在する。
- 通常の術前検査に加え、潜在する心血管系合併症の有無の確認、薬物の投薬歴およびその休薬の有無などを確認する必要がある。また、低血糖・ケトアシドーシス・高血糖性昏睡など糖尿病そのものによる合併症が生じないよう準備を行う必要がある。
- 麻酔計画を立てるうえで、問診は非常に重要である。脳虚血・心筋虚血・末梢血管障害の徴候が過去にないかを確認する。狭心症、心筋梗塞の既往の有無（特に最近6ヶ月以内の心筋梗塞）、息切れ、胸痛、動悸などの症状の有無、日常生活の活動度を確認する。
- 日常生活の活動がどの程度行えるかは重要な評価項目であり、無症状で4 METs（1階から3階まで歩いて上がる、床の拭き掃除・毎日のランニング程度）以上の運動を行っている場合には、それ以上の検査を行うことは無意味であることが多いとされている。
- 脳血管障害あるいは心筋虚血のリスクがあると判断された場合には、より詳細な評価を必要とする場合がある。また、糖尿病患者では、通常の問診に加え、内服薬の確認、インスリン使用法、ケトアシドーシスの既往、高血糖性昏睡の既往、低血糖発作の既往や頻度を確認する必要がある。
- 血圧、脈拍、心拍数、頸静脈怒張の有無、頸動脈雑音の有無、四肢の浮腫、血管病変の有無などを術前診察時に確認する。

表1 心合併症率からみた非心臓手術のリスク分類

低リスク<1%	中等度リスク1〜5%	高リスク>5%
乳腺手術	腹腔内手術	大動脈・主幹血管手術
歯科手術	頸動脈手術	末梢血管手術
内分泌手術	末梢動脈形成術	
眼科手術	動脈瘤血管内修復術	
婦人科手術	頭頸部手術	
再建手術(形成外科)	神経外科/整形外科大手術	
整形外科小手術(膝)	(股関節,脊椎)	
泌尿器科小手術	肺・腎・肝移植	
	泌尿器科大手術	

(Eur Heart J 2009;30:2769-12より引用)

- 糖尿病患者は神経障害を合併することがあり、心筋虚血が生じていても典型的な胸痛の経験がない患者も存在する(本症例患者も心電図上Ⅱ、Ⅲ、aVfで異状Q波が存在し、右冠動脈の心筋梗塞の既往を疑わせる所見であるが、本人は胸痛を自覚せず、したがって病院で診断に至っていない可能性がある)。
- 術前HbA1c値は、術前血糖値の評価を行ううえで有用である。術前HbA1cが6.5%以上の患者では、術後合併症の発生率が高くなるという研究が散見されるが[1]、手術を延期して集中的に血糖管理を行うことでこの合併症発生率が低下するか否かはいまだによくわかっていない。

この患者における心臓評価

- 術前心臓評価を行う際に、第一に重要なことは、手術そのものの緊急度である。緊急度の極めて高い手術の場合は、細心の注意をもって周術期管理を行い、術後に心臓評価を行う[2]。
- 本症例患者の手術は網膜剥離手術であり、早期の手術が望ましいが、一刻の猶予のない手術ではない。
- 次に重要なポイントは、"重症度の高い心臓の状態"にあるかどうかである[2]。重症度の高い心臓の状態とは、不安定な冠動脈疾患〔不安定狭心症・最近発症した心筋梗塞(発症7〜30日)〕・非代償性心不全・重篤な不整脈・高度の弁膜症の一つでも存在することを示す。
- 本症例患者はおそらく無症状のうちに右冠動脈領域に心筋梗塞を発症しており、その発症時期は不明である。もし、発症時期が1ヶ月以内と推測されるのであれば、心筋梗塞再発のリスクは高く、ガイドラインにそって、心血管系の評価と加療ののちに手術を考慮する。
- もし、心筋梗塞の発症時期が1ヶ月以前と考えるのであれば、次に行うのは手術のリスクを考慮することである[2]。表1に手術に応じたリスク分類を提示する。
- 本症例患者の網膜剥離手術は低リスク手術であり、これ以上の追加の検

表2 Revised Cardiac Risk Index

- 虚血性心疾患（急性心筋梗塞の既往，運動負荷試験で陽性，虚血によると考えられる胸痛の存在，亜硝酸薬の使用，異常Q波）
- 心不全の既往
- 脳血管障害（一過性脳虚血，脳梗塞）の既往
- インスリン治療が必要な糖尿病
- 腎機能障害（血清Cr＞2.0 mg/dL）
- 高リスク手術（大血管手術）

危険因子の数と心血管合併症予測発生率	
危険因子0	心血管合併症　0.5％
危険因子1	心血管合併症　1.3％
危険因子2	心血管合併症　3.6％
危険因子3以上	心血管合併症　9.1％

（Circulation 1999；100：1043-9 より引用）

査を行わずに手術を行う。中リスク以上の手術を要する場合でも4 METs以上の運動能があれば、そのまま追加の検査を行わずに手術を行う。4 METs未満の運動能である場合、Revised Cardiac Risk Index（表2）の該当項目が1つ以上あれば、循環器内科医と連携して、精査および治療法変更も考慮する。

心筋梗塞患者が眼科手術を受ける場合のリスク

- 眼科手術は、表1のごとく低リスク手術であり、新たな心合併症発症のリスクは低い手術といえる。しかし、たとえ低リスク手術とはいえ、患者の状態によってその危険度は高くなることもある[3]。
- Revised Cardiac Risk Indexにおいて、心筋梗塞の既往は危険因子の一つである。たとえ小手術であっても、心不全の既往・脳血管障害の既往・インスリンが必要な糖尿病・腎機能障害などの合併症が存在すれば、そのリスクは上昇する。
- 本症例患者では、心筋梗塞の既往・インスリンが必要と考えられる糖尿病が存在するため、通常よりは心合併症の高率の発生が予想され、その周術期管理には注意を要する。

【文 献】

1) J Am Coll Surg 2015 221：854-61.
2) Eur Heart J 2009；30：2769-812.
3) Circulation 1999；100：1043-9.

（江木　盛時）

27. 高ヘモグロビン値

48歳の男性。検診で早期胃がんが発見され、胃切除術が予定された。数年来、高血圧と**赤血球増多症**を指摘されている。血算ではヘモグロビン値 19 g/dL、ヘマトクリット値は58％であった。血小板数は基準値上限、白血球数は正常であった。

Essential Point 真性と二次性赤血球増加症を鑑別し、術前から抗血小板薬の投与と瀉血により治療を開始し、ヘマトクリット値＜45％に管理する。

Key Words 赤血球増加症、多血症、高ヘモグロビン血症

この患者の術前評価と管理上の問題点

❶ 術前評価：高ヘモグロビン血症、高血圧
- 赤血球増加症（多血症）：
- ・ヘモグロビン値：男性 18.5 g/dL、女性 16.5 g/dL 以上
- ・ヘマトクリット値：男性 50％、女性 45％以上
- 赤血球増加症の分類：
- ・相対的赤血球増加症：脱水などに伴う血漿成分の減少による相対的な赤血球増加
- ・絶対的赤血球増加症：真性赤血球増加症（polycythemia vera）[1] と二次性赤血球増加症に分類される（表1）。
- 真性赤血球増加症の診断基準（WHO 2008年）：
- ・大基準の2つ、あるいは大基準の①と小基準の2つ以上を満たすことより診断
- ・大基準
  ①ヘモグロビン値が、男性＞18.5 g/dL、女性＞16.5 g/dL

表1　絶対的赤血球増加症

	真性赤血球増加症	二次性赤血球増加症
原因	骨髄増殖性腫瘍（中高年の男性に多く、死亡率3％/年）	・エリスロポイエチン産生腫瘍 ・低酸素病態：慢性肺疾患、喫煙、睡眠時無呼吸症候群、先天性心疾患
JAK2 V617F遺伝子変異	有	無
エリスロポイエチン	正常から低下	上昇
SpO_2	正常	腫瘍関連は正常、それ以外は低下
治療	抗血小板薬、瀉血、Hydroxyurea	原疾患の治療（抗血小板薬、瀉血）

②JAK2 V617F 遺伝子変異あるいは JAK2 exon 12 遺伝子変異
・小基準
　①骨髄で血球3系統の増殖
　②エリスロポイエチンが正常
　③内因性赤芽球コロニーの形成
　（大基準①は、赤血球量が予測値の 25％以上増加、あるいはヘモグロビン値が男性＞17 g/dL、女性＞15 g/dL でかつ本人の基準より 2 g/dL 以上増加している場合も疑う）
- 臨床症状：
・自覚症状：中枢神経系の循環障害による頭痛・眩暈・顔のほてり・のぼせ感・耳鳴りなど
・血栓塞栓症（発症率 20％）[1)]
・出血
・肝脾腫、高血圧の合併
- 病態：血液粘稠度の上昇、総血液量増加、凝固障害による。
- 本症例は検診で発見された早期胃がんのため、相対的赤血球増加症は考えにくく、絶対的赤血球増加症が疑われる。また、それに伴うと考えられる高血圧を合併している。血小板数、白血球数に増加はないものの、JAK2 V617F 遺伝子変異の有無やエリスロポエチン値により真性と二次性を鑑別する必要がある。

❷ 管理上の問題点
- 血栓症と出血：
・血栓症：高ヘマトクリット値に伴う血液粘稠度の上昇による血流うっ滞が主な原因である。
・出血：血小板の質的異常と後天性フォン・ヴィレブランド（von Willebrand）病が主な原因である。
（後天性 von Willebrand 病：von Willebrand 因子の機能的、構造的欠陥で骨髄増殖性疾患や悪性腫瘍などに伴うことが多い）
・血栓症および出血の原因として骨髄増殖性腫瘍に伴う血管内皮障害も関係している。

麻酔管理はどうするか

❶ 術前準備
- 術前治療は出血および血栓塞栓症による周術期死亡を低下させる。
・真性：リスク分類（表2）に基づき治療法を選択[2)]
　いずれも低用量アスピリンと瀉血により、ヘマトクリット値＜45％に維持する。高リスク症例では骨髄抑制薬（代謝拮抗薬）の Hydroxyurea を用いる。
・二次性：原疾患に対する治療

表2 真性赤血球増加症のリスク分類と治療法

	予後因子	治療
低リスク	・60歳以下 ・血栓症の既往なし ・血小板数150万/uL以下 ・心血管病変の危険因子なし（喫煙,高血圧,うっ血性心不全） 以上のすべての項目を満たす	低用量アスピリン 瀉血
高リスク	・60歳以上 ・血栓症の既往	低用量アスピリン 瀉血 Hydroxyurea（or IFNα）

(造血器腫瘍診断ガイドライン2013年版. 金原出版；2013. p.77-100より引用)

喫煙であれば禁煙により正常化する。睡眠時無呼吸であれば持続気道陽圧呼吸（continuous positive airway pressure：CPAP）など
- 血液凝固検査：プロトロンビン時間（prothrombin time：PT）、活性化部分トロンボプラスチン時間（activated partial thromboplastin time：aPTT）、血小板数、フィブリノゲン濃度などの標準凝固検査に加え、d-ダイマー、出血時間や血小板凝集能検査なども行う。
- 輸血準備：血小板数が正常でも血小板機能障害のため術中・術後に血小板を含めた輸血が必要となることが多いため、血液製剤の準備が重要である[3]。
・瀉血により得られた血液を自己血として貯血する。
- 抗血栓療法：低用量アスピリンを継続するかは手術により判断する。中止の場合は周術期にヘパリンの投与を行う。

❷ 麻酔法：原則として全身麻酔で行う
- 全身麻酔：全身麻酔薬の種類は影響しない。
- 区域麻酔：原則行わないが、低リスクや二次性の場合はその術前コントロール状態、周術期の低用量アスピリンあるいは抗凝固療薬の使用の有無も含めてより慎重に適応を検討する。
- 本症例は全身麻酔で行い、iv-PCA（経静脈患者管理鎮痛法；intravenous patient-controlled analgesia）を用いて術後鎮痛を行う。

❸ 循環管理
- 輸液管理：ヘマトクリット値＜45％に保つことが重要
・瀉血は術前より行い、必要に応じて術中・術後も行う。
・晶質液を用いて血液粘稠度が上昇するのを防止する。血小板凝集抑制や凝固抑制作用があるHES製剤も有効かもしれない。
- 血圧管理：血液量増加による高血圧を合併することが多く、出血性合併症を防止するため、血圧上昇を避ける必要がある。

❹ 出血・血栓症対策
- 出血：血小板数が正常でも出血することがあるため、血球数のほかに全血血餅検査などの血液凝固モニタリングが重要である。ただし、後天性von Willebrand病が関与している場合は術中モニタリングだけでは診

断が困難である。
- ●血栓予防：
- ・ヘパリンを用いた抗凝固療法に加え、間歇的空気圧迫法による深部静脈血栓症の予防を行う。
- ・早期離床
- ・術後もヘマトクリット値＜45％にコントロールする。
- ・術後は低用量アスピリンの早期再開を考慮する。

コラム：赤血球増多症は「血の気が多い」人？

- ●検査や献血時に、高ヘモグロビン値の人が「血の気が多いですね」などと言われて嫌な思いをすることがある。
  そもそも「血の気」とは、①血の通っている様子。血色（けっしょく）、②元気。生き生きした気力。血気（けっき）（広辞苑より）である。
- ・このなかで、血気（けっき）とは、「血液と気力。生命を維持する身体の力」、「激しやすい意気」であり、「血の気が多い」人とは血気者のことである。このような人は興奮しやすく、興奮すると自然と血圧も高くなり、顔も赤くなることからこのように言われているようである。「血気に逸る（はやる）」は一時の意気に任せて向こう見ずな行動をとる元気者のことを指す。
- ・一方、「血の気が引く（失せる）」は、驚きのあまり顔色が青ざめる様を著す表現であり、これまた赤血球の多少ではない。
- ・そもそも「気」とは気配、状態、あるいは自然がもっている根源的なエネルギーを指す言葉で、「気」が付くか付かないかで大きく異なる。
- ●血液型で性格判断ができないように、血の気が多い人が瀉血や献血をしても性格が穏やかになるわけではないのは当然である。

【文　献】
1) Am J Hematol 2012；87：285-93.
2) 造血器腫瘍診断ガイドライン 2013 年版．金原出版；2013．p.77-100．
3) Transfusion 2015；55：1090-7.

（山浦　健）

28. 急性白血病

8歳の男児。**急性白血病**に対して化学療法が行われている。化学療法のため、中心静脈カテーテル挿入が必要になった。

Essential Point 小児白血病患者の麻酔では、白血病そのものによる出血傾向や免疫能低下と化学療法による副作用の両者に対する注意が必要である（表）。

Key Words 小児白血病、化学療法、骨髄抑制

小児白血病とはどのような疾患か

- 白血病は小児のがんの40%を占め、小児では最も多いがんである。15歳以下の小児が発症する白血病を小児白血病といい、大人の白血病とはいろいろな点で様相が異なる。約95%は急性白血病で慢性白血病は少ない。小児急性白血病のうち約70%はリンパ性白血病であり、急性骨髄性白血病は少ない。両者とも治療成績は大人に比べてはるかに良く、化学療法が主体であるが造血幹細胞移植も行われる。
- 急性リンパ性白血病の化学療法では、プレドニゾロン・ビンクリスチン・アントラサイクリン系薬剤・シクロフォスファミドやアスパラギナーゼにより完全寛解導入を目指す。急性骨髄性白血病では寛解導入に、アントラサイクリン系薬剤とシタラビンなどが用いられる。
- 化学療法は複数回行うことが必要であり、末梢静脈の確保と保持の困難さや、抗がん薬投与のみならず血液サンプリングや補液を目的として、中心静脈ラインを確保することが必要になる。また、骨髄穿刺や脊髄くも膜下穿刺など疼痛を伴う処置があり、この際特に小さな小児に対しては全身麻酔管理が必要となるため、麻酔科医も小児白血病の病態や治療

表 血液悪性疾患治療の免疫系への影響

治療のタイプ	有害作用
化学療法	異なる薬剤は免疫機能にさまざまな影響を与える 強力化学療法は、長期の白血球減少とリンパ球減少を引き起こし、菌血症の危険性を11倍増やす
放射線療法	相当な量の骨髄産生に悪影響を与えるような広範囲照射は、白血球産生に悪影響を与える可能性がある
ステロイド	白血球移動の低下、走化性の低下や抑制、リンパ球減少、貪食能抑制
造血幹細胞移植	重症の免疫不全状態（自家移植患者より同種移植患者のほうが危険である）

(Critical Care & Pain 2013；13：158-64より改変引用)

について知っておくことが必要である。

💧 化学療法を受けている患者の術前評価上の注意点[1]

❶ 急性白血病による症状
- 骨髄抑制・造血不全により貧血や血小板減少による出血傾向、白血球減少やその異常による免疫能低下や易感染性などの症状が認められる。凝固異常を生ずることもあり、この際はさらに出血傾向が強まる。
- 白血病細胞の浸潤や増殖による、中枢神経系障害（頭痛や吐気）、肝・脾腫や肝機能障害、腎機能障害が認められることもある。特に急性リンパ性白血病では前縦隔腫瘤を高率に認め、呼吸や循環系に影響を与えることもあるためこれらの評価も必要な場合がある。

❷ 化学療法による副作用
- 化学療法に用いられる抗がん薬のほとんどやステロイドも、骨髄抑制や免疫能低下を引き起こす。特に、アントラサイクリン系薬剤（ドキソルビシンやダウノルビシン）にはうっ血性心不全や心筋虚血などの心毒性があり心エコー検査などの評価が必要となるし、ブレオマイシンは肺線維症などの肺障害作用があるため注意を要する[1]。

❸ 術前評価
- 貧血の有無とその程度、血小板数と凝固系の異常、さらに白血球数とその分画、感染の有無や炎症反応の評価が重要である。肝機能や腎機能の評価、さらに必要があれば心エコーなどの循環系の評価や中枢神経系の評価としてCT検査やMRI検査を行うことも考慮する。

💧 麻酔管理はどうするか

- 本症例は8歳の小児であり、全身麻酔を原則とする。
- 麻酔導入については、吸入麻酔（セボフルラン）による緩徐導入でも、末梢静脈路を確保した後にプロポフォールを用いた急速導入でもよい。患者本人の選択でよいが、8歳という年齢と静脈路確保に関する清潔操作と出血傾向の可能性を考えると、著者は緩徐導入を選択する。
- 麻酔維持に関しても、プロポフォールを用いた全静脈麻酔（total intravenous anesthesia：TIVA）のほうが、セボフルラン麻酔より手術による炎症反応や免疫系の変動が少ないとか[2]、ケタミンやハロタンよりプロポフォールはナチュラルキラー細胞抑制が少ないというような報告もあるが[3]、デスフルランやセボフルランといった揮発性麻酔薬を使用した場合でもプロポフォールを使用した場合でも特に差はないと考えられる。しかし、術後悪心・嘔吐予防の観点からはプロポフォールが望ましいかもしれない。

- 中心静脈としては、清潔度と患者の快適さを考えると鎖骨下静脈を選択したいが、止血凝固系異常がある場合はもちろん、ない場合でも安全性を考慮するなら内頸静脈を選択すべきである。
- 中心静脈穿刺に際しては、2011年の血管内留置カテーテル由来感染の予防のためのCDC（Centers for Disease Control and Prevention；アメリカ疾病対策センター）ガイドラインのマキシマル・バリア・プリコーションを遵守する。

気道管理はどうするか

- 声門上器具でも気管挿管でもよいが、術後の患者の快適さを考えると8歳の子供ならば声門上器具が望ましい。特にProSeal^{TM}ラリンジアルマスクは胃内容物吸引可能で、シール性が高く位置がずれる危険性も低く、筋弛緩薬を用いた陽圧呼吸が容易であるという多くの利点がある。しかし出血傾向があれば粘膜からの出血や、カフによる血管の圧迫の危険性も考慮しなければならない。
- 一方、乳児や小さな小児では安全性を優先し気管挿管が望ましい。その理由は、患者の首の位置を変えたり手術用ドレープが口の部分にかかることや、術者の圧迫により声門上器具がずれる危険性があるためである。

【文　献】
1) Critical Care & Pain 2013；13：158-64.
2) J Clin Anesth 2005；17：517-27.
3) Anesth Analg 2003；97：1331-9.

（中尾　慎一）

29. 抗リン脂質抗体症候群

27歳の女性。骨盤位に対して帝王切開術が予定された。**抗リン脂質抗体症候群**と診断されている。

Essential Point 血栓傾向を示し、周術期血栓症の高リスク疾患でもある。抗凝固療法が必須のため、区域麻酔が施行可能かどうか検討を要する。

Key Words 抗リン脂質抗体、静脈血栓症、抗凝固療法

抗リン脂質抗体症候群（APS）とはどのような疾患か[1,2]

❶ 病態生理
- 抗リン脂質抗体症候群（antiphospholipid antibody syndrome：APS）は、血液中の抗リン脂質抗体によって引き起こされる症候群であり、動静脈血栓と、習慣性流産などの臨床症状を特徴とする。
- 抗リン脂質抗体とは、細胞膜のリン脂質に対する自己抗体、もしくはリン脂質に結合する血漿タンパクに対する抗体の総称で、抗カルジオリピン抗体、ループスアンチコアグラント、抗β_2-glycoprotein I（β_2GPI）抗体、抗プロトロンビン抗体、抗キニノーゲン抗体などがある。
- 抗リン脂質抗体により、血管内皮細胞や単球による組織因子の発現が促され、リン脂質膜での凝固活性、血小板活性、活性化プロテインC系凝固制御機構に対する阻害作用や補体活性が増強される。
- 抗リン脂質抗体は、胎盤では合胞体性栄養膜細胞の膜表面を覆っているβ_2-glycoprotein I（β_2GPI）やannexin Vなどのリン脂質結合タンパクに作用して、これらとリン脂質基底膜の結合を破綻させる。
・リン脂質結合タンパクとの結合が消失し、むき出しになったリン脂質基底膜には、凝固因子が結合しやすく、著しい血栓形成を来す。

❷ 疫 学
- APSの有病率は不明である。
- 膠原病、特に全身性エリテマトーデス（systemic lupus erythematosus：SLE）では陽性率が高い（20～40％）。

❸ 臨床症状
- 全身で血栓症を発症しやすく、胎盤循環微小血栓により習慣流産・死産・子宮内胎児死亡や、下肢の深部静脈血栓症を起こす例が多いが、血流の速い動脈系においても血栓症を来しうる。
- 臨床症状は多彩である（表1）[2]。

表1 APSに認められる臨床所見

静脈血栓症	血栓塞栓症，血栓性静脈炎，網状皮斑
動脈血栓症	脳梗塞，一過性脳虚血発作，リブマン・サックス（Libman-Sacks）症候群，心筋梗塞，末梢や内臓の動脈塞栓症による組織壊死
血液学的症状	血小板減少症，自己免疫性貧血
その他	神経学的症状，片頭痛，腎動脈・静脈・糸球体塞栓症，関節炎，関節痛
妊娠合併症	妊娠高血圧症候群，反復流産，子宮内胎児死亡

〔Williams obstetrics（24th ed）. McGraw-Hill；2014. p.1173-6 より改変引用〕

- 血小板減少症の頻度も高く（APS患者の25％）、脾臓摘出を要する場合もある。
- APSを有する女性の約半数に、一過性脳虚血発作、末梢性血栓症（25％が妊娠中および産褥期に発症）、脳卒中、一過性黒内症、血小板減少症およびSLEのうち少なくとも1つが合併する。
- 劇症型抗リン脂質抗体症候群（catastrophic APS：CAPSないしAsherson's症候群）はAPS患者の1％に発症する。
・CAPSは、少なくとも3臓器に抗リン脂質抗体の存在を認め、急速に発症、進行する。
・CAPSは、重度の腎障害、脳血管障害、急性呼吸促迫症候群様の呼吸障害、心筋梗塞、播種性血管内凝固（disseminated intravascular coagulation：DIC）などの重篤な症状を認め、死亡率は50％に達する。
・CAPSでは、抗凝固療法、細菌感染に対する抗生物質の投与、副腎皮質ステロイドおよび免疫グロブリンの静注、血漿交換が必要になる。
- 胎児への影響としては胎盤梗塞による子宮内胎児死亡のリスクが高く、そのほとんどが妊娠中期から後期に発生する。
・まれではあるが、胎児および新生児の血栓症（主に脳血栓）も起こりうる。

❹ 検査所見
- 活性化部分トロンボプラスチン時間（activated partial thromboplastin time：APTT）が延長することがある。これはAPTT試薬には少量のリン脂質が含まれており、それが抗リン脂質抗体により拮抗されてしまうためである。

❺ 診 断
- 抗リン脂質抗体が検出され、習慣性流産、死産、子宮内胎児死亡、妊娠高血圧症候群や動静脈血栓症を反復する既往がある場合で、検査基準[3]（表2）を満たすものがAPSと定義される。

表2 APSの分類基準案（札幌基準シドニー改変2006）

臨床基準	
1．血栓症	画像検査や組織学的検査で確認された動脈，静脈，小血管での血栓症
2．妊娠に伴う所見	a．妊娠第10週以降の形態学的な正常な胎児の原因不明の死亡 b．重症の妊娠高血圧腎症・子癇または高度の胎盤機能不全による妊娠第34週以前の形態学的な正常な児の早産 c．母体の解剖学的・内分泌学的異常，染色体異常を除外した，妊娠第10週以前の3回以上連続した自然流産

検査基準（12週間以上5年未満の間隔で2回以上陽性となる）
1．ループス抗凝固因子陽性
2．ELISAで測定したIgG/IgM抗カルジオリピン抗体中等度以上陽性（40 U/ml以上）
3．ELISAで測定したIgG/IgM抗$β_2$-グリコプロテインI抗体陽性（＞99パーセンタイル）

臨床基準の1項目以上が存在し，かつ検査基準のうち1項目以上が12週の間隔を空けて2回以上証明されたとき，APSと診断する。
(J Thromb Haemost 2006；4：295-306より改変引用)

凝固系管理はどうするか[1,2]

❶ 薬物療法
- APS患者および習慣性流産の既往のある者は予防として妊娠期間中にヘパリンと低用量アスピリンを継続し，分娩後6〜8週までは投薬を考慮する必要がある。
- 血栓症の病歴を有するAPS患者は，妊娠から分娩後まで継続して抗凝固療法を必要とする。
- 未分画ヘパリンと低用量アスピリンを組み合わせた治療によって，APSを有する女性の生児出生率が高まることが示されたが，低分子ヘパリンの有用性については不明である。
- 抗凝固療法は，抗血小板薬（低用量アスピリン、塩酸チクロビジン、ジピリダモール、シロスタゾール、プロスタグランジン製剤など）、抗凝固薬（ヘパリン、ワルファリンなど）、線維素溶解薬（ウロキナーゼなど）が病態に応じ選択して用いられる。

❷ その他の管理法
- 血栓症のリスクが特に高いと予想される場合は、超音波検査や造影CTなどによる深部静脈血栓症のスクリーニングや下大静脈フィルターの留置も考慮する。

麻酔法はどうするか[1,2]

❶ 動静脈血栓症がなく、妊娠合併症が主体のAPSの場合
- APS患者でAPTTが明らかに延長していても他の凝固検査が正常であれば、硬膜外腔やくも膜下腔などの脊柱管内の出血も多くはなく硬膜外麻

酔も問題なく施行できることが多い。
- APSに凝固因子低下や血小板減少症を合併する場合には、区域麻酔が禁忌となるので注意すべきである。
- 低用量アスピリンしか使用していない場合には、脊髄くも膜下麻酔による麻酔は可能である。
- 未分画ヘパリンを投与されている症例では最終投与から4時間、予防量の低分子ヘパリンでは12時間以上、高用量の低分子ヘパリンでは24時間以上間隔をあければ区域麻酔を実施することは可能である。

❷ 超緊急手術、あるいは動静脈血栓症合併の場合
- 超緊急手術や動静脈血栓症を合併した症例では、抗血栓療法を手術直前まで継続している場合があり、この場合には全身麻酔を選択せざるをえない。
- 冠動脈や肺動脈の血栓症、脳梗塞などを合併し、注意深い呼吸・循環管理を要する症例では、観血的動脈圧ライン、中心静脈カテーテル、肺動脈カテーテルの留置、また心臓超音波検査を検討する。
- 全身麻酔下に手術を行う場合は特に、弾性ストッキングを着用し低体温と脱水を避けるなどの静脈血栓症の予防を行ったうえで手術を行う。
- 胎盤の多発性梗塞により胎盤機能不全が発生し子宮胎盤血流の低下が危惧される場合には特に、麻酔による低血圧を避け、子宮胎盤血流の維持に努める。

【文 献】
1) Chestnut's Obstetric Anesthesia（6th ed）. Mosby Elsevier；2014. p.951-2.
2) Williams obstetrics（24th ed）. McGraw-Hill；2014. p.1173-6.
3) J Thromb Haemost 2006；4：295-306.

（日向 俊輔、奥富 俊之）

30. 甲状腺腫

34歳の女性。不妊を主訴に来院し、採卵が予定された。**甲状腺腫**を指摘された。

Essential Point 甲状腺腫を指摘された患者では術前に甲状腺機能をコントロールすること、および気道の評価を行うことが重要である。

Key Words 甲状腺腫、採卵手術

甲状腺腫患者の術前評価上の注意点

❶ 甲状腺腫
- 甲状腺が腫大した病態である。甲状腺は通常触知されないので、触知されれば異常となる。甲状腺が腫大する疾患を表に示した[1]。
- 甲状腺腫がみつかった場合、原因を鑑別する必要があり、甲状腺機能が亢進しているのか、正常なのかを診断することが重要となる。
- なお、慢性甲状腺炎は一過性に甲状腺機能が亢進することもあれば、病状が進行して最終的に甲状腺機能が低下することもある。しかし、ほとんどの経過で甲状腺機能は正常に保たれているため、本症例では甲状腺機能正常に分類したが、甲状腺腫患者では、甲状腺機能低下がみられないということではない。
- 甲状腺腫がある場合、甲状腺機能以外で問題になってくるのは甲状腺腫の大きさである。甲状腺腫による気管圧排や偏移のため換気困難、挿管困難の可能性がある（図）。また、声門上器具がフィットしない可能性もある。
- 術前に、仰臥位で寝ることができているかや、気道の圧排や偏移がないかを胸部単純X線検査や頸部CT検査などで評価しておくことが重要である。気管が高度に圧排もしくは偏移している場合は自発呼吸下での挿管などを考慮する必要がある。

❷ 甲状腺機能亢進症
- 甲状腺ホルモンの産生が亢進していることを指す。甲状腺ホルモンが多

表　甲状腺腫を来す疾患

	びまん性甲状腺腫	結節性甲状腺腫
機能亢進のある場合	バセドウ病	プランマー病
甲状腺機能正常の場合	慢性甲状腺炎 単純性甲状腺腫	甲状腺腫瘍 腺腫様甲状腺腫

第Ⅰ章　術前評価・管理と周術期計画

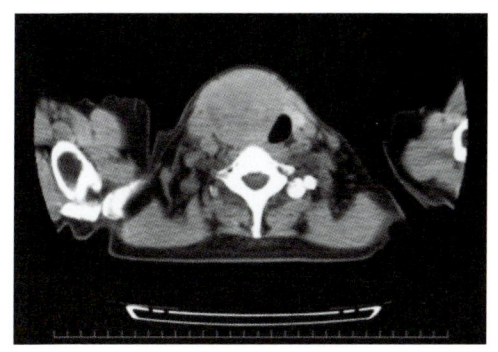

図　甲状腺腫のCT画像
腫大した甲状腺右葉により気管が圧排されている.

量に出たときに最も脅かされるのは心血管系であり、頻脈や心房細動などの不整脈、僧帽弁逸脱や心不全などを呈する。
- 治療としては、抗甲状腺薬の投与、手術療法や放射性ヨード療法などが行われる。
・本症例の手術のように緊急を要さない手術では、薬物投与により甲状腺機能を改善して手術に臨むべきであり[2]、その過程に2〜6週間を要することがある。

❸ 甲状腺クリーゼ
- 病気自体あるいは手術などによって甲状腺機能亢進症が著しく悪化する病態である。異常高熱、頻脈、意識障害を三大症状とする。
- 治療法は抗甲状腺薬、無機ヨードの投与に加え、脱水や輸液過剰にならないよう輸液管理に細心の注意を払い原疾患を是正することが重要である。

甲状腺機能検査上の注意点

- 甲状腺疾患が疑われた場合はまず甲状腺刺激ホルモン（thyroid stimulating hormone：TSH）、遊離サイロキシン（free thyroxine：FT4）を測定する[1,2]。甲状腺機能が亢進している場合はFT4の上昇とそれらの上昇によるフィードバックのためTSHの低下を認める。ただし、慢性甲状腺炎の場合は濾胞細胞の破壊により一過性にFT4が上昇、それに伴いTSHが低下していることがある。
・これらの鑑別には甲状腺^{123}I摂取率の測定を行う。バセドウ病やプランマー病のときは甲状腺ホルモンの合成が促進されているため甲状腺^{123}I摂取率は上昇するが、慢性甲状腺炎の場合は低下する。
・また抗甲状腺自己抗体（抗サイログロブリン抗体、抗ミクロゾーム抗体、抗甲状腺ペルオキシダーゼ抗体、抗TSH受容体抗体）の測定も診断の助

けとなる。
- 本症例では不妊治療中ということであり、例えばバセドウ病患者の場合、不妊や流産が増加することが知られている。また、妊娠初期の甲状腺機能亢進は奇形率を増加させることや抗TSH受容体抗体が胎盤を通過することから胎児甲状腺機能異常を引き起こす。また、抗甲状腺薬が乳汁中に排泄されるため産後の授乳は基本的に禁止となるなど妊娠と甲状腺機能は密接な関係がある。
- これはバセドウ病患者に限ったことではなく、例えば妊娠中に増加する絨毛性ゴナドトロピン (human chorionic gonadotropin：hCG) には弱い甲状腺刺激活性があるため続発性甲状腺機能亢進症を認めることがある[1]。

麻酔法はどうするか

- 本症例の手術は緊急性はないので、甲状腺機能をコントロールできるまで手術は延期する[2]。麻酔法は全身麻酔、静脈麻酔、脊髄くも膜下麻酔、硬膜外麻酔などが考えられる。麻酔による患者の安全だけではなく、採卵した卵への影響や生着率に麻酔方法や麻酔薬が与える影響についてもさまざまな検証がなされているが、いまだに確立された方法はない[3]。
- 甲状腺機能亢進症の場合：
- 抗甲状腺薬は手術当日まで継続する。
- 術中使用する昇圧薬はβ刺激作用のないフェニレフリンを第一選択とする。心拍数コントロールにはβ遮断薬を用い、術中に体温上昇や頻脈・不整脈などの徴候があれば甲状腺クリーゼを疑う。また、疼痛が甲状腺クリーゼの原因となる可能性があるため十分な鎮痛が必要である。これらに十分留意したうえでの麻酔法選択が望まれる。

【文 献】

1) 甲状腺疾患診療マニュアル（改訂第2版）．診断と治療社；2014．
2) Miller's Anesthesia（Vol 1. 7th ed）. Churchill Livingstone；2010. p.1023.
3) Int J Gynaecol Obstet 2009；105：201-5.

（吉田 卓矢、溝渕 知司）

31. 原発性アルドステロン症

31歳の女性。**原発性アルドステロン症**の診断で、副腎切除術が予定された。

Essential Point 原発性アルドステロン症では術前に高血圧と低カリウム血症のコントロール、動脈硬化性病変の検索を行うことが重要である。

Key Words 原発性アルドステロン症、副腎切除術

原発性アルドステロン症とはどのような疾患か

- 副腎にアルドステロンを産生する腫瘍ができアルドステロンが過剰分泌される結果、腎臓でのナトリウム再吸収亢進による高血圧やカリウム排泄の促進による低カリウム血症、アルドステロン濃度上昇による臓器不全（脳出血、脳梗塞、心筋梗塞、心肥大、不整脈、腎機能不全など）を呈する疾患である[1]。
- 原発性アルドステロン症の原因となる副腎腫瘍の多くは一側性であり、ほとんどは良性の腫瘍(腺腫)であるため外科的治療の良い適応となる。また、両側性副腎腫瘍（過形成）は特発性アルドステロン症とも呼ばれ基本的には内科的治療を行う。なお、副腎がんによるものは極めてまれである[1]。良性腺腫に対して外科的治療を行った場合の予後は良好である。
- 高血圧患者の3.3～10%は原発性アルドステロン症が原因といわれており、原発性アルドステロン症は二次性高血圧の原因として最も多い。したがって原発性アルドステロン症と診断することは非常に重要である。
・ 具体的には中等度（収縮期血圧≧160 mmHgまたは拡張期血圧≧100 mmHg）以上の高血圧、低カリウム血症、治療抵抗性高血圧患者などでは積極的にスクリーニング検査を行うことが推奨されている[1]。
・ スクリーニング方法としては血漿アルドステロン濃度（plasma aldosterone concentration：PAC）と血漿レニン活性（plasma renin activity：PRA）を計測し、PACとPRAの比（aldosterone/renin ratio：ARR）が200以上の場合スクリーニング陽性とし機能検査を実施する（図1）。
・ 機能検査にはカプトプリル試験やフロセミド立位試験、生理食塩液負荷試験などがあり、2種類以上陽性の場合に確定診断とする。
・ 確定診断されれば副腎腫瘍が一側性なのか両側性なのかを診断するためにCT検査や副腎静脈サンプリング検査を行い、一側性ならば外科的治

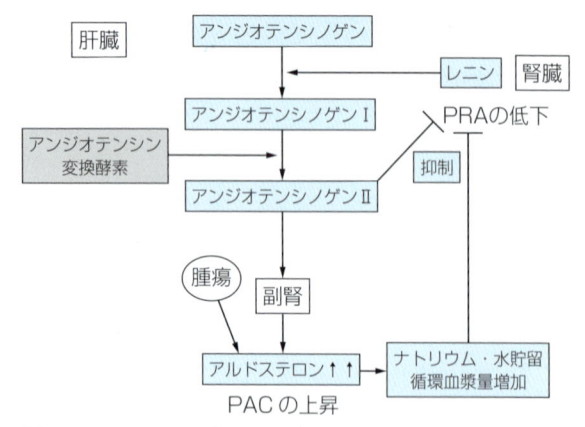

図1 レニン・アンジオテンシン・アルドステロン系に対する腫瘍の影響

腫瘍からアルドステロンが産生されるためPACは上昇するが，抑制がかかるためPRAは低下したままであるため，ARRは高値となる．

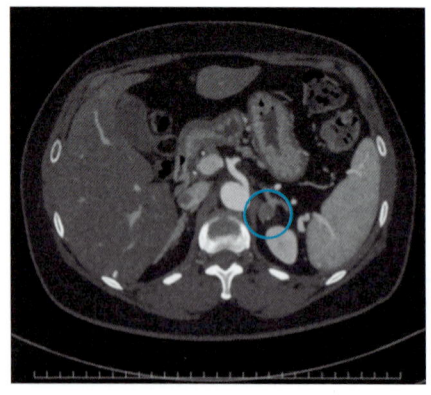

図2 CT検査

一側性に副腎腫瘍（丸印）を認めており手術適応となった．ただし，副腎腫瘍は数mm以下と小さいこともあるためCT検査のみで一側性と判断するべきではない．副腎静脈サンプリング検査など他の検査結果と併せて総合的に診断されるべきである．

療を、両側性ならば内科的治療を行う[1]（図2）。

術前評価と管理のポイント

- 高血圧の評価と血圧のコントロールを行う。原発性アルドステロン症自体は緊急手術が必要となることはなく、術前に内科的治療が行われる。内科的治療の第一選択はアルドステロン拮抗薬の投与である。アルドス

テロン拮抗薬にはスピノロラクトンとエプレレノンの2種類がある。
- エプレレノンはミネラルコルチコイド受容体への選択性を高めた薬物で女性化乳房などの副作用をほとんど認めないが、降圧作用はスピノロラクトンの約半分である。アルドステロン拮抗薬単独で降圧不十分の場合はカルシウム拮抗薬を併用する。
- 血圧コントロールと同時にカリウムの補正が重要である。具体的にはカリウム補正の目的でも前述したスピノロラクトンなどのアルドステロン拮抗薬を投与するが、スピノロラクトンが安定して効能を発揮するまでには1～2週間を要する[2]。このため、手術まで時間がない場合はカリウム補充療法を行う。
- 原発性アルドステロン症患者に脳出血、脳梗塞、心筋梗塞、心肥大、不整脈などの心血管系イベントが合併することがある。これらは、アルドステロンが血管系組織に直接作用し心臓の肥大および線維化、血管内皮障害や炎症、血管平滑筋細胞のアポトーシスを促進させる作用があるためと考えられている。このため原発性アルドステロン症患者は本態性高血圧患者に比べて心血管系イベントの発症率が高く、術前に動脈硬化性病変がないかをチェックしておくことが重要である[3]。
- 具体的には心臓超音波検査、頸動脈超音波検査、四肢同時血圧測定検査などを行い動脈硬化による臓器障害の有無を精査し、必要があれば専門医にコンサルトしておく。

麻酔管理はどうするか

- 術前の内科的治療により血圧と電解質の補正が十分であれば、術中に大きな問題が起こることは少ない。特に、術前のスピノロラクトン投与により血圧がコントロールされた患者では、その他の降圧薬で血圧コントロールされた患者よりも術中の血行動態が安定していると報告されている[2]。
- セボフルラン、デスフルラン、プロポフォールのいずれの鎮静薬を用いてもよい。ただし、原発性アルドステロン症が中年女性に多いことから術後悪心・嘔吐対策は十分に行う必要がある。鎮痛に関しては特に禁忌になるものはない。フェンタニルの投与やレミフェンタニルの持続静注のほか、持続硬膜外ブロック、超音波エコーガイド下末梢神経ブロックなどを行う。特に腹腔鏡で手術を行う場合には硬膜外麻酔を行わず、術後は持続フェンタニル静注や腹横筋膜面ブロックを施行することにより十分な鎮痛を得ることも可能である。
- 低カリウム血症に伴う筋力低下を認めている症例では筋弛緩薬の作用が遷延することがあるので注意を要する。筋弛緩状態をモニタリングしながら非脱分極性筋弛緩薬を用い、術後にスガマデクスで拮抗する。
- 術中血行動態変動のモニタリングのために観血的動脈圧測定を行う。こ

れは同時に電解質のチェックにも有用である。特に術前冠動脈や脳血管に異常がみつかった症例に対しては臓器灌流圧を低下させないようにする。

コラム：甲状腺の術後出血は怖い！

- 著者が医師になって3年目、甲状腺の手術後の患者を診察するため病棟へ行ったときのことである。患者は「ついさっきから息が苦しくなってきました」と訴えた。
- すぐに上級医に電話したところ「その場で創部を切開しなさい」と言われた。大慌てで創部の糸を切ったところ大量の血腫を認めた。血腫を取り除くと患者の呼吸困難が改善したため、そのままガーゼで創部を圧迫しながら手術室に連れて行き麻酔導入を行った。
- 今から思うと、もしあのときに挿管を試みていたら血腫で気管が圧迫されていて困難を極めたことであろう。"甲状腺の術後出血は怖い！"である。

【文　献】
1) Endocr J 2011；58：711-21.
2) Miller's anesthesia（Vol 1. 7th ed）. Churchill Livingstone；2010. p.1067-149.
3) Int J Endocrinol 2015；2015：597247.

（吉田　卓矢、溝渕　知司）

32. 悪性高熱症

20歳の男性。前十字靱帯断裂に対して、靱帯再建術が予定された。兄が以前に全身手術を受けた際に、40℃以上の高熱がでた既往があり、**悪性高熱症**が疑われている。病歴や検査で注意することはあるか。

Essential Point 術前の問診や検査で悪性高熱症を否定することは難しいため、悪性高熱症素因者と考えて周術期管理を計画する。

Key Words 悪性高熱症、先天性ミオパチー、横紋筋融解症

悪性高熱症とは[1,2]

- 揮発性吸入麻酔薬および脱分極性筋弛緩薬により誘発される潜在的な筋疾患である。
- 病因は骨格筋細胞内のカルシウム調節異常[1,2]である。
- 遺伝子病(常染色体優性遺伝)[1,2]である。
・骨格筋小胞体のリアノジン受容体（*RYR1*）
・骨格筋細胞膜のL電位依存性型カルシウムチャネルのαサブユニット（*CACNA1S*）
- 悪性高熱症発症時の病態は、骨格筋細胞内のカルシウム上昇により代謝が異常に亢進(二酸化炭素産生と熱の産生が増大、酸素とATPの消費増大)する[1,2]。
- 細胞膜が障害されると、CK(クレアチンキナーゼ)、K(カリウム)、ミオグロビンが血中に流出する。
- 症状は呼気終末二酸化炭素濃度上昇・頻呼吸(呼吸性アシドーシス)、頻脈、筋強直(開口障害)、代謝性アシドーシス、およびCK、乳酸値、血清K、ミオグロビン(血中、尿中)の上昇、さらに進行すると多臓器不全〔腎不全、播種性血管内凝固(disseminated intravascular coagulation：DIC)など〕となる[1,2]。
- 発症頻度はまれであるが致死的な疾患である。
・発症頻度は全身麻酔10000〜250000に1[1]、遺伝子変異は400人に1人と推計[1]とされている。発症すると進行は急激で、死亡率は15%(日本、劇症型)にものぼる。
- 特効薬はダントロレンであり、骨格筋小胞体からのカルシウム放出を抑制する[2]。

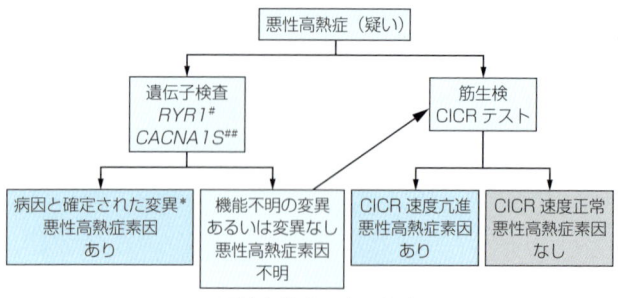

```
                    悪性高熱症(疑い)
                           │
              ┌────────────┴────────────┐
         遺伝子検査                   筋生検
         RYR1#                      CICR テスト
         CACNA1S##                      ▲
              │                         │
      ┌───────┼───────┐         ┌───────┴───────┐
  病因と確定   機能不明の変異   CICR 速度亢進   CICR 速度正常
  された変異*  あるいは変異なし  悪性高熱症素因  悪性高熱症素因
  悪性高熱症   悪性高熱症素因    あり            なし
  素因あり     不明
```

図1　悪性高熱症の素因検査手順

\#：RYR1：骨格筋リアノジン受容体
\##：CACNA1S：電位依存性L型カルシウムチャネルαサブユニット
*：37個の変異が認定（RYR1：35, CACNA1S：2）
〔European Malignant Hyperthermia Group. https://emhg.org/genetics/mutations-in-ryr1/（2016年3月閲覧）より引用〕

悪性高熱症らしき既往歴があった場合はどのような点に注意して、術前評価をするか

- 本症例では兄以外の血縁者の手術歴で悪性高熱症の症状の有無を確認する。
- ・術中術後の高熱、筋強直、筋痛、赤い尿、原因不明の周術期死亡など
- 労作性熱中症や運動誘発性横紋筋融解症などの既往について問診する[3]。
- ・高温環境下での運動や作業で高熱や、運動後の赤い尿など
- 本人あるいは悪性高熱症が疑われている血縁者（本症例では兄）に先天性ミオパチー（セントラルコア病など）[1,2]を疑う症状があるかを確認する。
- ・歩行開始の遅れ、乳幼児期の運動発達の遅れ
- ・近位筋の筋力低下、階段昇降に手すりが必要か
- ・高口蓋、側弯などの脊椎の変形、関節拘縮、眼瞼下垂
- ・キング・デンボロー症候群[1,2]：進行性のミオパチーと低身長、低耳介位、眼裂外方下斜、頬骨低形成、腰椎前弯や側弯などを合併する。
- 腓腹筋以外の筋肉に筋痙攣（肝返りのような筋肉のつり）を経験：悪性高熱症の素因者の一部では、大胸筋などに筋痙攣を経験
- 術前CK値：安静時のCK値と悪性高熱症の素因について直接的な関連性はない[1]。悪性高熱症を発症した患者のなかには、CK値の軽度上昇例がある。
- 確定診断（図1）：悪性高熱症の素因検査は、骨格筋生検によるテストあるいは遺伝子診断が必要である。
- ・手術までに時間的に余裕がある場合は確定診断のための検査を考慮する。
- ・原則的にはまず発端者（本症例では兄）の検査を行い⇒悪性高熱症素因があれば⇒本患者の検査を行う。
- ・手術時に同時に筋生検を行うことも可能である。

- 筋生検・CICR（Ca-induced Ca-release）テスト：悪性高熱症劇症型を発症した患者で陽性率が約80％（陰性でも悪性高熱症の素因が100％否定できない）である。
- 遺伝子診断：悪性高熱症素因者の50～70％にリアノジン受容体に遺伝子変異が認められる。しかし骨格筋リアノジン受容体の遺伝子変異は400以上報告あるが[1]、悪性高熱症の原因であると認定された変異は35しかない。

リスクに関しての説明

- 悪性高熱症という疾患について説明する。
- 本症例では兄が悪性高熱症であれば、遺伝している確率は50％である。
- 通常の術前検査では診断できない。
- 悪性高熱症は致死的疾患であり死亡率は劇症型で15％（日本）である。
- 悪性高熱症を誘発しない麻酔薬を使用する。しかし非常にまれに、安全な麻酔法や麻酔薬で悪性高熱症を発症することがある。誘発麻酔薬以外の誘因（運動、高温環境、精神的興奮、感染など）により悪性高熱症の発症[1]が報告されている。
- 悪性高熱症の発症が疑われたら早期にダントロレンを使用する。
- 1バイアル20 mgを蒸留水60 mLで溶解（初回投与量は1～2 mg/kg）する。副作用で頻度が高いのは筋力低下である。

悪性高熱症が疑われる場合の麻酔管理はどうするか

- ダントロレンの予防投与は一般的には不要[1,2]である。
- 経口投与で筋力低下の副作用がでることがある。経口投与では悪性高熱症治療に有効な血中濃度に達しない。
- 安全な麻酔法を選択する。
- 脊髄くも膜下麻酔および硬膜外麻酔が推奨される。必要に応じて適切な鎮静の併用が望ましい。全静脈麻酔（total intravenous anesthesia：TIVA）は安全である。末梢神経ブロックの併用は有用であるが、局所麻酔薬の過量投与に注意する。
- 悪性高熱症に安全とされている薬のみを使用する。
- 静脈麻酔薬：ジアゼパム、バルビツレート、デクスメデトミジン、プロポフォールは問題なく使用できる。ケタミンも使用できる[2]。
- 麻薬性鎮痛薬：推奨されている。
- 非脱分極性筋弛緩薬および拮抗薬：推奨、スガマデクスも使用可能である[2]。
- 局所麻酔薬：アミド型もエステル型とも使用可能（通常量）である。

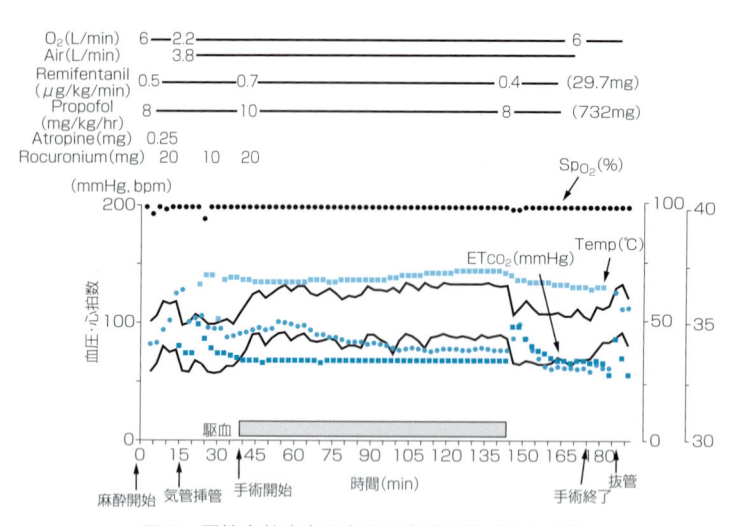

図2 悪性高熱症素因患児の麻酔記録（膝の手術）

- カルシウム拮抗薬は使用しない；カルシウム拮抗薬は骨格筋細胞内のカルシウム濃度を上昇させる[2]。ダントロレンとベラパミルの併用で致死的高カリウム血症の報告があり、併用は禁忌である。
- 呼気終末二酸化炭素濃度（$ETco_2$）と体温（中枢温）をモニターする。
- 自発呼吸でも、超小型 CO_2 センサー cap-ONE™（メインストリーム）やカプノストリーム™ 20 P（サイドストリーム）で、酸素投与を行いながら $ETco_2$ をモニターできる。
- 一部の悪性高熱症素因者では、過度の精神的な緊張や興奮により悪性高熱症が誘発される可能性があるため、術前から適切な鎮静[1]を検討する。
- 前投薬のアトロピンは不要である。
- 発汗抑制から体温上昇を来すことがあり、MH の発症とまぎらわしい。麻酔管理中に必要（徐脈）となれば使用する。
- 本症例の手術では下肢大腿部の駆血に注意する〔図2：悪性高熱症素因患児の麻酔記録（膝の手術）：全静脈麻酔（TIVA）参照〕。
- TIVA だけの場合、駆血時間が長くなると、頻脈・高血圧、軽度の体温上昇がみられることがある。駆血解除時には $ETco_2$ が上昇（自発呼吸では呼吸数の増加）するため、悪性高熱症の初発症状との鑑別が必要である。駆血解除による $ETco_2$ の上昇は一過性で、換気量を増加させることで対応可能である。通常駆血解除により体温は低下し始める。
- 術後管理：悪性高熱症の症状なく手術を終了した場合は通常の術後管理でよい[1]。

悪性高熱症の治療薬として、何を準備しておくべきか

- 静注用ダントロレンと溶解に必要な蒸留水を準備する。
- 初回投与量を手元に準備〔1 mg/kg（日本）、2〜2.5 mg/kg（欧米）〕する。蒸留水の確保（1バイアル20 mgに対して60 mLの蒸留水が必要）、単独の静脈ルートが必要（強アルカリのため）である。
- 追加投与用のダントロレンの在庫・保管場所を確認する
- 院内に在庫がない場合は追加投与に必要なダントロレンが届く時間を検討する。
- 冷却した生理食塩液を準備（4℃に冷却した生理食塩液を2〜3 L準備）する。
- 麻酔器の準備：気化器を麻酔器から外す。麻酔器に残留している揮発性吸入麻酔薬のwash-outを行う。最近の麻酔器に使用されているシリコン素材に揮発性吸入麻酔薬が吸着しているため、wash-out（流量10〜15 L/min）には約30〜90分かかる（麻酔器により異なる）[1]。ソーダライムと麻酔回路を新しいものに交換する。

ミニ知識：治療の新ツール（日本では未発売）

- 溶けるダントロレン製剤Rynodex®：ダントロレン250 mgが5 mLの蒸留水（1バイアル）に溶解する製剤。USAで発売された。ダントロレン投与決定から投与終了までにかかる時間が大幅に短縮される。
- 活性炭のフィルターVapor-Clean®：麻酔回路（呼気側と吸気側）に組み込むと、2分以内に回路内の吸入麻酔薬濃度を5 ppm以下に低下させる。効果は1時間
- ダントロレン
- 骨格筋細胞のリアノジン受容体に結合して、骨格筋細胞内のカルシウム濃度を低下させる。その作用機序については、小胞体からのカルシウム放出を抑制する以外、細胞外からのカルシウム流入抑制も示唆されている。予防投与について、培養細胞の実験やMH（hyperthermia；悪性高熱症）モデル動物の実験では、ダントロレンの有効性を示した報告がある。

【文　献】
1) Orphanet J Rare Dis 2015；10：93.
2) Acta Anaesthesiol Scand 2015；59：951-61.
3) Cell Biochem Biophys 2014；70：1325-9.

（向田　圭子）

33. 褐色細胞腫

41歳の男性。検診で高度の高血圧を指摘され、副腎の褐色細胞腫と診断され、内視鏡下副腎腫瘍摘出術が予定された。術前管理はどのようにするか。

Essential Point 待機手術では術前の血圧コントロールをしっかり行い、場合によってはフェントラミンの持続投与を考慮する。十分な深度の麻酔、十分な鎮痛を行い、腫瘍摘出前後の血行動態変化に注意する。

Key Words カテコールアミン、α受容体遮断、経食道心エコー法、α遮断薬、β遮断薬、フェントラミン

褐色細胞腫とはどのような疾患か

- その多くは副腎髄質のクロム親和性細胞由来の、また一部は副腎外のクロム親和性傍神経節腫として発生する腫瘍で、アドレナリンやノルアドレナリンを過剰に分泌することで多彩な症状を引き起こす腫瘍でもある（表1）。
- カテコールアミンの過剰な分泌による発作症状とともに、若年性でかつ治療に抵抗するような高血圧、麻酔や手術時の急激な血圧上昇、家族性の発症やCarneyの三徴といわれるような胃間質性腫瘍や肺軟骨腫との合併などにより発見されることもある。また、その特徴より「10％の病気」（表2）とも呼ばれる。最も多く発現する症状は高血圧（半数は発作性）であるが、逆に高血圧症患者全体からみると褐色細胞腫による高血圧はおよそ0.1％にすぎない。
- 診断は、尿中や血中のカテコールアミンやメタネフリン、ノルメタネフリンの測定により行われるが、血漿中のメタネフリン、ノルメタネフリ

表1 褐色細胞腫でみられる症状

- 高血圧
- 頭痛
- 発汗
- 非労作性動悸
- 顔面紅潮
- 不安発作
- ふらつき，立ちくらみ
- 胸痛
- 消化器症状
- 倦怠感
- 起立性低血圧
- 頻脈
- 徐脈
- 振戦
- 散瞳
- 不整脈
- 体重減少
- 高血糖
- 蒼白

表2 褐色細胞腫の「10％の法則」

- 10％家族性
- 10％悪性
- 10％両側
- 10％多発性
- 10％副腎髄質外

表3 日本で用いられる経口α遮断薬と褐色細胞腫による高血圧症への適応

一般名	商品名	適応
ウラピジル	エブランチル®	○
テラゾシン	ハイトラシン® バソメット®	○
ドキサゾシン	カルデナリン®	○
ブナゾシン	デタントール®	○
プラゾシン	ミニプレス®	—

ンの測定が他の測定法に比べて感度が高いといわれている[1]。腫瘍の局在についてはCTやMRI、超音波エコー、MIBG(メタヨードベンジルグアニン)シンチグラフィ、動脈造影により診断される。これらの検査により診断できた場合には、フェントラミンテストは行わない。

術前評価と管理のポイント

- 治療の第一選択は外科的切除となる。近年、内視鏡手術手技の進歩により、多くの副腎髄質の褐色細胞腫は内視鏡的に切除が可能となっており、より低侵襲での治療が行われるようになった。
- 褐色細胞腫の病態はカテコールアミンの過剰分泌による影響であるため、待機手術の場合、術前のカテコールアミン受容体遮断薬による血圧のコントロールが必要であり、必ずα受容体遮断薬より投与を開始する。β遮断薬を最初に投与しないのはβ受容体遮断で末梢血管がより収縮する可能性があることと、心機能抑制による急性心不全発症の可能性があるためである。
- α遮断薬として海外ではフェノキシベンザミン塩酸塩が好んで投与されるが、日本では未承認のため表3に示すような経口α遮断薬を投与する。血圧のコントロールがついた時点で、心拍数のコントロールを目的にβ遮断薬の投与を行うこともある。この場合ビソプロロールやアテノロールなど、$β_1$選択性の高い薬物が推奨される。また、ニカルジピンなどのカルシウム拮抗薬、ACE阻害薬もカテコールアミン受容体遮断薬の効果を補完する意味で使用してもよい。
- 術前の治療が困難な緊急手術の場合には、フェントラミン(レギチーン®)を3μg/kg/minから持続静注し、血圧をモニターしながら増量(20μg/kg/minまで)し、血圧のコントロールを図る。

表4 褐色細胞腫摘出術時に準備しておくべき薬剤

α遮断薬	フェントラミン（レギチーン®）
β遮断薬	ランジオロール（オノアクト®）あるいはエスモロール（ブレビブロック®）
カルシウム拮抗薬	ニカルジピン
降圧薬	ニトロプルシド（ニトプロ®）
α刺激薬	フェニレフリン（ネオシネジン®）ノルアドレナリン
その他	インスリン 50％ブドウ糖液

麻酔法、モニター、準備薬はどうするか（表4）

- 褐色細胞腫摘出の麻酔管理は全身麻酔で行われることがほとんどであると思われる。
- 現在使用される吸入麻酔薬（デスフルラン、セボフルラン、イソフルラン）および静脈麻酔薬（プロポフォール）は安全に使用できる。鎮痛薬については、フェンタニル、レミフェンタニルは安全に使用できるが、モルヒネについてはヒスタミン遊離作用により、血中カテコールアミン濃度を上昇させる傾向があるため使用は避けるべきである。筋弛緩薬についてもロクロニウム、ベクロニウムについては安全に使用できる。
- モニターについては血行動態の変化が激しくなることが想定されるため、通常のモニター（心電図、非観血的血圧測定、パルスオキシメータ）に加え動脈圧ラインは必須であり、さらに麻酔導入時から血圧を観察する必要があるので、麻酔導入前に確保しておくことが望ましい。また、α、β遮断薬、カルシウム拮抗薬、腫瘍摘出後のノルアドレナリンの投与など循環作動薬を多く使用するため、中心静脈ラインも確保しておくべきである。
- 肺動脈カテーテルについては、パラメータとして重要であるが、腹腔鏡による手技であることや体位の問題があり、データの信頼性に疑問が生じる可能性がある。むしろ、最近使われるようになってきている低侵襲型血行動態モニタリング装置の使用を考慮すべきではないかと思われる。このような装置による動的血行動態モニタリングは腫瘍摘出後の血管内容量不足についての情報も得られるためたいへん有用である。
- 高血圧症による心筋肥大や心室壁運動の確認のため術中の経食道心エコー法も可能な場合には施行するべきである。

全身麻酔管理のポイント

- 褐色細胞腫摘出術の場合、腫瘍への血流がある状態ではさまざまなストレスや腫瘍そのものに対する機械的刺激によりカテコールアミンが分泌され、急激な血圧上昇が発生する可能性がある。また、腫瘍への血流遮断後、腫瘍摘出後には、これまで分泌されていたカテコールアミンがなくなることから、逆に血圧が急激に低下する可能性がある。したがって、この状態変化に対応して血行動態変動を最小限にすることが重要である。
- 腫瘍摘出までの高カテコールアミン状態による急激な血圧上昇に対しては、フェントラミン 1〜5 mg 静注（作用時間 15 分程度）、ニトロプルシドの持続投与（2〜4 μg/kg/min）、ニカルジピンの静注で対応する。
- 腫瘍摘出後の低血圧に対してはノルアドレナリンの持続静注で対応する。過度の頻脈を避けるため、β刺激作用を有するアドレナリンは使用しない。
- 高カテコールアミン血症においては高血糖となるが、腫瘍摘出後はカテコールアミンが減少することで低血糖となる可能性があるため、血糖値のモニタリングも必要である。
- 気管挿管に伴う刺激によっても血圧が上昇する可能性があることから、麻酔導入時には十分に麻酔深度を深くして鎮痛薬も十分な血中濃度が維持されている状況、また局所麻酔薬の併用下で気管挿管を行う必要がある。

術後管理上の注意点

- 副腎腫瘍摘出後には腫瘍からのカテコールアミン供給が途絶するため、血管が拡張し低血圧に陥りやすくなるが、高血圧状態が維持し、1〜3 日かけて正常血圧に落ち着く症例もみられる。血管拡張による低血圧には輸液などの容量負荷が必要となる場合もあるが、この判断のために血行動態の動的モニタリング、輸液反応性の確認は有用である。
- 心筋肥大などの症状がみられた場合には継続して胸壁心エコー検査などを行う。また、両側の副腎摘出を施行した場合にはステロイドの補充も必要である。

【文　献】
1) Ann Intern Med 1995；123：101-9.

（畠山　登）

34. 筋ジストロフィ

4歳の男児。斜視に対して外眼筋後転術が予定された。型はよくわからないが**筋ジストロフィ**と診断されている。

Essential Point 筋ジストロフィの病型、症状、進行度を、術前に的確に把握する。病状の進行の程度から、麻酔方法や使用薬物など検討し、麻酔計画を立てる。術中および術後も、症状に応じた合併症を想定し、慎重な看視が必要である。

Key Words 筋ジストロフィ、筋弛緩薬、悪性高熱症

筋ジストロフィとはどのような疾患か

- 骨格筋の変性・壊死と再生を繰り返しながら、しだいに筋萎縮と筋力低下が進行する遺伝性疾患である。
- 骨格筋に発現する遺伝子の異常により、タンパクの喪失・機能異常が生じ、筋細胞の正常な機能が破綻して、変性・壊死に至る。
- 運動機能低下が主症状であり、病型により発症時期や臨床像、進行速度には多様性がある。

どのように分類されるか[1]

- デュシェンヌ型：進行性筋ジストロフィの中で、大部分を占め、伴性劣性遺伝疾患である。2～5歳時に発症し、10代で歩行困難、20代で呼吸不全、心不全に至る。本項の中での最重症型である。
- ベッカー型：5～15歳で発症する。デュシェンヌ型より進行が緩徐であり、一般的に予後は良好である。
- 顔面肩甲上腕型：10代前後で発症し、上半身の筋肉を中心に障害が生じる。
- 肢帯型：10～20代で歩容異常、階段歩行困難、易転倒性といった歩行障害で発症する。
- 先天性：生下時ないし生後9ヶ月以内に筋緊張低下、筋力低下で発症（フロッピーインファント）する。福山型では、知的発達障害や痙攣発作も合併する。
- 筋強直型ジストロフィ：20～50歳ごろに発症し、進行性に罹患筋の萎縮とミオトニアやそのほかに前頭部脱毛や精神症状、不整脈や内分泌異

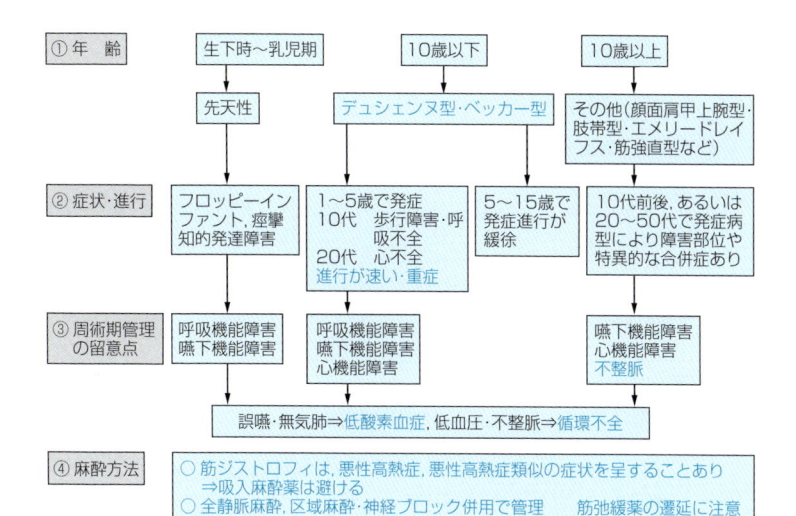

①年齢	生下時～乳児期		10歳以下		10歳以上
	↓		↓		↓
	先天性		デュシェンヌ型・ベッカー型		その他(顔面肩甲上腕型・肢帯型・エメリードレイフス・筋強直型など)
②症状・進行	フロッピーインファント、痙攣、知的発達障害	1～5歳で発症 10代 歩行障害・呼吸不全 20代 心不全 進行が速い・重症		5～15歳で発症進行が緩徐	10代前後、あるいは20～50代で発症病型により障害部位や特異的な合併症あり
③周術期管理の留意点	呼吸機能障害 嚥下機能障害	呼吸機能障害 嚥下機能障害 心機能障害			嚥下機能障害 心機能障害 不整脈
	誤嚥・無気肺⇒低酸素血症, 低血圧・不整脈⇒循環不全				
④麻酔方法	○ 筋ジストロフィは,悪性高熱症,悪性高熱症類似の症状を呈することあり ⇒吸入麻酔薬は避ける ○ 全静脈麻酔,区域麻酔・神経ブロック併用で管理　筋弛緩薬の遷延に注意				

図　筋ジストロフィの患者が全身麻酔

常など多彩な病変を呈する全身性疾患である。
- 小児症例（およそ 10 歳以下）では、デュシェンヌ型、またはベッカー型、先天性が疑われる。

術前評価のポイント（図）

- 遺伝性疾患であり、家族歴をチェックする。
- 常染色体優性遺伝：顔面肩甲上腕型、遠位型、筋強直型
- 常染色体劣性遺伝：肢帯型、先天性（福山型含む）
- 伴性劣性遺伝：デュシェンヌ型、ベッカー型
- 臨床症状を確認する。
- 発症年齢
- 進行性の筋力低下の有無や運動機能障害や筋力低下の部位
- 病型特有の合併症の存在
- 病状の進行の程度を把握する。
- 運動機能低下（特に、歩行機能、姿勢異常、嚥下障害など）
- 呼吸機能低下
- 心機能低下や心伝導機能障害
- 悪性高熱症の発症リスクはある（32悪性高熱症を参照）。
- 血清 CK 値
- 血縁者の悪性高熱症の既往
- 筋の異常を疑わせる症状の有無（斜視、眼瞼下垂、運動後の不明熱・赤

褐色尿、腓返り）
- 関連が明確な疾患は、中心コア病、キング・デンボロー（King-Denborough）症候群のみ[2]。
- 悪性高熱症を発症した報告がある疾患：低/高カリウム性周期性麻痺、シャルコー・マリー・トゥース（Charcort-Marie-Tooth）病、スミス・レムリ・オピッツ（Smith-Lemli-Opitz）症候群、乳児突然死症候群など

麻酔管理はどうするか

❶ 麻酔薬
- 吸入麻酔薬は、悪性高熱症類似の臨床症状を呈することがあり、使用を避ける。
- 静脈麻酔薬は、使用してもよい。

❷ 鎮痛薬
- 短時間作用型の麻薬（レミフェンタニル）の使用が望ましい。
- 区域麻酔併用が有用である。

❸ 筋弛緩薬
- スキサメトニウムは高カリウム血症や心停止を起こす可能性があり、禁忌である。
- 非脱分極性筋弛緩薬は、多くの病型で効果が遷延である（筋強直性の場合は遷延しないとの報告あり）。

❹ さらに、症状の進行度、各臓器の機能障害を評価し、麻酔方法・麻酔薬を選択
- 心収縮力機能低下、僧帽弁閉鎖不全症の併発、不整脈・房室ブロックにより、麻酔中に血圧低下や不整脈などの循環不全が起こる可能性を考慮する。
- 術中術後に、呼吸機能低下、嚥下機能低下の増悪により、誤嚥・無気肺から低酸素血症が起こる可能性を考慮する。

❺ 麻酔計画
- 悪性高熱症の回避のため全静脈麻酔で行う。
- 筋弛緩薬は最低限の投与とスガマデクスによる確実な拮抗を行う。
- 呼吸機能・嚥下機能低下を回避すべく、術中は短時間作用型の薬物を選択し、肺リクルートメントを施行、筋弛緩モニタリングを行い、術後は完全覚醒させる。
- 術中術後鎮痛は、区域麻酔（神経ブロック含む）、局所麻酔、アセトアミノフェン、非ステロイド性抗炎症薬（nonsteroidal anti-inflammatory drugs：NSAIDs）を使用する。
- 術後管理は慎重な看視、最低1泊の入院管理が望ましい。

【文 献】

1) 麻酔科医とコンサルテーション―他科からの相談．依頼に対する適正な対応と実際．克誠堂出版；2002．p.59-61
2) Smith's Anesthesia for Infants and Children (7th ed). MOSBY；2006. p.1025-7.
3) Miller's Anesthesia (6th ed)．ミラー麻酔科学．メディカル・サイエンス・インターナショナル；2007．p.424-6，p.918-9．

(渡邊 朝香、奥山 克巳)

35. 多発性硬化症

32歳の女性。大腿部軟部腫瘍に対して広汎切除術が予定された。**多発性硬化症**と診断され、現在は右上肢の軽度筋力低下がある。

Essential Point 麻酔方法に絶対的禁忌はない。しかし、多発性硬化症の特異な神経症状は、区域麻酔や全身麻酔の主/副作用とオーバーラップするので、それを見据えた麻酔法の適用や患者への説明が求められる。

Key Words 空間的時間的多発、妊娠、区域麻酔

多発性硬化症（MS）とはどのような疾患か

- 多発性硬化症（multiple sclerosis：MS）は中枢神経白質を侵す脱髄性疾患である。さまざまな神経症状が空間的・時間的に多発することが特徴である。日本での発病率は2〜4人/10万人、比較的若い女性に多い傾向がある。多発性硬化症は人種差があり、欧米では1/1,000人の割合で発症する。
- 多発性硬化症は自己免疫疾患であり、病原性T細胞が中枢神経系のミエリン塩基性タンパクを攻撃するために、神経伝達を障害すると考えられている。中枢神経系を電子回路に例えると、電気ケーブルの被膜材が損傷された状態である。漏電や短絡の部位によってさまざまな症状が現れる。
- 臨床症状は、四肢の感覚異常（しびれ、脱力）や複視である。認知障害や抑うつなどの情緒障害がみられることもある。寛解増悪を繰り返す多彩な中枢神経症状である。

術前評価上の注意点

- 本症例の病型・神経症状および進行の既往を確認する。多発性硬化症の90％は進行が緩徐な再発寛解型で発症し、残り10％が持続的増悪を示す一次性進行型である（表）。再発寛解型は比較的予後が良く、同年代の健常者と比べて平均余命に大差はない。
- 障害度判定には、0（正常）〜10（死亡）までスコア分類する障害度スコア（Expanded Disability Status Scale：EDSS）が用いられる。EDSSが4.5以上だと重症である。

表 病型分類

再発寛解型 (Relapsing Remitting)		急速あるいは緩徐に神経症候が出現し、再発と再発の間では寛解がみられたり、後遺症を残したりするが、病状の持続進行はない
	二次性進行型 (Secondary Progressive)	再発寛解型で始まった後に、6または12ヶ月以上にわたり持続的進行を示す
一次性進行型 (Primary Progressive)		初期から長期にわたり持続進行し、時に一過性の軽度改善や急性増悪をみることもある

- どのような治療を受けているか把握しておく。エビデンスがあるのはインターフェロン β_1b のみであるが、免疫抑制剤（アザチオプリン、シクロホスファミド）が用いられることもある。アザチオプリンは、副作用として骨髄抑制や肝機能障害を来すことがある。シクロホスファミドでは電解質異常に注意する。急性増悪期にはステロイドパルス療法が適用となるので、その場合にはステロイドカバーを考慮する。

麻酔法はどうするか

- 筋萎縮に伴いニコチン性アセチルコリン受容体（nAChR）のアップレギュレーションが生じ、筋弛緩薬に対する感受性が亢進している。脱分極性筋弛緩スキサメトニウムの使用は高カリウム血症のリスクを伴うので避ける。非脱分極性筋弛緩薬は筋弛緩モニター下に使用する。
- 自律神経系機能不全を呈することが多いので、体位変換には注意を払い、適切な輸液・輸血管理や体温管理が求められる。α受容体作動薬に対して過剰反応する可能性がある。
- 麻酔の機会があるのは、症状の安定している再発寛解型（表）の多発性硬化症症例が多い。したがって、再発寛解型を二次性進行型へと移行させたり、急性増悪させないことが重要となる。急性増悪や進行・再発の誘因となるのは、病原性T細胞を活性化させるような強いストレスや発熱、感染である。
・発熱に対しては、予防的に非ステロイド性抗炎症薬（フルルビプロフェン）などを投与する。アトロピンは体温上昇の観点から使用を避ける。
- 区域麻酔の適用には議論があるが、ストレス緩和の観点からは術後の鎮痛法として有効と考えられている[1]。硬膜外麻酔は多発性硬化症のEDSSに影響を与えないが[2]、高濃度の局所麻酔薬は脱髄性病変を増悪させたという報告もあるので[3]、区域麻酔を適用する際には低濃度の局所麻酔薬を用いたほうがよい。
- 多発性硬化症は比較的若い女性に多いことから、多発性硬化症患者が妊娠・出産を経験する機会もある。多発性硬化症の症状は妊娠後期（28週以降）にいったん軽快するも、出産後〜3ヶ月に増悪する[2]。産科麻酔においては、術後管理期間が症状増悪期に重なることに留意する。

●多発性硬化症では複視や手足の感覚異常、情緒障害などが空間的時間的に多発するので、麻酔の影響との鑑別が問題となる。術後になんらかの症状が現れた場合に、それが多発性硬化症の再発なのか麻酔の影響なのか明らかにするには、シンプルな全身麻酔単独が有利であろう。一方、ストレス軽減を重視するあまり、区域麻酔を併用すると除外診断は難しくなる。例えば、多発性硬化症の再発症状として四肢の感覚異常や複視を訴えることがあるが、区域麻酔の残存効果や硬膜穿刺後の低脊髄液圧症候群と見誤るかもしれない。その利点・欠点を術前に十分説明し、患者の承諾を得たうえで麻酔方法を選択するべきである。

【文　献】
1) Miller's Anesthesia（7th ed）. Elsevier；2010. p.1031-2.
2) N Engl J Med 1998；339：285-91.
3) J Clin Anesth 1988；1：21-4.

（廣田　弘毅）

36. 重症筋無力症

37歳の女性。胸腺腫に対して胸腺摘出術が予定された。**重症筋無力症**があり、ピリドスチグミンとプレドニゾロンを服用している。

Essential Point 筋弛緩薬の使用は原則的に禁忌であるが、スガマデクスによる拮抗が可能になった日本では、筋弛緩モニター下にロクロニウムを併用したバランス麻酔も選択肢に入るだろう。

Key Words ロクロニウム、スガマデクス、筋弛緩モニター

重症筋無力症（MG）とはどのような疾患か

- 重症筋無力症（myasthenia gravis：MG）は、神経筋接合部のシナプス後膜上にあるいくつかの標的抗原に対する自己抗体により、神経筋接合部の刺激伝達が障害されて生じる自己免疫疾患である。
- 病因として確認されている自己抗体には、抗アセチルコリン受容体（抗AChR）抗体、抗筋特異的受容体型チロシンキナーゼ（抗MuSK）抗体、および抗LDL受容体関連タンパク質4（抗Lrp4）がある。

術前評価のポイント

- MGの重症度は、MGFA（Myasthenia Gravis Foundation of America）の分類に基づいて評価する（表1）。四肢麻痺優位型か球麻痺優位型か確認する。
- 胸腺腫摘出術の適応となるのは抗AchR抗体によるMGで、かつ症状が強く日常生活に支障がある場合である。手術適応があるような症例では、筋力を最大限にするような厳密な薬物療法が行われているので、術前に投薬内容（特に抗コリンエステラーゼ剤、ステロイド）を確認する。
- 鎮静薬や抗生物質などの禁忌薬物に十分注意する（表2）。

ピリドスチグミン、ステロイドの周術期投与はどうするか

- ピリドスチグミンの投与量は、患者の筋力を最大限に維持するよう厳密に調整されており、原則的に術前も継続すべきである[1]。
- ピリドスチグミンの継続で危惧されるのはコリン作動性クリーゼであ

表1 MGFA（Myasthenia Gravis Foundation of America）臨床分類

Class I	眼筋型	
		他の筋肉は正常
Class II	軽度全身型	
	IIa	四肢の脱力＞球麻痺
	IIb	球麻痺≧四肢の脱力
Class III	中等度全身型	
	IIIa	四肢の脱力＞球麻痺
	IIIb	球麻痺≧四肢の脱力
Class IV	重度全身型	
	IVa	四肢の脱力＞球麻痺
	IVb	球麻痺≧四肢の脱力
Class V	気管挿管患者	

表2 MGの症例で禁忌あるいは注意すべき薬物

種類	薬物	備考
鎮静薬	ジアゼパムなどのマイナートランキライザー	禁忌
アミノグリコシド系抗生物質	ストレプトマイシン，ゲンタマイシン，アミカシンなど	禁忌
抗不整脈薬	キニジン，プロカインアミドなど	症状増悪の可能性
降圧薬	β遮断薬，カルシウム拮抗薬	症状増悪の可能性
非ステロイド性抗炎症薬	ジクロフェナク，インドメタシン，ロキソプロフェンなど	症状増悪の可能性
総合感冒薬	ダンリッチ®など	非ステロイド性抗炎症薬や鎮静薬が含まれているため
排尿障害の薬	オキシブチニンなど	症状増悪の可能性
パーキンソン治療薬	トリヘキシフェニジル（アーテン），ビペリデン（アキネトン）など	症状増悪の可能性
電解質	マグネシウム	症状増悪の可能性

る。これは抗コリンエステラーゼ剤の相対的または絶対的過量により生じる呼吸不全で、非脱分極性筋弛緩薬の拮抗におけるネオスチグミンの使用が問題となる。日本ではスガマデクスが使用できるので、周術期のコリン作動性クリーゼの危険性は低くなった。ピリドスチグミンの継続は、筋弛緩薬に対するアセチルコリン受容体の感受性を低下させる効果も期待できる[1]。

● 術後も抗コリンエステラーゼ剤にて管理し、症状が強いものにはステロイドを追加する。術前から投与されていたステロイドは継続する。これは長期ステロイド投与に起因する二次性副腎機能抑制をカバーする目的である。

表3 MGの全身麻酔に筋弛緩薬を併用する際の利点・欠点

筋弛緩薬	利　点	欠　点
使用しない	筋弛緩薬作用の遷延や，拮抗にまつわる問題を除外できる	深麻酔による心循環抑制 予期せぬ体動・バッキングの危険
使用する	バランス麻酔を生かした調節性の良い麻酔が可能になる	症例によって筋弛緩薬に対する感受性が異なるため，筋弛緩効果の予測が困難

いずれの場合でも，術後のICU管理は必須である．

麻酔法はどうするか

- MGの麻酔では筋弛緩薬を用いないのが理想であろう。その根拠は、MG患者では神経筋接合部に対する筋弛緩薬の感受性が極めて高く、筋弛緩効果の予測が難しいことや、ネオスチグミンとの相互作用で生じるコリン作動性クリーゼの危険に基づく。MG患者は筋弛緩薬なしでも気管挿管可能なことが多いという。
- しかし、体表の小手術であればよいが、開胸手術を筋弛緩薬なしで麻酔管理するには、麻酔科医・術者双方の高い技術と信頼関係が求められる。深麻酔による心循環抑制のため麻酔管理に難渋するかもしれないし、急な大量出血を来した場合に筋弛緩薬なしで対処できるだろうか。一口にMGと言っても症状は千差万別なので、筋弛緩薬なしでは予期せぬ体動やバッキングを来すこともある。
- 筋弛緩モニターの使用が一般化し、日本ではスガマデクスが臨床使用できることを考慮すると、非脱分極性筋弛緩薬ロクロニウムを用いたバランス麻酔も選択肢に入る[2]。いずれにしても、MG患者における筋弛緩薬の使用には議論があり、それぞれrisk/benefitがあるので、その施設における術者・麻酔科医の技量や信頼関係、手術部・ICU体制を鑑みて総合的に判断するべきだろう（表3）。
- ロクロニウムを使用する場合は、筋弛緩モニター下に通常量の1/10〜1/5（0.06〜0.12 mg/kg）をタイトレーション（titration）しながら投与する。1/10量で十分な筋弛緩が得られる症例も存在する。
- 通常の尺骨神経-母指内転筋のTOF（train of four）値は、咽頭喉頭筋や呼吸筋の評価ではない。咬筋や皺眉筋のモニターがより好ましいという意見もあるが、いずれにしても症例によって球麻痺の程度は異なるので（表1）、TOFを過信してはならない。
- 手術終了後はスガマデクス（1〜2 mg/kg）を投与してロクロニウムを拮抗する。TOF値や呼吸機能の回復を待って抜管を試みるが、安易な経過観察はかえって呼吸筋を疲弊させる。呼吸の回復が悪い場合は早期抜管にこだわらず、完全な調節呼吸としたほうがよい。
- 胸部持続硬膜外ブロックは、術中の胸骨切開や術後疼痛管理に有効である。MGに及ぼす局所麻酔薬の影響は少ないと考えられるが、エステル

型局所麻酔薬（プロカインなど）は作用が遷延化する可能性がある。

術後管理はどうするか

- 術後はICU管理が必須である。呼吸が十分回復したようにみえても、再クラーレ化や呼吸状態の悪化の可能性は常にある。最も注意しなくてはならないのはクリーゼによる呼吸筋麻痺である。
- クリーゼは古典的に、筋無力症クリーゼ（MGの病態が増悪した状態）とコリン作動性クリーゼ（抗コリンエステラーゼ剤の相対的または絶対的過量）に分けられる。テンシロンテスト陽性なら筋無力症クリーゼ、陰性ならコリン作動性クリーゼとされるが、実際には両者が混在していることが多い。
- いずれにしても、クリーゼを起こしたら気管挿管による人工呼吸管理が必須である。気管挿管後は、間歇的強制換気（intermittent mandatory ventilation：IMV）や圧補助換気（pressure support ventilation：PSV）ではなく、完全な調節呼吸として呼吸筋を2～3日休ませる。
- 人工呼吸器からの離脱に際しては、呼吸筋を疲弊させるようなウィーニング（weaning）（補助呼吸を徐々に減少）は行わない。調節呼吸からTピースに換えて呼吸状態をしばらく観察し、自発呼吸が十分と判断すれば抜管を試みる。

【文　献】
1) MIller's Anesthesia (6th ed.). Elsevier；2005. p.539-43.
2) Anaesthesia 2010；65：302-5.

（廣田　弘毅）

37. アルツハイマー型認知症

82歳の男性。転倒して大腿骨頸部骨折を起こし、観血的固定術が予定された。**アルツハイマー型認知症**があり、アリセプトを服用している。

Essential Point アリセプトは抗コリンエステラーゼであるため、筋弛緩薬との相互作用に注意する。術後認知機能は全身麻酔と区域麻酔では差がない。

Key Words アリセプト、筋弛緩、術後せん妄

アルツハイマー型認知症とはどのような疾患か（図）

- 認知症とは、日常生活に支障を来す記憶およびその他の知的活動能力の消失を示す総称であり、アルツハイマー病とは認知症の中で最も頻度が高い（60〜70％）。
- アルツハイマー病の病気の進行は大きく3段階に分かれる。
  第1期：記銘力低下で始まり、学習障害、失見当識、感情の動揺が認められるが、人格は保たれる。
  第2期：記憶、記銘力のはっきりとした障害に加えて高次脳機能障害が目立つ時期で、病理学的な異常が前頭葉に顕著なことを反映して、視空間失認や地誌的見当識障害（自分の目で見渡せる範囲を超えて屋内外を移動した場合に、道に迷う症状）がみられる。
  第3期：人格の変容、遂行機能障害、記憶障害、抑うつなどといった前頭葉症状、小刻み歩行や前傾姿勢などの運動障害もみられ、最終的には言葉も発さない状態である失外套症候群に至る。
- 第2期まで進行すると、外出すると家に帰れなくなることが多い。さらにこの時期には周囲に無頓着となったり徘徊や夜間せん妄も認められる。特に初老期発症例では、感覚失語、構成失行、観念失行、観念運動失行、着衣失行などの高次脳機能障害も生じる。根本的治療法のない病気で慢性進行性の経過をとる。
- 組織学的には、①神経細胞の変性消失とそれに伴う大脳萎縮、②細胞外でのアミロイドβタンパク（Aβ）の凝集蓄積である老人斑の多発、③神経細胞の細胞体に生じる、微小管結合タンパクの一種タウ（τ）が凝集線維化した神経原線維変化の多発の3つが挙げられる。
- Aβはアミロイドβ前駆タンパクからセクレターゼという分解酵素により切りだされ、細胞外に排出されるが、非常に凝集しやすく、凝集したAβは神経細胞毒性を有する。

```
                    ┌──────────────┐
                    │ アミロイドβ産生 │
                    └──────┬───────┘
                      ┌────┴────┐
                    ╱           ╲
                 ╱   凝集 ╲     非凝集体
        吸入麻酔薬 →  ╲  ╱         │
                    ┌──┴────────┐  │
                    │ 神経細胞毒性 │  │
                    └──────┬────┘  ↓
                           │    シナプス毒性
               ┌───────────┴────────┐
               │ コリン作動性ニューロンの脱落 │
               └───────────┬────────┘
  アリセプト ─┤ ┌──────────────────┐
               │ コリン作動性神経伝達障害 │
               └──────────┬───────┘
                          ↓
                    神経機能障害
                          ↓
                    認知機能の低下
```

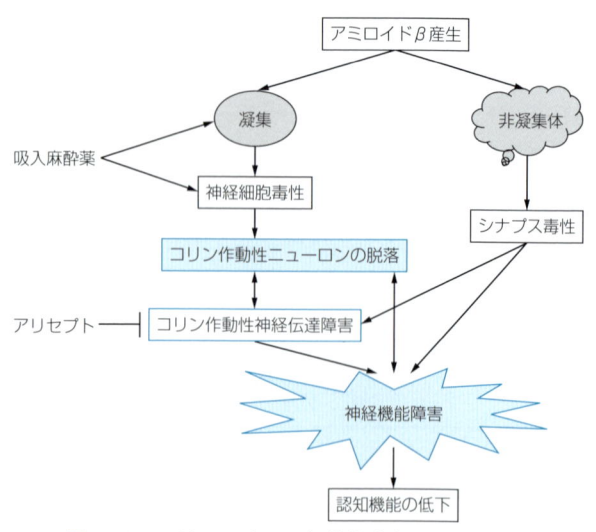

図　アミロイドβによる認知機能障害のメカニズム

- 家族性に発症するアルツハイマー病に連鎖する遺伝子変異の多くはこのAβの産生量もしくは凝集性を高める性質を示す。また、凝集していない可溶性Aβオリゴマーも毒性受容体を介してシナプス毒性を引き起こしているという報告があり、Aβの凝集による老人斑を形成するより先に、Aβによる神経毒性（シナプス毒性）により神経機能が低下することが考えられる。
- 分子生物学的な手法が導入される以前から、アルツハイマー病患者脳では脳の各部位でコリンアセチル転移酵素（choline acetyltransferase）の活性低下や、投射元の大脳基底部のコリン作動性神経細胞の減少が観察されていたため、アセチルコリンによる神経伝達の低下がアルツハイマー病の本態であると考えられてきたが、現在では病態の本流ではなく、下流の現象であると考えられている。

アリセプトはどのような薬物か、周術期の注意点は何か

- アルツハイマー型認知症では、大脳皮質におけるアセチルコリン活性が低下していることがわかっているため、その分解を促進するアセチルコリンエステラーゼを阻害するコリンエステラーゼ阻害薬がアルツハイマー型認知症の治療薬として使用されている。
- アリセプト（ドネペジル）は日本で開発されたコリンエステラーゼ阻害薬の一つで、アルツハイマー型認知症の早期に使用することによって認知機能の一時的な改善をもたらすとされているが、アルツハイマー型認

知症の病態を治療したり、最終的に認知症が悪化することを防ぐ薬物ではない。
- アリセプトは脳移行性が高く、アセチルコリンエステラーゼを選択的に阻害するため、スキサメトニウムの代謝にはほとんど影響を及ぼさないとされているが、実際には脳内のアセチルコリンの分解を阻害するばかりでなく、末梢におけるアセチルコリンエステラーゼ活性も阻害するため、スキサメトニウムの分解も阻害され、作用時間の延長をみることがある。
- 一方、非脱分極性の筋弛緩薬の作用に対して拮抗的に作用するため、高用量の非脱分極性筋弛緩薬が必要となる可能性もある。また、ムスカリン作用の増強による症状（尿閉、閉塞性呼吸障害の増悪など）が生じるおそれがある[1]。
- このようなことから、アリセプトは術前1週間を目安に投薬を中止するよう製薬会社は推奨している。

麻酔管理はどうするか

- 基礎研究では、吸入麻酔薬がアルツハイマー病の原因と考えられているAβタンパクの凝集や、τのリン酸化を促進することが示されているが[2]、臨床的には吸入麻酔がアルツハイマー型認知症を悪化させるという証拠はない。
- 吸入麻酔（全身麻酔）と区域麻酔（脊椎くも膜下麻酔または硬膜外麻酔）との比較においても、術後1週間程度では全身麻酔群で有意に認知機能障害がみられるが、術後3ヶ月になると、両者の差はなくなってしまう[3]。
- 不十分な術後鎮痛が術後認知機能障害の危険因子となることが知られているため、術後鎮痛まで考慮した麻酔管理が重要であろう。
- コリンエステラーゼ阻害薬を周術期に一時的に中止することによるその後の認知機能の低下については詳細な検討がないためわかっていないが、現在では病態そのものを改善する薬物とは考えられていないため、病勢には大きく影響しないものと考えられる。

術後せん妄のリスク

- 術後の認知機能の低下と似たような合併症に、術後せん妄がある。術後せん妄は高齢者によくみられる合併症で、急性に発症し、術後数時間から数日の間に認められ、意識状態が変化することが特徴である。
- 術後せん妄は術後認知機能低下とは異なる疾患と考えられているが、術後せん妄から認知機能の低下へと移行する可能性を示唆する研究もある。例えば、心臓手術を受けた60歳以上の患者では、術後せん妄を生

じた患者はそうでない患者と比較して術後 1 ヶ月および 1 年の認知機能が有意に低く、せん妄の期間が長いほど認知機能障害の程度が大きいとする報告がある[4]。
- 一方、BIS（bispectral inelex）を用いて麻酔深度を調節した群はそうでない群より術直後および術後 7 日目のせん妄の頻度が高かった一方、術後 3 ヶ月の認知機能障害の発生率に差はなかったとする報告がある[5]。
- 術後せん妄の危険因子として、認知症の既往も挙げられているため、リスクのある患者に対しては、術後認知機能障害を予防するうえでも、積極的な対応（術前の鎮静薬の不使用、概日リズムの確立、早期リハビリなど）が重要である。

【文 献】
1) Br J Anaesth 2008；100：420.
2) Front Neurosci 2011；4：272.
3) Mayo Clin Proc 2013；88：552-61.
4) N Engl J Med 2012；367：30-9.
5) Br J Anaesth 2013；110（Suppl 1）：i98-105.

（紙谷　義孝）

38. ミトコンドリア脳筋症

24歳の女性。頸部腫瘍に対して切除術が予定された。
ミトコンドリア脳筋症を合併している。

Essential Point ミトコンドリア脳筋症は心筋、腎臓といったエネルギー需要が大きい臓器が障害される。代謝性アシドーシスのコントロールが重要である。

Key Words 乳酸アシドーシス、心筋障害、筋弛緩の遷延

ミトコンドリア脳筋症とはどのような疾患か（表）

- 細胞小器官の一つであるミトコンドリアの変異が原因になって、十分な好気的エネルギー産生が行えなくなることによって起こる病気をミトコンドリア病と称するが、ミトコンドリアを多く含む脳、骨格筋、心筋に異常がみられるため、「脳筋症」と称される。
- 体内すべてのミトコンドリアが一様に異常を来すわけではないため、多彩な病態を示すが、ミトコンドリア病の主症候（主な症状）として、筋肉、中枢神経系、心臓、腎臓、血液、肝臓のいずれかに症状があることが診断の要件となる。また、嫌気的エネルギー産生機構が異常に酷使されるため、代謝産物の乳酸やピルビン酸の蓄積を来す。
- 代表的なミトコンドリア病としては、慢性進行性外眼筋麻痺（progressive external ophtalmoplegia：PEO）、ミトコンドリア脳筋症・乳酸アシドーシス・脳卒中様発作症候群(mitochondrial, encephalopathy with lactic acidosis and stroke-like episodes：MELAS)、赤色ぼろ線維・ミオクローヌスてんかん症候群（myoclonus epilepsy with ragged-red fibers：MERRF）の3つがある。
- MELAS：5～15歳で好発し、知能低下や感音性難聴、低身長、易疲労性、心筋症、筋力低下といったミトコンドリア病に共通する神経・筋症状のほかに、繰り返す脳卒中様発作（頭痛・嘔吐・痙攣・意識障害・片麻痺など）が特徴的で、この発作時にCTやMRI（拡散強調画像）検査を行うと脳梗塞に類似した病変を認める。
- MERRF：子供に多く、ミオクローヌス、痙攣、小脳症状、筋症状が主体で、知的退行、歩行障害に至る。40％に心筋症を合併する。赤色ぼろ線維（ragged-red fiber）は異常ミトコンドリアの染色像である。
- PEO：小児期に発症し、眼瞼下垂および外眼筋麻痺、心伝導障害、網膜色素変性を三徴とする症候群をカーンズ・セイヤー（Kearns-Sayre）症

表 主なミトコンドリア病

	病名	好発時期	特徴的な症状
赤色ぼろ線維を伴うミトコンドリア病	MELAS	5〜15歳	・知能低下 ・頭痛，痙攣，脳卒中発作様の神経症状 ・乳酸アシドーシス ・心伝導障害 ・心筋症
	MERRF	小児期	・てんかん発作 ・ミオクローヌス ・進行性の知的退行（精神発達遅滞） ・心筋症
	Kearns-Sayre症候群 PEO	5〜15歳 成人	・眼瞼下垂および外眼筋麻痺 ・網膜色素変性 ・心伝導障害 ・拡張型心筋症
赤色ぼろ線維を伴わないミトコンドリア病	Leigh脳症	乳幼児期	・発達障害，進行性知的退行 ・筋緊張低下 ・中枢性呼吸機能低下 ・嚥下障害
	Pearson病	乳幼児期 （致死性）	・貧血 ・汎血球減少 ・インスリン依存性糖尿病 ・膵外分泌機能障害
その他のミトコンドリアが原因と考えられる疾患	ミトコンドリア糖尿病		・インスリン依存性糖尿病の一部
	Leber病	小児〜青年期	・視神経および網膜の変性による中心性視力喪失
	WPW症候群の一部		・心伝導障害
	MNGIE		・イレウス症状 ・ニューロパチー

WPW：ウォルフ・パーキンソン・ホワイト（Wolff-Perkinson-White），MNGIE：ミトコンドリア神経胃腸脳筋症（myoneurogenic gastrointestinal encephalopathy）

候群といい、本病型の重症型と考えられている。
- このほかにも、乳幼児期から精神運動発達遅延、退行を起こすリー（Leigh）脳症、視力低下が主症状のレーバー（Leber）病、ミトコンドリアの機能異常によるインスリン分泌障害によるミトコンドリア糖尿病（難聴を伴うことが多い）、乳児期に発症し、貧血、汎血球減少症を来すピアソン（Pearson）病などがミトコンドリア病として知られている。
- これらのミトコンドリア病は、発症時期はまちまちだが青年期までの若いうちに発症することが多い。完治することはなく、慢性かつ進行性の経過をとる。

術前評価のポイント

- ミトコンドリア脳筋症の臨床症状は多彩だが、特に、酸素需要が大きい臓器（中枢神経系および末梢神経、筋、心、腎、肝、内分泌腺など）を中心に機能不全が生じ、慢性かつ進行性に機能が障害される。また、軽度の代謝亢進に際しても嫌気性代謝が亢進しやすい。
- ミトコンドリア脳筋症が疑われる予定手術患者に対しては、まず確定診断を行う。血中および脳脊髄液中の乳酸値、乳酸/ピルビン酸比、動脈血ケトン体比の測定を行う。特に飢餓状態ではエネルギーは脂肪動員によって補給されるので、動脈血ケトン対比が低値になる可能性がある。さらに、局所麻酔下に筋生検を行い、赤色ぼろ線維を確認すると同時に、遺伝学的検査を進める。その他の血液検査としては、血糖値、血中アンモニア、血中電解質およびアニオンギャップ、クレアチニンキナーゼなどを測定し、肝機能、腎機能の障害の程度を把握しておく。
- ミトコンドリア脳筋症患者では心筋障害として心肥大や心機能低下、心伝導障害がしばしばみられ、予後に影響を及ぼすおそれがあるため、心電図による不整脈・伝導障害の確認や胸部 X 線検査による心胸郭比、肺うっ血の有無を確認すると同時に、経胸壁心エコー検査による心筋肥大・収縮能の評価を行う。

麻酔のリスクに関しての説明

- 神経系や筋肉ばかりでなく、腎臓や肝臓といった生命維持に必須の臓器が影響を受けることから、患者および患者家族には麻酔そのものや手術に伴うストレスによる全身状態の悪化により、致死的な乳酸アシドーシスといった重篤な状況に陥る可能性があることを十分に説明すべきである。
- 腎機能障害が進行し、血液透析を含む補助療法に移行する可能性もある。
- 心筋障害が前面に出るタイプでは、周術期の難治性心不全の可能性や、術早期には大きな問題がなくても、術後数日してから致死的な心機能の低下を来しうる。
- 術後呼吸能力の回復が悪い場合には人工呼吸を継続しなければならないことにも言及すべきである。

麻酔管理はどうするか

- ミトコンドリア脳筋症は従来、悪性高熱症との関連が疑われているが、両者は異なった疾患であり、原因も異なっている。実際には患者の病態

にあった麻酔を選択すべきである。
- 従来安全に使用できるとされていたプロポフォールについては、プロポフォールの使用によって筋細胞のミトコンドリアが障害されることにより致命的なアシドーシスを生じることがあるため、避けたほうが賢明である。
- 事前に筋生検などで確定診断がついている場合には、悪性高熱症のリスクについては取り立てて高く見積もらなくてもよい一方、致死的なアシドーシスを来す可能性を念頭に置き、輸液も乳酸緩衝リンゲルの使用を避け、重炭酸緩衝リンゲルを使用すべきである。
- 頻回の血液ガス分析が必要であると同時に、術後は集中治療室での管理が望ましいと考えられることから、積極的に動脈圧測定を行う。
- 筋弛緩薬の作用は増強かつ遷延することが考えられるため、筋弛緩薬の使用は必要最低限にすべきである。
- 局所麻酔薬は筋肉そのものに与える影響が少なく、歯科治療や全身麻酔に併用する形での使用については大きな副作用の報告はないため、その使用を躊躇する必要はないと考えられる。しかし局所麻酔薬は神経細胞のミトコンドリアを障害することで神経毒性を生じることがわかっているので、できるだけ濃度の低い局所麻酔薬を使用したほうがよいと考えられる。また、ミトコンドリア脳筋症患者に生じやすい乳酸アシドーシスは局所麻酔薬中毒を増強するので注意する。

【文　献】

1) Mitchondrial Diseases, in Anesthesia and uncommon diseases. Saunders-Elsevier：2006. p.455-67.
2) Br J Anaesth 2008；100：436-41.
3) Paediatr Anaesth 2013；23：785-93.
4) Anesthesiology 2013；119：443-6.

（紙谷　義孝）

39. てんかん

10歳の女児。慢性扁桃腺炎に対して扁桃摘出術が予定された。頭部外傷後に**てんかん**があり、フェニトインを服用している。

Essential Point 術前にてんかんの状態や内服薬を十分に把握し、てんかんを誘発しにくい麻酔法や薬物を選択することが重要である。

Key Words てんかん、フェニトイン

てんかん患者の術前評価上の注意点

- どのようなタイプのてんかんなのかを把握する。2010年改訂版てんかん発作型国際分類[1]では、てんかんは焦点発作と全般発作に大きく分けられる。以下のどの発作であるかに加え、発作頻度や最終発作日時、誘発条件の有無、普段の発作時の対応法も確認する。
- 焦点発作は、意識障害がないもの、意識障害があるもの、両側性痙攣発作への進展があるものに分けられる。
- 全般発作は、欠神発作、ミオクロニー発作、間代発作、強直発作、強直間代発作、脱力発作に分けられる。

フェニトイン服用患者での注意点

- フェニトインの内服量、回数、時間を確認し、可能なかぎり術直前まで内服を継続する。場合によってはフェニトインの内服を静脈内投与に切り替えることも考慮する。
- フェニトインは肝臓の代謝酵素であるチトクロームP450によって代謝されることから、術前検査で肝機能障害がないかを確認する。またCYP3AやCYP2B6などの複数のチトクロームP450サブファミリーへの誘導作用がある。この作用によってカルシウム拮抗薬、副腎皮質ホルモン剤、テオフィリン、ワルファリンなどの代謝が促進され血中濃度が低下する可能性がある。
- フェニトインの長期連用は、アセトアミノフェンの代謝物による肝障害を生じやすくしたり、脱分極性筋弛緩薬の効果を減弱したりすることが知られており、使用時には注意が必要である。
- 抗てんかん薬と相互作用のある薬物については表を参照のこと。

表 主な抗てんかん薬と相互作用がある周術期使用薬物

相互作用がある薬物	相互作用がある抗てんかん薬	機　序
カルシウム拮抗薬（ニフェジピンなど） 副腎皮質ステロイド（プレドニゾロン，デキサメタゾンなど） クマリン系抗凝固薬（ワルファリンなど） テオフィリン アミノフィリン の効果減弱	フェニトイン フェノバルビタール カルバマゼピン	肝薬物代謝酵素（CYP3A4など）誘導作用による代謝促進
アセトアミノフェンによる肝障害の発生頻度増加	フェニトイン フェノバルビタール カルバマゼピン	肝薬物代謝酵素誘導作用による，アセトアミノフェンから肝毒性を持つN-アセチル-p-ベンゾキノンイミンへの代謝促進
非脱分極性筋弛緩薬の効果減弱	フェニトイン カルバマゼピン	機序不明だが，長期連用時に起こりやすいとされる
ワルファリンの効果増強	バルプロ酸ナトリウム	タンパク結合率低下作用による遊離型薬物の血中濃度上昇
マクロライド系抗菌薬	カルバマゼピン バルプロ酸ナトリウムの血中濃度増加	代謝阻害作用 ※添付文書上併用禁忌
カルバペネム系抗菌薬	バルプロ酸ナトリウムの血中濃度低下	肝でのグルクロン酸抱合亢進作用 ※添付文書上併用禁忌

抗てんかん薬には肝代謝酵素誘導作用をもつものが多いため，肝代謝される薬物を使用するときは注意が必要である．一部の抗菌薬は併用禁忌となっているため確認しておきたい．

麻酔法はどうするか

- 本症例患者は10歳の小児であるためミダゾラム内服などの前投薬を行い，不安の緩和を図る．しかし，慢性扁桃炎による扁桃腺肥大のため睡眠時無呼吸がある場合は注意が必要である．
- 麻酔導入前に末梢静脈ラインを確保しておく．セボフルラン[2]をはじめとした揮発性麻酔薬には，特に高濃度使用時にてんかん脳波や痙攣を誘発する作用があることから，緩徐導入ではなく静脈麻酔薬による急速導入を行う．そのため術前に病棟で末梢静脈ラインを確保しておくと，導入が円滑に行える．
- 麻酔時の鎮静薬は抗てんかん作用のあるプロポフォールを使用することが望ましい．ケタミンには痙攣誘発作用があるため使用しない．BIS（bispectral index）モニターを使用し適切な鎮静深度を維持する．
- 術中鎮痛薬としてオピオイドであるフェンタニルやレミフェンタニルを使用する．フェンタニルによりてんかんの大発作が起きたという症例報告はあるが，大量フェンタニル麻酔中に脳波測定を行ってもてんかん脳

波は認めなかったという研究[3]もあり、オピオイドによっててんかんが誘発されるのかははっきりしていない。しかしオピオイド使用時には筋硬直が起こることがあり、これとてんかんの硬直発作とを鑑別する必要がある。
- 非脱分極性筋弛緩薬はてんかんを誘発しないが、てんかん発作時に痙攣や筋硬直が起こらないため、発見が遅れる可能性があることを念頭に置いておく。
- 周術期にてんかん発作が起きたときは、ジアゼパムやミダゾラムの静脈内投与やフェニトインの点滴静注を行う。全身麻酔中であればプロポフォール増量も考慮する。

術後管理上の注意点

- 扁桃摘出術後は術後出血を警戒し、飲食や内服が早期に再開されないことがある。内服可能になるまでは、フェニトインは静脈内投与する。
- 術後はてんかん発作が起こる可能性があり、本症例患者は小児でもあることから、家族に付き添ってもらう。心電図とSp_{O_2}をモニターする。

【文　献】
1) Epilepsia 2010；51：676-85.
2) Anesthesiology 1994；81：1535-7.
3) Anesth Analg 1984；63：489-94.

（山本　豪）

40. パーキンソン病

52歳の男性。浅大腿動脈狭窄に対して、大腿—膝窩動脈バイパス術が予定された。**パーキンソン病**に対してL-ドパなどが投与されている。

Essential Point パーキンソン病患者の麻酔は可能ならば区域麻酔で行うが、全身麻酔時には術後の呼吸器合併症に注意が必要である。

Key Words パーキンソン病、麻酔管理、末梢血管疾患

パーキンソン病とはどのような疾患か

- 振戦、筋強剛、無動、姿勢反射障害の4つの症状を中核症状とする疾患である。ほかにも、仮面用顔貌、早口の小声、手振りの少ない小刻み歩行、前傾姿勢など、特徴的な臨床症状を伴う。
- 脳の病変としては、中脳にある黒質の神経細胞が衰弱して数が減るために、その投射した大脳基底核の線条体で神経伝達物質のドパミンの放出

表1 パーキンソン病の診断基準と重症度分類

①診断基準	
以下の診断基準を満たすものを対象とする（疑い症例は対象としない） 1．パーキンソニズムがある[※1] 2．脳CTまたはMRIに特異的異常がない[※2] 3．パーキンソニズムを起こす薬物・毒物への曝露がない 4．抗パーキンソン病薬にてパーキンソニズムに改善がみられる[※3] 以上4項目を満たした場合，パーキンソン病と診断する なお，1，2，3は満たすが，薬物反応を未検討の症例は，パーキンソン病疑い症例とする	
②重症度分類　Hoehn & Yahr重症度3度以上かつ生活機能障害度2度以上を対象とする	
Hohen & Yahrの重症度	0．パーキンソニズムなし Ⅰ．一側性パーキンソニズム Ⅱ．両側性パーキンソニズム Ⅲ．軽〜中等度のパーキンソニズム．姿勢反射障害あり Ⅳ．高度障害を示すが，歩行は介助なしにどうにか可能 Ⅴ．介助なしにはベッドまたは車椅子生活
生活機能障害度	1度　日常生活，通院にほとんど介助を要しない 2度　日常生活，通院に部分的介助を要する 3度　日常生活に全面的介助を要し，独立では歩行起立不能

[※1]：パーキンソニズムの定義は，次のいずれかに該当する場合とする．
　(1) 典型的な左右差のある安静時振戦（4〜6 Hz）がある．
　(2) 歯車様筋固縮，動作緩慢，姿勢反射障害のうち2つ以上が存在する．
[※2]：脳CTまたはMRIにおける特異的異常とは，多発脳梗塞，被殻萎縮，脳幹萎縮，著明な脳室拡大，著明な大脳萎縮など他の原因によるパーキンソニズムであることを明らかに示す所見の存在をいう．
[※3]：薬物に対する反応はできるだけドパミン受容体刺激薬またはL-dopa製剤により判定することが望ましい．

表2 主な抗パーキンソン病薬の特徴

分類	一般名	特徴
ドパミン前駆体	レボドパ, レボドパ・カルビドパ水和物	ドパミン補充
MAO-B 阻害薬	セレギリン	ドパミン分解抑制
COMT 阻害薬	エンタカポン	L-ドパ半減期延長
ドパミン遊離促進薬	アマンタジン	ドパミン遊離促進
麦角系	ブロモクリプチン, ペルゴリド, カベルゴリン	ドパミン受容体刺激
非麦角系	タリペキソール, プラミペキソール, ロピニロール	ドパミン受容体刺激
抗コリン薬	トリヘキシフェニジル, ビペリデン, プロフェナミン	アセチルコリン作用抑制
ノルアドレナリン前駆体	ドロキシドパ	ノルアドレナリンの補充
アデノシン A_{2A} 受容体拮抗薬	イストラデフィリン	wearing-off 改善作用
レボドパ賦活薬	ゾニサミド	wearing-off 改善作用

が減少し、ドパミンの不足と相対的アセチルコリンの増加により、運動調節がうまくいかなくなることで起こる。黒質や青斑核の神経細胞の中には、レビー小体という好酸性の神経封入体が認められる。
- 日本での有病率は人口 10 万人あたり 100〜150 人と推定される。パーキンソン病を起こす原因は解明されていない。一部は遺伝子異常で起こる優性遺伝や劣性遺伝の病気があるが、大多数は孤発例である。生来の遺伝子で規定されるなんらかの体質と、脳の神経細胞に作用する外的因子の相互作用によって、病気が起こると推定されている。
- パーキンソン病の診断基準と重症度分類を表1に示す。
- 治療は、L-ドパ（レボドパ）とドパミンアゴニストを基本とする。ドパミンアゴニストは高齢者で幻覚・妄想が誘発されやすい。主なパーキンソン病治療薬の特徴を表2に示す。進行期にはL-ドパの効果が短縮し、薬効が切れる wearing-off 現象が出現するが、L-ドパの増量やモノアミン酸化酵素-B（MAO-B）阻害薬、カテコール-o-メチル基転移酵素（COMT）阻害薬などの追加で対処する。

治療薬の周術期の投与はどうするか

- パーキンソン病薬は中断により、振戦、固縮、呼吸抑制、迷妄、悪性症候群などをまねく可能性があるため、直前まで内服し、術後もなるべく早期に再開する。
- L-ドパは半減期が短いため、長時間手術や大量出血などで大幅な血中濃度低下が予想される場合には、術中投与も考慮する。2011 年のパーキンソン病治療ガイドライン[1]によると、L-ドパ配合剤 100 mg あたり L-

ドパ 50〜100 mg の経静脈投与が妥当とされる。一方、L-ドパ投与は血中濃度のコントロールが難しいため、L-ドパ 1 mg/kg/hr の投与を行い、術前後に血中濃度を十分に高く保ち、その後、緩徐に漸減しながら経口投与を再開した報告もある。

末梢血管疾患患者の術前評価上の注意点

- 末梢血管手術は大動脈手術と比べて侵襲は少ないが、リスクのある患者であることが多い。健康な患者であれば標準的モニタリングで十分であるが、患者リスクに応じて侵襲的モニタリングの追加が必要となる。
- 麻酔は脊髄くも膜下麻酔、硬膜外麻酔、腰神経叢ブロックなどの区域麻酔でも可能であるが、手術時間や抗凝固の問題があれば全身麻酔で行う。
- 侵襲度や手術時間にかかわる手術方法と、麻酔法にかかわる血小板薬や抗凝固薬の使用について術前に把握しておく。また、末梢血管疾患患者は心臓や脳をはじめ、多臓器に病変をもつ可能性があるので合併症に注意が必要である。

麻酔法はどうするか

- パーキンソン病患者の術前診察では各臓器の評価が必要である (表3)。
・呼吸器系では換気障害と嚥下障害が問題で、喀痰排泄困難や誤嚥から肺炎を来しやすい。
・循環器系では自律神経系障害やパーキンソン病治療薬の副作用による症状が問題で、起立性低血圧や循環血液量減少を引き起こしやすい。
・精神症状としては幻覚や妄想、意識障害を伴うことがある。
- 麻酔では、呼吸筋筋力低下や球麻痺による誤嚥など、呼吸器合併症の問題があるため、可能であれば区域麻酔を選択する。
・しかし、本症例のように血管外科手術では抗凝固の問題があるため、全身麻酔を選択することが多い。全身麻酔で使用する麻酔薬で禁忌はないが、注意を要するものは多い。
- 全身麻酔導入時は術前の循環血漿量減少により血圧低下が予想される。十分な補液と昇圧薬で対処するが、昇圧薬はフェニレフリンやノルアドレナリンを準備する。ドパミン受容体の反応性が減弱している可能性があるためドパミンは使用しない。また、交感神経終末のノルアドレナリン貯蔵を減少させるため、エフェドリンの使用も避ける。
- オピオイドは筋硬直の可能性があるので、少量から緩徐に投与する。区域麻酔などを併用することで術中の投与量をなるべく減らし、抜管後の呼吸抑制に注意する。
- 術後は呼吸器合併症を避けるため、筋弛緩が残存しないよう、筋弛緩モ

表3 パーキンソン病患者の評価

系統	評価項目	検査
頭頸部	咽頭筋障害,嚥下障害 唾液分泌過多,眼瞼痙攣	
呼吸器	固縮,緩慢や呼吸筋の非協調性 不随意運動による呼吸障害	胸部X線 呼吸機能検査 動脈血液ガス分析
循環器	起立性低血圧,不整脈 高血圧,循環血液量減少	心電図
消化器	体重減少 栄養不良 逆流しやすさ	血清アルブミン/トランスフェリン値 皮膚テスト無反応
泌尿器	排尿困難	
内分泌	糖代謝異常	血糖値
筋骨格	筋硬直	
中枢神経	筋硬直,無動,振戦,錯乱 抑鬱,幻覚,発語障害	

(Br J Anaesth 2002;89:904-16 より改変引用)

ニターで確認する。術前から抗コリン薬を使用している患者ではアトロピン、スコポラミンを使用しない。よって、筋弛緩薬はロクロニウム、拮抗薬はスガマデクスが適している。
- 制吐薬ではメトクロプラミドは脳内ドパミン受容体を遮断する。ドパミン D_2 受容体拮抗薬のドロペリドール、メトクロプラミド、プロクロルペラジンは錐体外路症状悪化の可能性がある。スコポラミンは中枢性コリン作用が増強するので使用し難い。末梢性ドパミン受容体拮抗薬のドンペリンが有用だが、錠剤と坐薬のみである。デキサメタゾンは保険適応外だが使用しやすい。$5\text{-}HT_3$ 受容体拮抗薬のオンダンセトロン、グラニセトロンなどや NK_1 受容体拮抗薬のアプレピタントは保険適応外で高価である。誤嚥のリスクが高いため、制吐薬を使用したいが、以上のような問題があるため、ドンペリンやデキサメタゾンが使いやすい。

【文 献】
1) パーキンソン病治療ガイドライン2011. 医学書院;2011. p.96-100.
2) Br J Anaesth 2002;89:904-16.

(板橋 俊雄)

41. 術後悪心・嘔吐

30歳の女性。子宮筋腫に対して腹腔鏡下子宮筋腫切除術が予定されている。前回、手の手術を全身麻酔で受けたのち、**術後悪心・嘔吐がひどかった。**

Essential Point 術後悪心・嘔吐は比較的頻度の高い麻酔合併症である。術前に悪心・嘔吐のリスク予測を行い、予防策を講じることが重要である。

Key Words 術後悪心・嘔吐、リスク予測、予防策

術後悪心・嘔吐（PONV）のリスクはどのようなもので高いか

❶ 頻 度
- 特に予防を行わなかった場合、術後悪心50％、術後嘔吐30％と頻度の高い麻酔合併症である。高リスクの患者では術後悪心・嘔吐（postoperative nausea and vomiting：PONV）の頻度は80％にのぼる。

❷ 危険因子
- 患者背景：女性、PONVの既往や動揺病、非喫煙者、若年者
- 麻酔法：局所麻酔＜全身麻酔で多い。静脈麻酔＜吸入麻酔（揮発性吸入麻酔薬、亜酸化窒素）で多い。術後のオピオイドの使用。長時間手術・麻酔
- 術式：胆嚢摘出術、腹腔鏡下手術、婦人科手術などでリスクが高い。
- 危険因子を点数化し、PONVの確率を推測すると表1のようになる。

この患者におけるPONVリスク予測

- 比較的若年の女性であり、PONVの既往がある。喫煙についての情報はないが、先ほどの表1を基にPONVの確率を考えると60～80％とかなりの高率になると思われる。手術も婦人科の腹腔鏡手術である。高リスク患者としてまずは予防対策が必要になる。

麻酔法はどうするか

❶ 全身麻酔
- 腹腔鏡下手術であり、気管挿管全身麻酔を選択する。揮発性吸入麻酔薬

表1 成人のPONVリスク予測

危険因子	点数
女性	1
非喫煙者	1
PONVの既往	1
術後のオピオイド使用	1
合計	0〜4

危険因子数	予防しない場合のPONVの頻度	リスクと対策
0	10%	低リスク
1	20%	（様子をみる）
2	40%	中等度リスク
3	60%	（1〜2種の介入を行う）
4	80%	高リスク（2種より多くの多面的介入を行う）

表2 PONVの予防薬・治療薬に関する注意点

PONVの予防薬	用量	タイミング	保険適応	注意点
デキサメタゾン（ステロイド）	4〜5 mg iv	麻酔導入時	外科的ショック　抗悪性腫瘍薬投与に伴う消化器症状（悪心・嘔吐）	感染，高血糖
ドロペリドール（ブチロフェノン）	0.625〜1.25 mg iv	手術終了時	フェンタニルとの併用による全身麻酔　単独投与による麻酔前投薬	錐体外路症状，QT延長
メトクロプラミド（フェノチアジン）	10 mg iv, 効果がなければ20 mgまで増量	PONVの治療として	消化器機能異常（悪心・嘔吐）	錐体外路症状
オンダンセトロン（5-HT₃拮抗薬）	4 mg iv	手術終了時	抗悪性腫瘍薬投与に伴う消化器症状（悪心・嘔吐）	日本では保険適応外
アプレピタント（NK-1拮抗薬）	40 mg po	麻酔導入時	抗悪性腫瘍薬投与に伴う消化器症状（悪心・嘔吐）	日本では保険適応外

や亜酸化窒素の使用を避け、静脈麻酔（プロポフォール）を選択する。術中使用する麻薬としてはフェンタニルやモルヒネなどよりもレミフェンタニルを主体とした管理を行う。術中から術後にかけて、なるべく麻薬の使用量が少なくなるように管理する。

❷ 局所麻酔
- 麻薬の必要量を減らすために、硬膜外麻酔や腹横筋膜面ブロックなどの局所麻酔を併用する。

❸ 麻薬以外の鎮痛薬
- 麻薬の必要量を減らすためにアセトアミノフェンや非ステロイド性抗炎症薬（nonsteroidal anti-inflammatory drugs：NSAIDs）を併用する。

❹ 悪心・嘔吐の予防・治療薬
- ガイドライン上では5-HT₃受容体拮抗薬、NK-1受容体拮抗薬、ステロイド、ブチロフェノン系薬、フェノチアジン系薬、抗ヒスタミン薬、抗コリン薬などがある。このうち5-HT₃受容体拮抗薬、NK-1受容体拮抗

薬は抗悪性腫瘍薬投与に伴う消化器症状（悪心、嘔吐）に効能・効果が認められており、PONVには効能・効果が承認されていない。オンダンセトロン 4 mg、ドロペリドール 1.25 mg、デキサメサゾン 4 mg はほぼ同等のPONV予防効果をもち、おのおのが約25%PONVを減らす。PONVの予防・治療薬について表2にまとめた。

❺ 輸　液

- 最近の Enhanced Recovery After Surgery（ERAS®）の推奨とは逆になるが、十分な輸液がPONVのリスクを軽減するとされる。

【文　献】
1) Anesth Anelg 2014；118：85-113.

（坂本　成司）

42. 局所麻酔薬アレルギー

17歳の女性。自然気胸に対して胸腔鏡ブラ切除術が予定されている。歯科麻酔を受けた際に、気分が悪くなり、血圧も下がったということで**局所麻酔薬アレルギー**を疑われている。どのように対応したらよいか。

Essential Point 局所麻酔薬のアレルギーの既往歴では徹底的な症状所見の聴取によりその有無を判断することが重要である。

Key Words アナフィラキシー、局所麻酔薬、迷走神経反射

局所麻酔薬アレルギーの頻度はどの程度か

- 局所麻酔薬アレルギー明確な頻度は不明である。
- 局所麻酔薬による有害事象は心因反応（迷走神経反射）、局所麻酔薬中毒−中枢神経系・心毒性、添加アドレナリンによるもの、アレルギー反応が挙げられる（表1）。
- アレルギー反応では、遅延型アレルギー性皮膚炎が約80％と頻度は高く、アナフィラキシーは約1％である。
- 局所麻酔薬使用時のアナフィラキシーとして、局所麻酔薬そのものより、バイアル瓶に含まれている保存薬やラテックスによるアナフィラキシーが多い。しかし、局所麻酔薬によるアナフィラキシー（IgE介在性アナフィラキシーを含む）は認められている[1]。
- 局所麻酔薬は芳香族残基と三級アミンがエステル結合またはアミド結合の中間鎖で結ばれた化学構造をもつ2種類に分類することができる。
- エステル型局所麻酔薬のアナフィラキシーの発症頻度は、アミド型のものに比べ高く、血漿中のコリンエステラーゼで加水分解されたエステル

表1　局所麻酔薬による有害事象

種　類	症状および所見
アナフィラキシー	皮膚の潮紅または発疹（色調・範囲が高度でしばしば膨疹状または蕁麻疹状），顔面浮腫，血圧低下，気管支痙攣，上気道浮腫，呼吸困難，頻脈，循環抑制高度のときは徐脈
迷走神経反射	蒼白，発汗，頻脈，失神 失神した時の症状（血圧低下，徐脈，瞳孔拡大，意識消失）
局酔中毒	中等度過量：昏迷，多弁，不安，興奮状態，血圧上昇，頻脈，頻呼吸，吐き気，嘔吐，耳鳴り 重度過量：意識消失，痙攣，血管拡張による血圧低下，洞性徐脈から心停止，心筋収縮力の抑制，呼吸停止
添加アドレナリン	頻脈，血圧上昇，不整脈，冠不全

型局所麻酔薬の分解産物の一つであるパラアミノ安息香酸（para-aminobenzoic acid：PABA）が高い抗原性をもち、抗体産生やTリンパ球の感作を促すため、アレルギー反応が起こりやすい。
・アミド型局所麻酔薬自身によるアレルギー反応は少なく、添加されているメチルパラベン（methyl-p-hydroxybenzoate）が強い抗原性を示し、アレルギー反応の原因物質となっている。メチルパラベンはPABAと化学構造が類似しており、交差抗原性がある。エステル型局所麻酔薬でアナフィラキシーの既往があり、PABAにて感作されている患者では、メチルパラベンが抗原として働き、アナフィラキシーを起こす可能性が高い。アミド型局所麻酔薬自身によるアレルギー反応は非常に少ないが、リドカイン特異IgE抗体によるアナフィラキシー、プリロカインとブピバカインによるⅡ型アナフィラキシーが認められている。
● バイアル瓶で市販されているアミド型局所麻酔薬によるアレルギー反応が発生したときには、原因薬物（抗原）として局所麻酔薬そのものと添加剤として混入されているメチルパラベンなどを考慮しなければならない。

術前評価はどうするか

● 歯科治療中に局所麻酔薬で気分が悪くなったという既往歴は術前回診でよく聞かれるが、歯科治療中の気分不快や血圧低下、徐脈は迷走神経反射のことが多く、患者が局所麻酔薬のアレルギーと訴える場合にただちに局所麻酔薬アレルギーと判断することは慎重であるべきである[2]。
● 薬物アレルギーでは約90％に皮膚粘膜所見（全身的な蕁麻疹、瘙痒または紅潮、口唇・舌・口蓋垂の浮腫）を伴うので、発症時の症状所見を十分に聞くことが肝要である。
● 迷走神経反射と局所麻酔薬アレルギーとは、発現時の所見・症状でかなり鑑別できる。
・局所麻酔薬アレルギーであれば、皮膚粘膜所見がほぼみられる。しかし急激に心停止に至るような症例では皮膚粘膜所見が発現する前に循環停止が起こるため皮膚粘膜所見がみられないことがある。皮膚粘膜所見の有無が鑑別には重要である。
・迷走神経反射であれば、血圧低下、徐脈のみが一般的にみられ、皮膚所見はみられない。
● もし局所麻酔薬アレルギーの疑いがあるときには、in vitro 検査または皮膚試験を行い、使用予定の局所麻酔薬の抗原性の有無を確認する。
・in vitro の検査としては特異的IgE抗体の測定、白血球ヒスタミン遊離試験、好塩基球刺激試験、ヒスタミン遊離試験、ロイコトルエン刺激遊離試験（cellular allergen stimulation test：CAST）などがある[3]。
・in vivo の検査はプリックテスと皮内テストがあり、テスト施行時には陰

表2 局所麻酔薬によるアナフィラキシー時の確認のための検査としての
皮膚反応：段階的増量チャレンジ試験

方法1

段階	投与部位	投与量（mL）	希釈率
0	皮内	生食2	原液)*
1	皮内穿刺		1：100
2	皮内穿刺		原液
3	皮内	0.02	1：100
4	皮下	0.1	1：100
5	皮下	0.1	1：10
6	皮下	0.1	原液
7	皮下	0.5	原液
8	皮下	1.0	原液

各段階は15分から30分の間隔で行う.
(J Dermatol Surg Oncol 1991；17：491-6より引用)
＊：Fisherらは，局酔薬の異常反応では心因的な反応が多く，それらを除外するために，薬物によるチャレンジ試験の前にプラセボとして生食2 mLの皮内投与を行っている．実際，彼らの報告では，43人中23人が生食に反応している．
(Anaesth Intensive Care 1997；25：611-4より引用)

方法2

段階	投与部位	投与量（mL）	希釈率
1	皮内穿刺		原液
2	皮下	0.1	原液
3	皮下	0.5	原液
4	皮下	1.0	原液
5	皮下	2.0	原液

各段階は15分から30分の間隔で行う．患者が重症のアナフィラキシーの既往があるときには，この段階で，1：10または1：100希釈の溶液での試験を追加する．
(J Allergy Clin Immunol 1987；79：883-6より引用)

性対照として生理食塩液（生食）、陽性コントロールとして0.01％ヒスタミン溶液を用い、テスト薬液と同量を投与して陽性反応となることを確認する。結果は15〜20分後に判定する。プリックテストはプリックテスト用ランセットを使用して行い、陽性対照の少なくとも半分以上、陰性対照の少なくとも3 mm以上を陽性とする。皮内テスト時には試験薬物を0.02 mL皮内に投与し、陽性基準は膨疹9 mm以上、発赤20 mm以上のいずれか一方を満足すれば陽性と判断する。ただし、膨疹が9 mm近くの大きさでも発赤を伴わない場合は陰性とする。

- 局所麻酔薬の確定診断には皮内チャレンジテストの信頼性が高い。その方法として2種類を表2に示す。簡便法として、非希釈の溶液でプリック試験を行い、陰性であれば20分後に1：100希釈溶液の0.04 mLで皮内試験を行い、陰性であれば20分後に皮内チャレンジ試験を行う。プラセボとして生食1.0 mLを皮内に注射し、20分間反応がなければ局所麻酔薬1.0 mLを皮内に注射し、20分間観察する。
- 本症例患者では提示してある情報のみでは歯科治療時の迷走神経反射が最も疑われる。気分が悪くなり、血圧低下が認められたときの臨床症状の詳しい聴取が必要である。臨床症状から少しでも局所麻酔薬アレルギーが疑われるなら、*in vivo* の検査を行い、使用できる局所麻酔薬の確認をする。全く否定的であれば特に検査の必要はない。

麻酔法はどうするか

- 局所麻酔薬を使用しない全身麻酔で行う。局所麻酔薬アレルギーの既往歴があれば、術後鎮痛でも局所麻酔薬は使用しない。硬膜外ブロックは行わない。術後鎮痛には、麻薬によるiv-PCA（経静脈患者管理鎮痛法；intravenous patient-control analgesia）で行う。
- 局所麻酔薬によるアナフィラキシーの既往歴のある患者が、小手術で処置可能な裂傷などで救急外来を受診したときに、局所麻酔薬の代わりに抗ヒスタミン薬である塩酸ジフェンヒドラミン（ベナスミン®、注射薬：30 mg/1 mL/A；レスミン®、注射薬：10・30 mg/1・2 mL/A）を局所麻酔薬として効果的に問題なく使用できる。

【文　献】
1) 日本ペインクリニック学会誌 2014；21：2-9.
2) LiSA 2010；17：783-87.
3) アナフィラキシーショック．克誠堂；2008. p.125-40.

（光畑　裕正）

43. ラテックスアレルギー

31歳の女性。マンゴー、キウイアレルギーがあり、**ラテックスアレルギー**が疑われている。

Essential Point ラテックスアレルギーの症状所見を具体的に聴取する。もし疑われるときには手術室から徹底的なラテックスの排除が必須である。

Key Words ラテックスアレルギー、アナフィラキシー、パウダー付手袋

ラテックスアレルギーとはどのような病態か

- ラテックス抗原によるⅠ型即時型過敏症は、IgE抗体を介した免疫反応であり、ラテックス抗原に接触することでアナフィラキシーを生じる。この反応は通常ラテックスとの接触後数分以内に発現する。症状としては、軽度のもの(皮膚の発赤、水泡形成、瘙痒)から、より重症なもの(咳、嗄声、胸部絞扼感、鼻水、瘙痒、目の腫脹)、生命の危機が生じるようなもの(気管支痙攣とアナフィラキシーショック)まですべてのものが発現する[1]。
- 刺激性接触性皮膚炎はラテックス製品に対する反応の中で最も多くみられる反応であり、手袋に対する反応の80%を占めている。この接触性皮膚炎は免疫学的機序によるものではないが、刺激性接触性皮膚炎による皮膚の正常構築の損傷はラテックスタンパク質アレルゲンの吸収を高め、正常皮膚に比べて感作されやすい状態をつくり、ラテックスアレルギーの発症を加速する。
- Ⅳ型過敏性反応は、T細胞を介した接触性皮膚炎であり直接的な免疫反応が関与している。ラテックス製手袋に対する免疫反応のうち84%はⅣ型反応である。この反応は、通常ラテックスタンパク質自身よりむしろ製造過程で添加される化学物質によることが多い。皮膚症状はラテックス製品との接触から6〜72時間後に生じ、軽度な皮膚炎から浸出液を伴った皮膚の水泡へと進行する。
- ラテックス抗原は、容易に皮膚と粘膜表面から吸収され、すべての曝露の経路でアナフィラキシー反応が発生する。
- 滑剤として手袋に使用されているトウモロコシ澱粉粉は、ラテックスタンパク質の強力なキャリアである。
- 手術用手袋に使用されているコンスターチパウダーはラテックス抗原と結合し、パウダー付手袋の使用に伴い容易に空気中に浮遊する。ラテッ

表 ラテックスアレルギーに関する術前回診での質問事項

- ラテックスアレルギーと言われたことがありますか
- 仕事でラテックスに頻回に触れることがありますか
- 自己導尿をしたことがありますか
- 脊髄に問題がありますか
- バナナ，キウイ，アボガドにアレルギーがありますか
- ラテックスまたはゴム製品でアレルギー症状が出たことがありますか
- もし，そうでしたら，どのような症状ですか
- ゴム風船を吹いたときにアレルギー症状は
- 歯科治療でアレルギー症状は
- コンドームでアレルギー症状は
- 内診または直腸診でアレルギー症状は
- ゴム手袋をしたときにアレルギー症状は

クス浮遊アレルゲン濃度は、通常パウダーラテックス手袋を頻回に着脱する手術室が病院内で最も高い。このパウダーは一度空気中に浮遊すると 5 時間までは空気中に浮遊したままで残っている。浮遊ラテックスアレルゲンは容易に吸入され、結膜炎や鼻炎、咳、嗄声、胸部絞扼感、気管支痙攣などの種々の症状を起こす。

- ラテックスとバナナ、クリの実、アボカドや他の果物との間には臨床的に、かつ免疫化学的に交差抗原性がある（ラテックス・フルーツ症候群）。

術前評価上の注意点

- 術前診察では、必ずラテックスアレルギーの有無を確認する必要がある。
- ラテックスアレルギーの既往歴は、術前回診時には具体的に質問する（表）。
- ラッテクスアレルギーのリスクグループ：
- 脊髄二分症や先天的泌尿・生殖器系奇形のある患者のように頻回手術の既往歴のある患者（脊髄二分症の患者ではラテックスアレルギーの頻度は 30〜70％）
- 仕事上で常にラテックス抗原に曝露される医療従事者（ラテックスアレルギーの頻度が医療従事者では 20％前後）。ラテックスによるアレルギー反応の約 70％が医療従事者のものである。
- 仕事上でラテックス抗原に曝露される他の職業に従事している人。美容師、園芸労働者、ラテックス製品製造者など
- 枯草熱、アレルギー性鼻炎、喘息、湿疹（アトピー）の既往歴のある人
- アボカド、キウイ、バナナのような熱帯の果物、クリ、石果（プラム、さくらんぼ、桃など）による食物アレルギーの既往歴がある人（ラテックス・フルーツ症候群）
- リスクグループでは具体的にラテックスアレルギーの症状を聴取する。
- もしラテックスアレルギーの可能性があるならば、ラテックス特異抗原

の有無を *in vitro* の検査で確認する。
- 好塩基球ヒスタミン遊離試験、RAST（radioallergosorbent test）、ELISA（enzyme-linked immunosorbent assay）、フローサイトメトリおよびIgEイミュノブロットなどを用いる。
- 必要であれば皮膚試験を行う。皮膚試験はラテックスアレルギーの確定診断を行いうるゴールデンスタンダードである。
- ラテックスアレルギーが病歴（ゴム手袋による紅斑や蕁麻疹、瘙痒感、果実による口腔内の腫脹や痒み）により少しでも疑われるときには、時間があればラテックス抗体の検査を行い、その有無を確認する。確認する時間がないときには、latex-safetyの環境下で手術を行う。もし病歴からラテックスアレルギーが否定的であれば、特別な配慮は必要ない。

麻酔管理上の注意点

- ラテックスアレルギーが疑われるときには、latex-safety環境での手術を行わなければならない。
- 使用予定の手術室から徹底したラテックスの排除が必要である。最低限ラテックス製手袋とラテックス膀胱カテーテルは厳密に排除しなければならない。また、ペンローズドレン、ゴム製麻酔マスクなどはⅠ型アレルギー反応に密接に関係しているため取り扱いに注意を要する。粘着テープは通常局所反応のみに関係していることが多いが、可能なら非ラテックス製品の使用が勧められる。
- パウダー付ラテックス手術用手袋の使用は禁止する。滑剤粉末を使用している手袋の使用はラテックス抗原の空気中浮遊、散布を起こすので特に危険である。患者に直接触れる可能性のない手術室のスタッフであっても非ラテックス製手袋を着用すべきである。
- 必要のない医師および看護師の入室を制限する。なぜなら他の手術室でもしパウダー手袋を使用していると、浮遊パウダーラテックス抗原が衣服などに接着し、その抗原によりラテックスアレルギーを発症する可能性があるからである。
- ラテックスアレルギー患者の手術または処置を行うときには、浮遊ラテックス抗原が最も少ないと思われる早朝のまだ使用されていない部屋を使用する。または使用予定の手術室は最低使用前6時間以上は入室および使用禁止とし浮遊ラテックス抗原を極力減少させる。

予　防

- 術中のアナフィラキシーの原因として、ラテックスが依然上位を占めている。ラテックスアレルギーの最も大きな原因はパウダー付外科手術用

手袋である。最近はラテックスアレルギーの危険性が認識され、ラテックスによる感作の防止に努めるような努力がされているが、日本ではいまだ圧倒的にパウダー付ラテックス製手袋が使用されている。
- 手術室のみでラテックス製品を排除しても、病院全体の latex-safty 環境の整備がなされなければ、ラテックスアレルギーの発症やラテックスによる感作を減少させることは困難である。ラテックスアレルギーを減少させるためには病院全体でのプロトコルの作成が必須である。

【文　献】
1) アナフィラキシーショック. 克誠堂出版；2008. p.218-36.

（光畑　裕正）

44. ヘパリン誘発性血小板減少症

62歳の男性。急性心筋梗塞を起こし、冠動脈造影を行い、冠動脈バイパス術が予定された。当初15万あった血小板が7万となった。**ヘパリン誘発性血小板減少症**が疑われた。術中はどのように対応したらよいか。

Essential Point ヘパリン誘発性血小板減少症（HIT）既往患者の人工心肺下手術＝アルガトロバンを使用とはならない。できるだけHIT抗体陰性化を待ってヘパリンを使用する。

Key Words 抗血小板第4因子/ヘパリン抗体、ヘパリン誘発性血小板減少症抗体、4Tsスコア、アルガトロバン

ヘパリン誘発性血小板減少症（HIT）とはどのような病態か

- ヘパリン誘発性血小板減少症（heparin-induced thrombocytopenia：HIT）は、ヘパリンが誘因となって産生された抗体（HIT抗体）により血栓症と血小板数減少を生じる。ヘパリンそのものへの抗体反応ではないため、他の薬物に対するアレルギーとは異なる特徴をもつ。すなわち一定期間置くとHIT抗体は消失し、その後ヘパリンを再投与してもHIT発症率は初発患者と同率となる。
- 本症例では冠動脈造影（coronary angiography：CAG）施行時のヘパリン使用がHITを誘発したものと考えられる。

❶ 機序・病態
- HIT抗体とは[1]：血小板α顆粒から放出される血小板第4因子（platelet factor 4：PF4）はヘパリンと親和性が高く、結合して複合体を形成する。このときPF4の高次構造が変化し新たな抗原性をもち、ヘパリンとPF4の複合体に対する抗体（抗PF4/ヘパリン抗体）が産生される。この抗PF4/ヘパリン抗体のうち強い血小板活性化能をもつものがHIT抗体である。
- HIT抗体の働き：HIT抗体はPF4-ヘパリン複合体あるいはPF4-ヘパリン様物質（ヘパラン硫酸など）と結合すると血小板を強く活性化し、その結果トロンビンの過剰産生を生じ、血栓塞栓症と血小板数減少をもたらす。

❷ 症　状[1]
- 血栓塞栓症：血栓塞栓症による症状が中心である。血小板数減少に伴う出血傾向は少ない。血栓塞栓症は未治療のHIT患者の半数に合併し、死亡率は約5％である。深部静脈血栓症・肺血栓塞栓症、副腎出血などの静脈血栓症、四肢虚血・壊死、脳梗塞や心筋梗塞などの動脈血栓症が報告

されている。発症形式から通常発症型、急速発症型、遅発発症型に分類される。
- 通常発症型：ヘパリン投与5〜14日にHIT抗体が産生され発症する典型的発症型である。
- 急速発症型：以前（100日以内）のヘパリン投与によりHIT抗体が形成されている場合、ヘパリン再投与で1日以内に急激に発症する。このときヘパリン投与直後（5〜30分）から発熱、悪寒、呼吸困難、胸痛、頻脈、悪心・嘔吐など非特異的な全身症状と血小板数減少を示すことがある。
- 遅発発症型：ヘパリン投与後しばらくして（数日から3週間後）、ヘパリンは中止されているにもかかわらずHITを発症する。HITでは強いHIT抗体がヘパリン投与から1ヶ月間存在するとされるが、遅発発症型ではヘパリン非存在下でも機能的測定法（後述）で陽性になることがある。詳細な機序は不明であるが、血小板活性能が非常に高いことが原因と考えられている。

❸ 診　断
- 臨床的診断：現在4 Tsスコアが多用されている[2]（表1）。低スコア（0〜3）ではHITは否定的とされ、中等度スコア以上（4以上）で血清学的診断と組み合わせて診断する。
- 血清学的診断[1]：免疫学的測定法と機能的測定法がある。
- 免疫学的測定法：PF4/ヘパリン抗体をIgG単独、あるいはIgA、IgMも含めて測定する。感度が高いため陰性の場合HITは否定的である。活性のあるHIT抗体はIgGのPF4/ヘパリン抗体の中のさらに一部と考えられており、免疫学的測定法で陽性であってもHITを起こすとは限らない。
- 機能的測定法：患者に存在するPF4/ヘパリン抗体が血小板を強く活性化させる能力を有するかどうかを測定する。陽性であればHITと診断できる。洗浄血小板を用いたserotonin release assayなどが行われる。検査可能な施設は限られる。

❹ 治　療[1]
- ヘパリン中止：臨床的にHITが疑われた場合、血清学的診断を待たず、ヘパリン投与をただちに中止する。圧ライン維持のヘパリン加生理食塩液や、ヘパリンコーティングカテーテル・回路も使用中止する。
- 抗トロンビン薬アルガトロバンによる抗凝固療法を開始（表2）：ヘパリン中止だけでは1日に6%の患者が血栓塞栓症を発症するとされている。アルガトロバンによる抗凝固療法は少なくとも血小板数が回復するまで（通常15万/μL以上）継続する。
- HIT急性期のワルファリン単独投与は禁忌：急性期のワルファリン単独投与では一時的な血栓傾向の可能性があり、四肢壊疽（warfarin-induced venous gangrene）のリスクとなるため禁忌である。ワルファリン投与で凝固因子の低下より先に凝固阻止因子（protein C）の低下を来すためとされている。

表1 4Ts スコア

	2点	1点	0点
Thrombocytopenia 血小板数減少	・血小板数の50％以上の減少かつ最低値2万/μL以上かつ過去3日以内に手術歴なし	・術後3日以内に血小板数50％以上の減少 または ・2点あるいは0点いずれにも含まれない状況	・血小板数の30％未満の減少 または ・血小板数1万/μL未満
Timing 血小板数減少または塞栓症の発生時期 （ヘパリン曝露を0日とする）	・ヘパリン開始から5～10日後の血小板数減少 ・5～30日前ヘパリン曝露後，ヘパリン再投与1日以内の血小板数減少	・ヘパリン投与5～10日後に発症したか不明瞭 ・30～100日前ヘパリン曝露後，ヘパリン再投与1日以内の血小板数減少	・過去100日以内にヘパリン曝露はないが，ヘパリン投与4日以内に発症
Thrombosis 塞栓症または続発症	・血栓症の新規発症 ・注射部分の皮膚壊死 ・ヘパリンボーラス投与後のアナフィラキシー様症状 ・副腎出血	・抗凝固療法中の患者の静脈血栓症再発 ・血栓症疑い ・ヘパリン注射部の発赤	・血栓症は否定的
Other cause for thrombocytopenia 血小板数減少を来す他疾患の除外	・血小板数減少を来しうる原因がほかに存在しない	・他の原因が考えうる ・原因のはっきりしない敗血症 ・人工呼吸導入に関連した血小板数減少	・他の原因の可能性がある ・3日前以内に手術歴 ・確定された菌血症/真菌血症 ・20日以内の化学療法/放射線療法 ・HITが原因ではないDIC ・輸血後の紫斑病 ・薬剤性血小板数減少を起こしうる薬物の投与（左欄参照） ・低分子ヘパリン注射部の非壊死性病変（遅発性反応が考えられる） ・その他
薬剤性血小板数減少を来しうる薬物 糖タンパクⅡb/Ⅲa拮抗薬，キニジン，キニン，サルファ剤，カルバマゼピン，バンコマイシン			

Thrombocytopenia, Timing, Thrombosis, Other cause の4項目の点数を合計し，HITである可能性を予測する．
6～8点：HITである可能性が高い，4～5点：中間，0～3点：低い
(J Thromb Haemost 2006；4：759-65 より引用)

●血小板数回復後、ワルファリンに切り替え：アルガトロバン併用でワルファリン投与を行い（最低5日間），PT-INRをモニターしながらワルファリン単独に切り替える。ヘパリン中止後1ヶ月間は血栓塞栓症のリスクがあるため抗凝固療法を継続する。その後は併存する基礎疾患や血栓塞栓症への標準的抗凝固療法を行う。

表2 アルガトロバンによる抗凝固療法

アルガトロバンの投与方法（日本の治験結果より）
- 開始用量　0.7 μg/kg/min（肝機能障害患者では 0.2 μg/kg/min に減量）
- APTT を指標として基準値（アルガトロバン投与前）の 1.5〜3.0 倍（100 秒以下）になるよう調整
- 出血のリスクがある場合 APTT が基準値の 1.5〜2.0 倍になるよう調整

APTT：活性化部分トロンボプラスチン時間（activated partial thromboplastin time）
現在日本で HIT 予防薬・治療薬として薬事認可されているのはアルガトロバンのみである．海外での投与量より少ないことに注意
(Semin Thromb Hemost 2008；34（supple 1）：37-47 より引用)

HIT が疑われる場合の周術期管理の注意点[1]

- HIT 既往患者では原則的にヘパリン再投与は禁忌である。
- 人工心肺下手術が予定された場合、可能なかぎり HIT 抗体陰性化を待つ。
- HIT 抗体が陰性化した後は、ヘパリン再投与での HIT 発症率は HIT 既往のない患者と変わらない。
- HIT 抗体の陰性化とは、機能的測定法で陰性、かつ免疫学的測定法で弱陽性または陰性とされる。
- HIT 抗体陰性化を確認後、人工心肺中のみヘパリンを使用する。術前術後に抗凝固療法が必要であればアルガトロバンを使用する。
- 患者の状態が不安定で HIT 抗体陰性化が待てない場合、アルガトロバンが適応となる。
- 人工心肺におけるアルガトロバンの投与方法は確立したものでない。
- 想定以上に活性凝固時間 (activated coagulation time：ACT) が延長し、拮抗薬がないため大出血を来した症例や、予測したとおりの抗凝固が得られず人工心肺回路に血栓を形成した症例などの報告も少なくない[3]。
- 経験豊富な施設への相談・紹介も考慮すべきである。

本症例では抗凝固はどうするか（図）

（冠動脈の状態・病変が明確に示されていないため断定できないが）
- 患者の状態が落ち着いている場合：
- HIT 抗体の陰性化を待ち、最低限のヘパリン使用で人工心肺使用下冠動脈バイパス術（coronary artery bypass graft：CABG）または off-pump CABG（OPCAB）を行う。
- 患者の状態が不安定で、HIT 抗体の陰性化まで待てない場合：
- アルガトロバン使用下の処置・手術となる。
- この場合経皮的冠動脈形成術（percutoeneous coronary intervention：PCI）でしのげる血管病変であればそれを優先し、PCI 中の急変・PCI 不適応の場合人工心肺を使用せず抗凝固薬の使用が少なくてすむ OPCAB

```
                    ┌─────────────────────┐
                    │ HIT 既往患者の CABG が予定 │
                    └──────────┬──────────┘
                               ↓
                    ┌─────────────────────┐
                    │   HIT 抗体は陽性か   │
                    └──┬───────────────┬──┘
              陰性      │               │   陽性
        ┌─────────────┘               └─────────────┐
        ↓                                           ↓
┌──────────────────┐                  ┌─────────────────────────┐
│ 手術へ            │                  │ 患者の状態は落ち着いているか │
│・人工心肺中のみヘパリン使用 │          │（HIT 抗体陰性化まで待てるか）│
│・その他の抗凝固には │                  └──┬───────────────────┬──┘
│  アルガトロバン使用 │              待てる │                   │ 待てない
└──────────────────┘                      ↓                   ↓
                              ┌─────────────────┐      ┌──────────────┐
                              │ HIT 抗体陰性化まで待機 │      │ PCI が可能か │
                              └────────┬────────┘      └──┬────────┬──┘
                                 陰性  │              可能 │        │
                                       ↓                  ↓        │
                           ┌──────────────────┐  ┌──────────────┐  │
                           │ 手術へ            │  │ PCI へ       │  │
                           │・人工心肺中のみヘパリン使用 │ PCI 不適応, │ アルガトロバン使用 │  │
                           │・その他の抗凝固には │  急変       └──────────────┘  │
                           │  アルガトロバン使用 │      ↓                         │
                           └──────────────────┘  ┌──────────────┐              │
                                                 │ OPCAB は可能か │              │
                                                 └──┬────────┬──┘              │
                                                可能 │        │                 │
                                                    ↓        │                 │
                                          ┌──────────────┐   │                 │
                                          │ OPCAB へ     │   │                 │
                                          │ アルガトロバン使用 │   │                 │
                             OPCAB 不適応  └──────────────┘   │                 │
                                          ↓                                    
                              ┌────────────────────────────────┐
                              │ 人工心肺下 CABG へ              │
                              │ 人工心肺およびその他の処置にアルガトロバンを使用 │
                              └────────────────────────────────┘
```

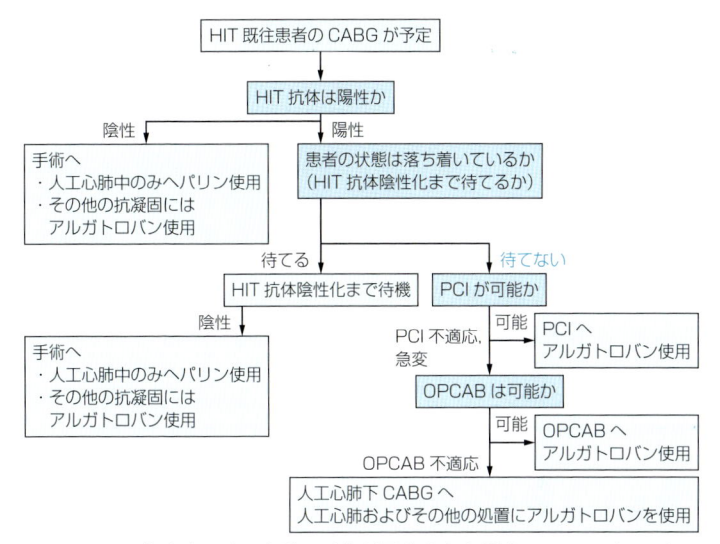

図　HIT 既往患者に人工心肺下手術が予定された場合のフローチャート

人工心肺下手術が予定された場合，可能なかぎり HIT 抗体の陰性化を待ち，人工心肺中のみヘパリンを使用する．HIT 抗体陰性化を待てない場合アルガトロバンの適応となるが，できるだけ強力な抗凝固を必要としない治療を優先したい．

を選択する．
- これが困難であればアルガトロバン抗凝固による人工心肺下の CABG となる．アルガトロバンは拮抗薬がなく、人工心肺下手術の成績は安定していない．
- 術者、麻酔科、輸血部との連絡・連携、患者家族への十分な説明が必要である．
● ヘパリン使用下人工心肺での術後、術前使用していたアルガトロバン作用の延長に伴うと思われる出血傾向の持続の報告もあり、周術期のアルガトロバン使用は要注意である．抗凝固のコントロールが容易で、十分な拮抗が得られるヘパリンを超える抗凝固薬は今のところ存在しないことを肝に銘じておくべきである．

【文　献】
1) 血栓止血誌 2012；23：362-74.
2) J Thromb Haemost 2006；4：759-65.
3) Semin Thromb Hemost 2008；34 (supple 1)：37-47.

（折田　華代、石田　和慶）

45. 関節リウマチ

36歳の女性。慢性中耳炎に対して鼓室形成術が予定されている。**関節リウマチ**があり、プレドニゾロン5 mgを12年来服用している。

Essential Point 骨格・関節変形による体位や気道系の障害、心血管系予備能、治療に伴う副作用などを評価し、周術期ステロイドカバーを計画する。

Key Words 環軸椎亜脱臼、輪状披裂軟骨炎、ステロイドカバー

関節リウマチ患者における術前評価上の注意点

- 術前に関節リウマチの病歴、重症度、治療内容、合併症について十分評価する。
- 筋骨格系・関節の変形、痛みによる体位制限は、時に手術や麻酔に必要な体位をとることが困難な場合がある。気管挿管や中心静脈カテーテル (central venous catheter: CVC) 留置、末梢路の確保に障害を来す場合もある。
- 環軸椎亜脱臼により筋力低下、感覚異常などの症状を伴う場合は、頸椎カラー装着による保護が必要である。無症状だが画像検査で診断されることもある[1]。頸部の前屈により亜脱臼するタイプが多いが、喉頭展開や体位変換時などの頭頸部の授動が環軸椎亜脱臼を起こし脊髄損傷を生じないよう配慮する。
- 開口や顎関節の機能障害を伴うことが多い。症状として自覚されていないことや他動的な開口が難しいこともある[1]。気管挿管困難を予測する術前評価が肝要である。
- 喉頭部に障害があり、気管挿管操作で披裂軟骨が脱臼、剝離、腫脹を起こしやすい。術前に喉頭を評価をするには喉頭鏡による直接観察、CT撮影が必要である[1]。細径の気管チューブを選択し愛護的に挿管操作することはもちろん、気管チューブ抜管後に嗄声などの異常に注意する。
- 心血管系疾患の合併率が高く、心不全は死因としてまれではない。問診、検査で十分に心血管系の評価をし、周術期の対策を立てる必要がある。
- その他、胸水、肺結節、肺線維症、拘束性換気障害、呼吸筋障害、貧血、血小板減少、白血球減少、リンパ腫なども合併しやすい[1]。
- ステロイドなど治療薬に伴う副作用についても評価する必要がある。メトトレキサートは肺疾患のリスクとなる。非ステロイド性抗炎症薬 (nonsteroidal anti-inflammatory drugs: NSAIDs) やシクロスポリンは

表 副腎機能不全患者に対する周術期の補充療法

	侵襲の程度	糖質コルチコイド補充量と期間
軽症	鼠径ヘルニア修復術 大腸内視鏡 軽度の発熱を伴う疾患 軽度〜中等度の嘔気・嘔吐 胃腸炎	ヒドロコルチゾン 25 mg iv or メチルプレドニゾロン 5 mg iv 手術当日のみ
中等症	開腹胆嚢摘出術 半結腸切除術 高度の発熱を伴う疾患 肺炎 重症胃腸炎	手術当日にヒドロコルチゾン 50〜75 mg iv or メチルプレドニゾロン 10〜15 mg iv 1〜2日間で通常量に漸減する
重症	心血管手術 ウィップル法（Whipple procedure） 肝切除術 膵炎	手術当日にヒドロコルチゾン 100〜150 mg iv or メチルプレドニゾロン 20〜30 mg iv 術翌日から1〜2日間で通常量まで漸減する
救急重症	重症敗血症 or 敗血症性ショック	ショックが改善するまで，ヒドロコルチゾン 50〜100 mg を6〜8時間ごと iv or 0.18 mg/kg/hr の持続投与＋フルドロコルチゾン 50 μg/day 数日から1週間以上継続したのち，バイタルサインや血清 Na 値に応じて減量していく

プレドニゾロン 5 mg/day 以下の患者なら通常の投与のみでよく補充は必要ない．
プレドニゾロンを 5 mg/day より多く摂取している場合は通常の維持量に加えて，上記の補充を行う．
(JAMA 2002；287：236-40 より引用)

腎傷害を起こす可能性がある。NSAIDs やステロイドは消化器系の副作用を伴う。

ステロイドカバーはどのように行うか

- 長期間のステロイド製剤の投与は副腎皮質の萎縮をもたらし、生体の恒常性を維持するのに必要な基本量のコルチゾールを産生することができなくなる。プレドニゾロン 5 mg/day の連用により副腎機能は低下し、薬物中止後、副腎機能が回復するのに1年近くかかる[2]。
- ステロイド投与患者では、侵襲に対するコルチゾール産生増加反応が生じず循環虚脱を起こすことがある。
- プレドニゾロンを 5 mg/day より多く摂取している場合は、周術期に通常の維持量に加えて、予防的補填（ステロイドカバー）が必要である。手術侵襲の程度や患者の重症度に応じて補充量と期間を調節する（表）[2]。
- 1時間以内の局所麻酔下の表層手術やプレドニゾロン 5 mg/day 以下の投与患者であれば通常の投与量を術前に用いるだけでよく、ステロイドカバーは不要である。
- 実際の投与量は副腎機能不全の程度、侵襲に対する患者の心血管系や代

謝系の反応に基づき調整される[2]。
- 過量投与では、高血圧、筋や皮膚の変化、高血糖、電解質異常、免疫抑制、タンパク同化亢進、体液貯留、精神症状などの副作用も生じる[2]。

【文 献】
1) Anaesthesia 2011;66:1146-59.
2) JAMA 2002;287:236-40.

(坂口 嘉郎)

46. 生ワクチン接種

4歳の女児。慢性中耳炎に対して鼓膜チューブ挿入術を予定されていた。10日前に**生ワクチン接種**されていたことが判明した。どのように対応するか。

Essential Point 小児の術前評価項目の一つであるワクチン接種の基本的な知識と、周術期管理、術前接種可能時期を理解する。

Key Words ワクチン/予防接種、小児の術前評価、周術期免疫機能

ワクチン接種により周術期に起こりうる問題

❶ ワクチンについて[1]
- 生ワクチン、不活化ワクチンを以下に挙げる。
  - 生ワクチン:水痘・麻疹・風疹・おたふく・BCG
    (水痘ワクチンは、2015年10月より定期接種)
  - 不活化ワクチン:ヒブ・肺炎球菌・3種混合=DPT・4種混合(三種混合ワクチンに不活化ポリオワクチンを加えたもの)・インフルエンザ・B型肝炎・日本脳炎

❷ ワクチン接種後の一般的な副反応
- ワクチン接種後の一般的な副反応を以下に挙げる。
  - 発熱
  - 皮膚症状:発疹、蕁麻疹、紅斑、瘙痒、発赤、腫脹、硬結
  - 全身症状:熱性痙攣、無熱性痙攣、無菌性髄膜炎
  - 発症時期:アナフィラキシー反応は30〜40分観察する。不活化ワクチンでは48時間、生ワクチンでは3週間程度は副反応出現の可能性がある。
- ワクチン接種後副反応の報告:厚生労働省の平成19年4月〜平成20年3月の1年間の副反応報告集計によると、副反応が生じた総数は、411例(431件)であった[3]。
  - DPT・DTワクチン(224件):5例の特発性血小板減少性紫斑病(idiopathic thrombocytopenic purpura:ITP)
  - BCGワクチン(113件):腋窩リンパ節腫脹、皮膚結節や接種局所の膿瘍・潰瘍・骨炎・骨髄炎
  - インフルエンザ(40件)
  - MRワクチン(38件):ITP、アナフィラキシー、スティーブンス・ジョンソン(Stevens-Johnson)症候群、急性散在性脳脊髄炎、脳症、急性小脳失調

- ポリオ（8件）
- 日本脳炎（7件）：痙攣・無菌性髄膜炎
- 水痘：アナフィラキシー様症状・ITP
- 風疹1例（1件）

❸ 血液製剤を投与した場合のワクチンの効果
- 麻疹・風疹・水痘・おたふくワクチンの効果が減弱する可能性がある。
- 効果的なワクチン接種時期：免疫グロブリンで投与後3〜11ヶ月以降、赤血球は投与後5ヶ月以降、FFP/血小板は投与後7ヶ月以降
- この期間を満たさなくても2回接種を前提に、早期に1回目の接種を計画する。

生ワクチン接種を受けた患者の対応

❶ 入院前・手術前の接種期限
- 学会や厚生労働省からの明確なガイドラインはないので、各施設の判断に委ねられているのが現状である。
- 生ワクチンで3〜4週間・不活化ワクチンで2日〜2週間程度がスタンダードな接種期限とされている。
- 小児術前ワクチンに関して大規模データベース解析による研究（Siebertら[2]）：麻酔や手術による免疫機能低下は48時間程度で一過性であり影響も小さいため、健康なこどもが予定手術を延期する根拠とはならないとしている。

❷ （参考）静岡県立こども病院のガイドライン（表）
- ワクチン接種によって確実に回避軽減できる感染症（vaccine preventable diseases：VPD）からこどもを守り、また度重なる入院を余儀なくされるこどもの予防接種を受ける機会を奪わないために"生ワクチン・不活化ワクチンともに2日前までの接種を推奨"している。ただし、麻疹・風疹ワクチンはできるだけ2週間前までに、また人工心肺や輸血をする場合は4週間前までに接種をする。

❸ ワクチン接種後の早期の手術の場合
- 術後感染症を回避するため、適切な抗菌療法および、早期抜管早期離床が理想的である。また、副反応の出現に注意を払う。

❹ 本症例の場合
- 静岡県立こども病院のガイドラインに従うと、入院病棟や手術室での隔離・感染対策は通常どおりで、麻酔や手術も可能である。副反応などなければ、日帰り可能な低侵襲手術であるため、通常の管理でよい。
- おのおのの病院でそれぞれの施設基準があり、例えば生ワクチンの接種期限を4週間前までと定めている施設では、手術の延期が考慮される場合があるかもしれない。

表　静岡県立こども病院院内感染マニュアル（平成26年8月改訂）

種類	ワクチンの種類	術前の接種期限
生ワクチン	水痘，麻疹，風疹，ムンプス，BCG，ロタ	・2日前までに接種 ・ただしMRワクチンは原則2週間前までに接種 ・侵襲度の高い待機手術（人工心肺・輸血）は4週間前までに接種 ・複数回の入院をされる方は，特に水痘ワクチン接種を強く推奨
不活化ワクチン	ヒブ，肺炎球菌，4種混合，インフルエンザ，B型肝炎，日本脳炎	・2日前までに接種

緊急手術の場合は，ワクチンの接種時期にかかわらず，入院麻酔手術は可能．

❺ ワクチン接種2日以内の緊急手術の際に気をつけること

- 発熱や皮膚症状などが感冒などによるのかワクチン接種後の副反応によるものか判断に悩むことが多い。
- 副反応の有無・増悪に留意する。
- アナフィラキシー反応を認めた場合即座に判断し治療する。
- 侵襲の大きな手術の場合は免疫低下による影響も考慮し，適切な抗菌療法を行う。

【文　献】

1) 厚生労働省．予防接種情報．http://www.mhlw.go.jp/stf/seisakunitsuite/bunya/kenkou_iryou/kenkou/kekkaku-kansenshou/yobou-sesshu/（2016年3月閲覧）
2) Paediatr Anaesth 2007；17：410-20.
3) 厚生労働省．予防接種後副反応報告書集計報告（平成19年度）．http://www.mhlw.go.jp/shingi/2009/04/s0401-5.html（2016年3月閲覧）

（諏訪　まゆみ、奥山　克巳）

47. アレンテスト

60歳の男性。冠動脈疾患患者で、術前に右手の**アレンテスト**を行ったら陽性（尺骨動脈からの側副血行が不十分）だった。左橈骨動脈はグラフトに使用する可能性がある。

Essential Point 橈骨動脈の側副血行路を評価するアレンテストでは、合併症の発生を予測できない。橈骨動脈へのカニュレーションは必要な症例のみ実施する。

Key Words 橈骨動脈、閉塞、攣縮

アレンテストの実施方法（図）

- 橈骨および尺骨動脈を皮膚の上から強く圧迫する。橈骨動脈カテーテルに先だって実施する場合には、挿入する橈骨動脈カテーテルの先端より中枢側を圧迫する（図-a）。
- 患者には手を強く握り込むように指示し、手掌の皮膚が蒼白になるまで（駆血されるまで）繰り返す。
- その後、尺骨動脈側の圧迫を解除し、手掌の皮膚側の回復を観察し、掌の色が回復するまでの時間を測定する（図-b）。何秒以上を異常とするかについては諸説ある（図-c）（5秒から10秒以上を異常とすることが多い）。

有用性

- アレンテストは1929年に血栓性動脈閉塞症患者の手の血行を評価する

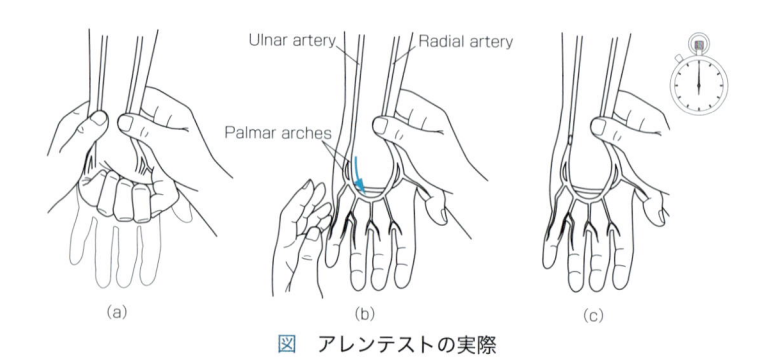

図 アレンテストの実際

方法として Allen が発表した。当初は両側の手の色を比較する方法であったが、1950 年代になると Wright が片手で観察するような現在の方法に改良した。
- そのころから橈骨動脈の閉塞による手の虚血を予測する目的でアレンテストが行われるようになってきた。Ruengsakularch[1]はアレンテストによる側副血行路開存確認の感度は 100％、特異度は 97％ と報告している。
- Slogoff ら[2]は 16 人のアレンテスト 15 秒以上遷延者で橈骨動脈をグラフトとして使用しても手の虚血は生じなかったと報告している（偽陽性が多い）。
- アレンテスト正常であっても手の虚血を生じた症例、さらに指の切断を必要とした症例の報告がある（偽陰性がある）[3]。
- アレンテストの有用性に関しては否定的な意見が多くなり、現在、麻酔科領域で行われることは少なくなった。
- 橈骨動脈はカテーテル治療のポート挿入部位として、また冠動脈バイパス術のグラフトとして使用されるようになり、その術前検査としてアレンテストが行われているが、どちらの場合もその有用性に関しては否定的となっている。
- 今回の症例でも右手の橈骨動脈にカニュレーションし、左手の動脈は穿刺しない。右手でのカニュレーションが困難であるようなら術者と相談のうえ、どちらかの足背または大腿動脈を選択することになる。

代替法

- アレンテストでは手掌の色の回復を判断基準としているため、主観的要素が強い。客観的に評価するために、パルスオキシメータを用いて判定する方法が行われている。すなわち橈骨動脈圧迫解放後、親指につけたセンサーの値が駆血前の値に戻るまでの時間を測定する。しかし、この方法では血流が 4〜9％ 回復しただけで値が元に戻ってしまうため、偽陰性が多いことになる。
- ドプラーを用いた評価方法も行われている。
- 造影による検査は確実であるが侵襲的であり、造影剤による合併症も存在し、全例に実施することは難しい。

橈骨動脈以外の挿入可能場所

- 動脈カテーテルが挿入可能な場所としては、尺骨動脈、足背動脈、大腿動脈、上腕動脈などいくつかの場所がある。手術の障害とならず、アクセスしやすい場所を選択する。大腿動脈は開存性がよく、有力なオプ

ションであるが、閉塞した場合には外科的治療を要する。
- 橈骨動脈穿刺に失敗した後に、尺骨動脈を穿刺しても問題がなかった22例が報告[2]されているが、手掌部の虚血は起こらないと保証するものではない。

橈骨動脈穿刺後の合併症

- Scheer[4]は、約2万例の解析で橈骨動脈閉塞の発生率を19.7%と報告している。57%ではカテーテル挿入直後から一時的な攣縮が発生した。Bedfordらの報告[5]によると、100例の橈骨動脈カテーテル抜去後、40%に閉塞がみられた（17人は抜去直後、12人は抜去後24時間以内、11人は1日後）。このことから抜去後正常にみえても、その後閉塞してくる症例が存在する。
- 指の塞栓性動脈閉塞は23%で発生したと報告されており[3]、原因の一つにラインのフラッシュがある。フラッシュによる脳の空気塞栓（脳動脈まで逆流した）も報告されている。
- その他の合併症としては、感染、動脈瘤、血栓、動静脈瘻などがある。

カテーテル挿入後の手掌蒼白に対する対処方法

- 手掌の虚血のサインとしては、脈（－）、まだらもしくは蒼白な皮膚、動脈圧は糸の歪み、痛み、筋力低下などが挙げられる。
- 血栓が原因と疑われた場合は、まずカテーテルから吸引を行う。
- ベラパミル、プリロカイン、フェントラミン、ヘパリンの動脈内投与も有効である。そのほか、ウロキナーゼを使用した報告もある。
- スパズムが疑われる場合は、交感神経系ブロック（星状神経節ブロック）、血管拡張薬の動注、ニトログリセリンまたは2%リドカインのカテーテル周囲への皮下注などの有用性が報告されている。
- これらの治療で改善しない場合は外科的治療を考慮することになる。

まとめ

このように橈骨動脈カニュレーションによる手指動脈閉塞を予測するためのアレンテストの意義は少ない。橈骨動脈カニュレーションでは高率に一時的にせよ動脈の閉塞が起きる。したがって、橈骨動脈カニュレーションは必要な症例でのみ実施し、抜去後も十分な観察を行う必要がある。

ミニ知識：橈骨動脈穿刺時の手首の角度

- 橈骨動脈を穿刺するときに、多くの麻酔科医は手関節の背側にタオルなどで枕を置いて手関節を背屈させた状態で穿刺しているであろう。このときの角度は何度が適切かを検討した論文がある[6]。この論文によると角度を45°で固定したときに橈骨動脈の径がもっとも太くなる。

ミニ知識：超音波ガイド下穿刺（小児）

- 小児で超音波ガイド下に穿刺する場合に、動脈が皮膚表面に近すぎる場合には、生理食塩液を皮下に注入してスペースをつくると穿刺操作が容易になる[7]。

【文　献】
1) J Thorac Cardiovasc Surg 2001；121：526-31.
2) Anesthesiology 1983；59（1）：42-7.
3) Anesth Analg 2009；109：1763-81.
4) Crit Care 2002；6：199-204.
5) Anesthesiology 1973；38：228-36.
6) J Clin Monit Comput 2014；28：567-72.
7) Anesth Analg 2014；118：1019-26.

（児島　千里、坪川　恒久）

第 II 章

術中管理における
トラブル

48 ▶ 87

48. 偶発的硬膜穿刺

54歳の女性。変形性股関節症に対して股関節全置換術が予定された。硬膜外麻酔併用全身麻酔を予定していたが、L2/L3で硬膜外麻酔をする際に**偶発的硬膜穿刺をしてしまった。**

Essential Point 硬膜外麻酔をする前の患者に対する説明、偶発的硬膜穿刺が起きた際の対処法、術後の合併症予防が重要である。

Key Words 硬膜外麻酔、合併症、頭痛

術前の説明

❶ 硬膜外麻酔を併用することの意義
- 硬膜外麻酔併用の目的は術中と術後の良質な疼痛管理である。
- 併用麻薬の減量と十分な疼痛管理により、術後合併症の軽減、早期離床の促進が期待できる。

❷ 合併症（偶発的硬膜穿刺/硬膜穿刺後頭痛）の可能性
- 硬膜外麻酔の合併症の一つとして、0.4〜6％の確率で偶発的硬膜穿刺が起こり、硬膜穿刺をすると70〜90％の確率で穿刺後頭痛が発生[1]することにも言及する。

本症例のようなことが起きたときの患者への説明と説明時期

❶ 説明内容[2]
- 硬膜穿刺をした部位から髄液が漏出し、髄液量が減少する結果、頭痛が発生する。
- 頭痛は両側性で、前頭部または後頭部から首にかけてのズキズキする痛みである。
- 頭痛は一般的に5日間（1〜12日間）持続する。
- 寝ているときは全くないか軽度だが、頭を上げると強い痛みが発生する。
- 頭痛の発生頻度は年齢（若年者で増加）、性別（女性に多い）によって変化する。
- 脳神経が牽引され、一時的に視機能障害や聴力障害が起きる可能性についても言及する。

❷ 説明時期
- 手術が終了し、全身麻酔から十分に覚醒したのち、患者の精神的安定が得られた時点で説明する。

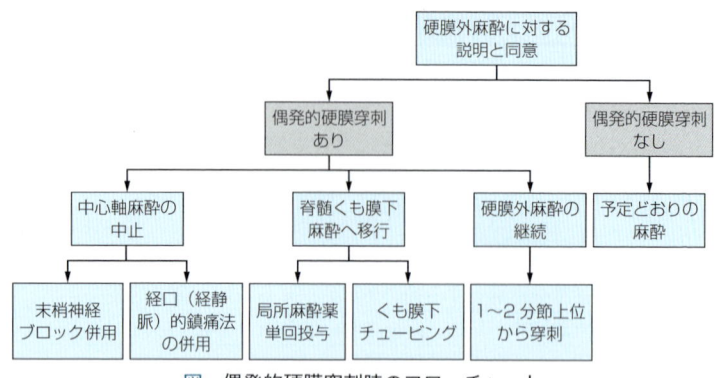

図 偶発的硬膜穿刺時のフローチャート

その後の穿刺はどのようにするか

- 股関節全置換術の麻酔であれば下部腰椎での穿刺と仮定し、以下の3つの選択肢を考慮する（図）。

❶ 中心軸麻酔の中止
- 偶発的硬膜穿刺をする背景には、硬膜外腔の癒着など、硬膜外穿刺困難な環境が存在する。
- 股関節全置換術は術後痛の強い手術ではないので、他の末梢神経ブロックに切り替えるか、術中は全身麻酔のみで、術後に経口（経静脈）的鎮痛薬を投与する。

❷ 脊髄くも膜下麻酔への変更
- 手術時間が短時間なので、そのまま0.5%ブピバカインなどの局所麻酔薬を注入する。
- くも膜下腔にチュービングして持続くも膜下麻酔に変更することも可能である。くも膜下チュービングをしたほうが、硬膜穿刺後頭痛が起こりにくいとする報告もある。

❸ 硬膜外麻酔の継続
- 硬膜外麻酔を継続する場合は、1〜2分節上部で再穿刺する。
- 硬膜穿刺後の硬膜外麻酔は効果が極めてよくなるので、術後使用する局所麻酔薬濃度を下げないと運動神経ブロックが起こり、離床やリハビリが遅れる可能性があるので注意する。

硬膜外穿刺後の頭痛を予防する方法

❶ 一般的な予防法
- 安静臥位、経口水分摂取や補液で髄液産生を促進、カフェインやテオ

フィリン，ガバペンチンの内服により頭痛を抑制する。

❷ 特殊な予防法

- 硬膜外腔への生理食塩液注入：単回または持続投与（カテーテルが挿入されている場合）により、頭痛発生頻度が85％から65％へ減少したとの報告がある。
- 硬膜外腔自家血注入：硬膜穿刺後48時間を経過しても頭痛が持続し、離床が遅れるときに考慮する。清潔操作で採取した患者の血液15〜20 mLを、硬膜穿刺した近傍の椎間より注入する。
- 合成副腎皮質刺激ホルモン（adrenocorticotropic hormone：ACTH）静脈内投与：頭痛発生率を69％から33％に減少させ、硬膜外腔自家血注入療法の必要性を29％から11％に減少させたとする報告[3]がある。

ミニ知識：硬膜（腰椎）穿刺後頭痛の診断基準
（国際頭痛分類第2版）[4]

Ⓐ 坐位または立位をとると15分以内に増悪し、臥位をとると15分以内に軽快する頭痛で、以下のうち少なくとも1項目を有し、かつⒸおよびⒹを満たす。
  1. 項部硬直
  2. 耳鳴
  3. 聴力低下
  4. 悪心
Ⓑ 硬膜穿刺が施行された。
Ⓒ 頭痛は硬膜穿刺後、5日以内に発現
Ⓓ 以下のいずれかにより頭痛が消失する。
  1. 1週間以内に自然消失する。
  2. 髄液漏出に対する治療による改善（通常、硬膜外血液パッチ）後、48時間以内に消失する。

【文　献】

1) Can J Anaesth 1998；45：110-4.
2) Textbook of regional anesthesia and acute pain medicine. McGraw-Hill；2007. p.229-67.
3) Anesthesiology 2010；113：413-20.
4) 国際頭痛学会．国際頭痛分類（第2版）．https://www.jhsnet.org/gakkaishi/jhs_gakkaishi_31-1_ICHD2.pdf（2016年4月閲覧）

（山岡　祐子、土田　英昭）

49. 硬膜外カテーテル切断

64歳の男性。胃がんに対する胃切除術に対して硬膜外併用全身麻酔を予定した。抵抗消失法で硬膜外腔に達していると考えられるのに、硬膜外カテーテルが進まないので、カテーテルを引き抜いたところ、**硬膜外カテーテル先端が5 cmほど切断**されていた。

Essential Point 硬膜外カテーテルの体内遺残時には、神経学的所見のある場合は外科的摘出術を考慮し、所見のない場合も画像診断での経過観察が必要である。

Key Words 硬膜外麻酔、カテーテル切断、合併症

硬膜外カテーテル遺残について

❶ カテーテル体内遺残の発生頻度
- 硬膜外カテーテル挿入や抜去に伴い、カテーテルの一部が体内に残存する合併症は想定されているものの非常にまれな合併症である。Collierらの報告[1]では0.002%（1/60,000）とされている。

❷ 一般的な対応
- 教科書的にはほとんど一定の記述が認められる。Cousin[2]の教科書には「残存している断片が小さい場合外科的摘出術は必要なく、特に椎弓切除術は神経学的所見や症状がなければ不要である」との記載がある。

❸ 外科的摘出術を考慮する症例
- 基本的には個別対応するべきであるが、下記に代表例を挙げる。
・断片長が大きく、感染の原因となることが予想されたため外科的摘出術が行われた症例[3]
・残存部分で皮下組織の癒着と腫脹を生じ、断片を摘出された症例[4]
・神経障害は出ていないがカテーテル自体、体内での移動が認められたために摘出術を施行するも、硬膜との癒着が認められ椎弓切除術が必要となった症例[5]
- 過去の報告例から外科的摘出術を考慮すべき条件は土井[6]によりまとめられている（表）。

表　外科的治療を考慮すべき条件

① 神経学的症状がある場合
② 小児症例
③ くも膜下への迷入
④ 腫脹や液体貯留などの感染所見
⑤ 残存長が5 cm以上

（日臨麻会誌 2010；30：158-62より改変引用）

どのように対応するか？

❶ 対応手順
- カテーテル挿入の中止と、カテーテル残存が起こったことを患者へ説明する。
- 自覚的、他覚的神経学的症状の有無を確認する。
- 神経学的所見が認められる場合：
・カテーテル刺入や残存に関連した症状であると考えられるときは、麻酔導入を中止し画像診断を先行させる。
・画像診断上、神経学的症状が遺残に関連するものであると判断される場合は、可及的速やかに外科的な摘出術を考慮する。
- 神経学的所見が認められない場合：
・画像診断を先行させるのが望ましいが、手術延期による患者の不利益が大きい場合には手術を実施する。
・硬膜外鎮痛法以外の神経学的所見に影響しにくい方法〔iv-PCA（intravenous patient controlled analgesia；経静脈患者管理鎮痛法）など〕で術後鎮痛を再計画する。
・術後速やかに画像診断によるカテーテルの体内での長さや位置を把握する。
・画像診断により外科的摘出術を考慮すべき状況であれば、患者に説明後に摘出術を計画する。

❷ 画像診断方法の選択
- 脊柱管内や近傍で残存している場合も解像度や検査の迅速さの点でCT検査がMRI検査より有利である[7]。
- 最近では、深部では3D CTが、体表面近くでは超音波検査が有用であると思われる。

患者への説明（追加検査時）

- 神経学的所見の聴取や画像診断の実施にあたっては、外科的処置の必要性の判断目的であることを患者に伝え同意を得るべきである。
- その結果、外科的処置を選択しない場合は今後の神経学的症状の出現に備えて、定期的な経過観察が必要となることも併せて説明する。

何年後かに症状が出現した場合はどうするか

- 神経学的症状が出現し、画像診断上もカテーテル残存に伴う神経症状として矛盾しないとなれば、外科的摘出術が選択される。

【文 献】
1) Int J Obstet Anesth 2000 ; 9 : 87-93.
2) Neural Blockade in Clinical Anesthesia and Manegement of Pain. Lippincott Williams & Wilkins ; 2009. p.241-95.
3) Korean J Anesthesiol 2010 ; 58 : 569-72.
4) Br J Anaesth 2006 ; 96 : 508-9.
5) Asian Spine J 2015 ; 9 : 461-4.
6) 日臨麻会誌 2010 ; 30 : 158-62.
7) J Clin Anesth 2007 ; 19 : 310-4.

(関本 研一、齋藤 繁)

50. 硬膜外カテーテル血管内挿入

24歳の女性。前十字靱帯損傷に対して前十字靱帯再建術が予定された。硬膜外麻酔をしようとしたところ、**硬膜外カテーテルから血液**が引けてきた。

Essential Point 血管内に迷入した硬膜外カテーテルは、局所麻酔中毒を引き起こす危険があるため、迷入が疑われたら慎重な対応が必要である。

Key Words 硬膜外カテーテル、血管内迷入、硬膜外試験投与(テストドーズ)

どのように対応すべきか

- 硬膜外カテーテルの血管内迷入は、数〜10%程度の頻度で生じるとされる[1]。血管内に迷入した硬膜外カテーテルを使用してしまった場合、麻酔効果が得られないだけではなく、致死的な局所麻酔薬中毒を引き起こす危険がある。
- したがって、いくつかの間接的手法を組み合わせて、硬膜外カテーテルの位置確認を行うことが重要である。その中で、吸引試験は最も簡便で広く臨床使用されており、本症例のように陽性所見(血液の逆流)があれば硬膜外カテーテルが血管内に迷入したと考える。
- 吸引試験が陽性の場合、血液の逆流がなくなるまで硬膜外カテーテルを引き抜く方法がある。
- しかし、吸引試験の偽陰性率は24〜56%(単孔硬膜外カテーテルを使用した場合)と高く、決して「血液の逆流がない=血管内迷入がない」とは言い切れない。
- さらに硬膜外カテーテルを引き抜く際に、約半数は硬膜外カテーテルが硬膜外腔から抜去され使用不能となる。特異度を上げるため、後述する硬膜外試験投与(テストドーズ)などを併用すべきである。
- これらのことから、血管内迷入が疑われた場合は、穿刺部位を変更して再留置を行ったほうがより確実で安全性が高いと考えられる。また、吸引試験の陽性は、硬膜外カテーテルによる硬膜外血管の損傷が生じたことも意味する。直接的な因果関係を示す報告はないが、抗凝固療法中の患者では血腫形成に注意する必要があるだろう。

表 硬膜外試験投与エピネフリンの投与量と各種指標の感度・陽性的中率

アドレナリンの投与量		心拍数上昇 >10 bpm	心拍数上昇 >20 bpm	収縮期血圧 >15 mmHg	T波の平低化 >25%
5 μg	感度	60〜100	73	50〜80	95〜100
	陽性的中率	100	100	90〜100	100
7.5 μg	感度	55	100	60	No data
	陽性的中率	100	100	100	No data
10 μg	感度	70〜100	30〜96	80〜100	100
	陽性的中率	100	100	80〜100	100
15 μg	感度	70〜100	20〜100	93〜100	100
	陽性的中率	100	100	83〜100	100

注) 結果は Pubmed 検索文献からまとめたものである．その多くは小規模試験での検討であり，100%であっても十分なエビデンスとはいえない．
(Anesth Analg 2006；102：921-9 より引用)

硬膜外試験投与はどのようなものを使用するか

- 硬膜外試験投与は、硬膜外カテーテルのくも膜下腔あるいは血管内迷入を検出する有用な方法として逆流試験と併用して行われることが多い。

❶ 硬膜外試験投与による血管内迷入の検出方法

- 留置した硬膜外カテーテルからアドレナリン（10〜15 μg）を投与する方法が一般的である。通常、投与後 1〜2 分で心拍数が 20 bpm 以上上昇した場合に陽性とする[1]。心拍数以外の指標として、収縮期血圧の上昇（>15 mmHg、観血的測定）と心電図 T 波の平低化（25%以上）が用いられる。アドレナリンの投与量とそれぞれの指標の感度および陽性的中率を表に示す。
- ただし、β遮断薬服用者、高齢者、全身麻酔下の患者ではアドレナリンの反応が抑制されており感度が低下している可能性があり注意が必要である。また、妊婦においては、アドレナリンによる子宮胎盤血流を減少させる可能性があることから、その適応には議論がある。
- アドレナリン以外の薬物として、リドカイン 100 mg（または 0.5〜1.0 mg/kg）を用いる方法もある。違和感、耳鳴り、口唇や舌のしびれ感が出現した場合に陽性とするが、その感度は低い。

❷ 硬膜外試験投与以外の血管内迷入確認方法

- 硬膜外カテーテルから 1.0 mL の空気を注入し、前胸部ドプラー聴診器で雑音の有無を確認する方法も有効と考えられるが、多孔硬膜外カテーテルを用いた場合の感度は 82%と低い。薬物注入時の硬膜外カテーテル穿刺部位の冷感が適切な硬膜外カテーテル留置と相関するという報告もある。
- 硬膜外カテーテルを通した電気刺激による反応による評価も有用とされる。硬膜外カテーテルが血管内に迷入した場合は電気刺激による運動反応閾値が増加する。また、麻酔効果が得られない場合も血管内迷入を疑

う。
❸ 安全な硬膜外麻酔のために
- 上述した方法を組み合わせて硬膜外カテーテルの血管内迷入に対する確認を行うことは重要だが、いずれの方法も間接的であり確実に検出することはできない。特に、血管内迷入を認識しないままに大量の局所麻酔薬を使用してしまうと致死的な局所麻酔薬中毒を引き起こす危険性がある。
- 硬膜外カテーテルを留置する際は、常に血管内迷入の可能性があることを考慮し、患者の反応をモニタリングしながら使用薬物の少量分割注入を行うなど慎重な管理が必要である。

コラム：硬膜外カテーテルのくも膜下腔迷入

- 硬膜外カテーテルから脳脊髄液が吸引された場合、カテーテルの先端がくも膜下腔に迷入したことを示唆する。硬膜外カテーテルのくも膜下腔迷入の頻度は 0.15～0.18% と報告されている。
・くも膜下腔に迷入されたカテーテルより局所麻酔薬を投与すると急激な血圧低下が生じる。著者らも、1% リドカインの硬膜外試験投与で全脊髄くも膜下麻酔状態に至り、後にくも膜下腔迷入が判明した症例の経験がある。
・また、オピオイドを投与した場合は、覚醒遅延や致命的な呼吸抑制が生じる危険性がある。
- 硬膜外カテーテルのくも膜下腔迷入は、硬膜外穿刺時だけでなく、患者の体動などによっても生じる。また、吸引テストが陰性であったにもかかわらず、くも膜下腔迷入が生じた症例も報告されている。
- 硬膜外カテーテルを使用中に予期しない過剰な反応が生じた場合は、硬膜外カテーテルのくも膜下腔迷入の可能性も考慮する必要がある。

【文　献】
1) Anaesth Intensive Care 2007；35：335-41.
2) Anesth Analg 2006；102：921-9.

（山本 佳子、河野 崇、横山 正尚）

51. 頸動脈内カテーテル挿入

60歳の男性。大動脈弁狭窄症に対して大動脈弁置換術が予定された。中心静脈カテーテルを誤って**頸動脈**に挿入してしまった。

Essential Point 7.5 Fr 以上のカテーテルを誤って動脈に留置した場合には、抜去せずにそのままの状態で血管外科医に処置を依頼する。

Key Words 総頸動脈、内頸静脈、誤穿刺

本症例の概要

- 右内頸静脈穿刺を行ったところ、動脈を穿刺してしまい、それに気がつくことなくカニュレーションして動脈の開存孔を拡大してしまったケースである。
- 多くの施設では超音波装置を用いて画像上で血管を確認しながら穿刺しているであろうが、動脈内カニュレーションの発生率はゼロにはならない。その理由としては、そもそも動脈と静脈を誤認して穿刺してしまった場合と、静脈を貫通してその後方の動脈を穿刺してしまった場合の2つがある。

どのように対応すべきか[1]

❶ 第1段階（動脈誤穿刺の予防）
- 動静脈を鑑別する際に超音波ガイド下で穿刺する場合、描出方法には交差法と平行法の2つがある。それぞれに利点欠点があるので理解しておく。動脈を描出しつつ、静脈を可能なかぎり平行法でとらえて穿刺する斜行法も行われている。
- 画像上、壁の正常、走行、圧迫によるつぶれ方などを参照に動静脈を鑑別するが、カラードプラー法などを用いてより確実に行う。

❷ 第2段階（静脈であることを確認する）
- 穿刺後ただちにガイドワイヤーを留置することをせずに、まず静脈穿刺であることを超音波画像にて確認する。ただし、静脈を貫通してその深部あるいは遠位の動脈を穿刺している場合もあるので、常に動脈穿刺の可能性を念頭に置く。
- 通常、動脈血は明るい赤色の場合であるが、低酸素状態では暗赤色となり静脈との色による鑑別は難しい。逆に静脈血も輸液などにより希釈す

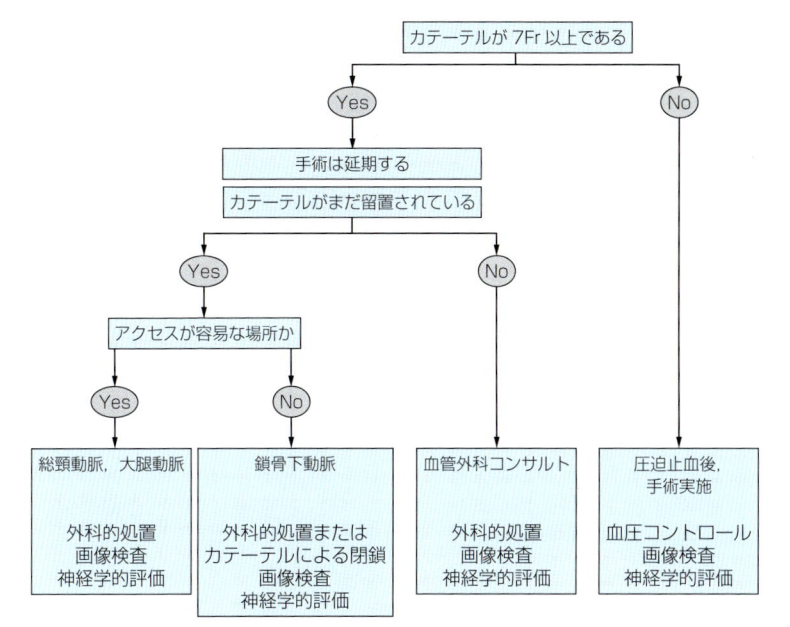

```
                      ┌─────────────────────┐
                      │ カテーテルが7Fr以上である │
                      └─────────────────────┘
                         Yes            No
                         │              │
              ┌──────────┘              └──────────┐
              │                                    │
      ┌───────────────┐                            │
      │  手術は延期する  │                            │
      ├───────────────────────┐                    │
      │カテーテルがまだ留置されている│                    │
      └───────────────────────┘                    │
           Yes        No                           │
           │          │                            │
           │          └────────┐                   │
  ┌─────────────────┐          │                   │
  │ アクセスが容易な場所か │       │                   │
  └─────────────────┘          │                   │
      Yes      No              │                   │
```

図 Guilbertらにより提唱された，誤って動脈に7.5 Fr以上のカテーテルを挿入してしまった場合の対処方法アルゴリズム

総頸動脈，大腿動脈	鎖骨下動脈	血管外科コンサルト	圧迫止血後，手術実施
外科的処置 画像検査 神経学的評価	外科的処置または カテーテルによる閉鎖 画像検査 神経学的評価	外科的処置 画像検査 神経学的評価	血圧コントロール 画像検査 神経学的評価

る明赤色となり動脈血のように見える。
- 圧による鑑別はシリンジを押す圧力、圧センサーを接続しての圧測定、あるいは輸液回路を接続してどの高さまで逆流するかで判断する。
- 疑わしい場合には血液ガス分析を行い、酸素、二酸化炭素分圧から判断する。

❸ 第3段階（対処）

- 動脈を穿刺してカニュレーションしてしまった場合の対処方法については、図のようなアルゴリズムが提唱されている[2]。心臓手術では全身ヘパリン化を行うため確実な止血が必要である。頸動脈穿刺後に血腫により気道が圧迫されて窒息する合併症は決して珍しくない。
- 現在、セルジンガー法で中心静脈穿刺に用いられているようなガイドワイヤーや穿刺針の直径は18 G以下であり、このような穿刺針が合併症を起こすことはまれであると考えられ、速やかに抜去して止血まで圧迫することが行われている。
- 7.5 Fr以上のサイズのカテーテルを動脈に留置してしまった場合には、基本的にカテーテルを抜去せずに血管外科医に修復を依頼する。このようなカテーテルを抜去し圧迫による止血を試みた場合の合併症発生率は非常に高い。Shahら[3]は19例中2人が死亡し、6人に脳梗塞などの合併症が生じたことを報告している。一方で外科的に修復された場合の合併症の発生率はゼロであった。修復方法には直視下に修復する方法と、

カテーテルによる経皮的修復方法があるが、経皮的方法は日本では大腿動脈のみが適応である。
- 全身ヘパリン化を行う心臓手術の術前に誤穿刺した場合には、手術終了までそのまま留置しておくという選択肢も考えられるが、その場合には脳梗塞の発生率が高くなる。これらのカテーテルは動脈に留置するようには作られていない。原則として手術を中止して、抜去するべきであり、術後に神経学的あるいは画像によるフォローアップを行う必要がある。

❹ 第4段階（フォローアップ）

- 穿刺時に起きる合併症としては動脈壁の解離による脳虚血がある。さらに遠隔期に起きてくる合併症としては動脈瘤形成や動静脈瘻形成がある。仮性動脈瘤は内頸動脈以外に椎骨動脈、鎖骨下動脈に生じた例がある。また動静脈瘻は静脈を貫通して動脈を誤穿刺した場合に生じてくる。このような症例では脳梗塞を合併しやすい。
- 大口径のカテーテルを動脈留置してしまった場合には、生命にかかわる合併症を起こす可能性がある。冷静に対処し、必要に応じて手術を中止し、脳梗塞や動脈壁の解離などが起きていないか、画像または神経学的評価を行う必要がある。

【文　献】

1) J Cardiothorac Vasc Anesth 2014；28：358-68.
2) J Vasc Surg 2008；48：918-25（discussion 925）.
3) J Am Coll Surg 2004；198：939-44.

（児島　千里、坪川　恒久）

52. マスク換気困難

47歳の男性。身長168 cm、体重94 kgの肥満がある。胸壁腫瘍に対して腫瘍切除術が予定されている。プロポフォールにより導入したが、**マスク換気が困難**であった。

Essential Point マスク換気が、導入時安全性確保に最も重要である。困難時は、両手気道確保＋高めにPEEP設定した従圧式人工呼吸を行う。

Key Words JSA気道管理ガイドライン、気道評価、両手気道確保

マスク換気困難のリスク（表1、2）[1]

- 日本麻酔科学会（JSA）気道管理ガイドライン2014では、全身麻酔導入前に、表1に示す12項目をチェックし、マスク換気困難と気管挿管困難が同時に発生するリスクの評価を行ったうえで、気道確保戦略の立案を推奨している（表2）。
- 本症例は、12項目中、少なくとも3項目（46歳以上、男性、BMI 30以上）が該当する。おそらく、マランパチ分類クラスIII以上、歯牙の存在、太い首（通常40 cm以上）も存在しそうである。特に肥満やマランパチ分類クラスIII以上であれば、睡眠時無呼吸の存在も疑うべきである。

表1　術前に評価すべき12の危険因子

- マランパチIII or IV
- 頸部放射線後，頸部腫瘍
- 男性
- 短い甲状オトガイ間距離
- 歯牙の存在
- body mass index 30 kg/m² 以上
- 46歳以上
- アゴひげの存在
- 太い首
- 睡眠時無呼吸の診断
- 頸椎の不安定性や可動制限
- 下顎の前方移動制限

〔日本麻酔科学会気道管理ガイドライン2014. http://www.anesth.or.jp/guide/pdf/20150331-3guidelin.pdf（2016年3月閲覧）より引用〕

表2　マスク換気困難と直視型喉頭鏡による喉頭展開困難が同時に発生する可能性

術前予測危険クラス	クラス内での発生頻度	オッズ比（95%信頼区間）
I（危険因子数0〜3個）	0.18%	1.0
II（危険因子数4個）	0.47%	2.56（1.83〜3.58）
III（危険因子数5個）	0.77%	4.18（2.95〜5.96）
IV（危険因子数6個）	1.69%	9.23（6.54〜13.04）
V（危険因子数7〜11個）	3.31%	18.4（13.1〜25.8）

〔日本麻酔科学会気道管理ガイドライン2014. http://www.anesth.or.jp/guide/pdf/20150331-3guidelin.pdf（2016年3月閲覧）より引用〕

表3 マスク換気を改善させるテクニック

1. 気道内圧を増加させることができない場合	・両手法や他の方法でマスクフィットを改善させる ・ガスリークを代償するために酸素の定常流量を増加させる
2. 気道内圧を適切に増加できる場合	・経口あるいは経鼻エアウェイを挿入する ・両手を用いて triple airway maneuver を確実に行う 　(頭部後屈，下顎前方移動，開口) ・逆トレンデレンブルグ位あるいは半坐位とする ・麻酔器の人工呼吸器を用いて両手マスク換気を行う 　(PEEP を高めに設定し，PIP を制限した PCV モード) ・CPAP または PEEP を負荷する ・筋弛緩薬が投与されていなければ投与する ・筋弛緩薬がすでに投与されていれば回復させる ・他の麻酔科医の援助を要請する

CPAP：持続気道陽圧呼吸（continuous positive airway pressure），PEEP：呼気終末陽圧（positive end-expiratory pressure）
〔日本麻酔科学会気道管理ガイドライン 2014. http://www.anesth.or.jp/guide/pdf/20150331-3guidelin.pdf（2016 年 3 月閲覧）より引用〕

- 問診によるスクリーニングとしては、STOP 問診：Snoring（習慣性の大きないびき）、Tiredness（日中傾眠、熟眠感の欠如など）、Observed apnea（睡眠中の無呼吸の指摘）、high blood Pressure（高血圧）を行い、2 項目以上であれば簡易モニターによる睡眠検査が推奨される。睡眠検査ができない場合は、睡眠時無呼吸が存在すると考えるべきである。
- 本症例患者は、おそらく 12 項目中 7 項目の陽性所見が疑われるので、マスク換気と気管挿管困難の両方が発生する確率は、3.31％であり、リスクのない患者と比較すると 18.4 倍のリスクが予想される。この予測結果を気道管理計画にどう反映させるかは、麻酔科医の能力、ビデオ喉頭鏡の有無、声門上器具挿入の難易度、外科的気道確保手技の難易度、酸素化能、患者の協力性、循環系合併症の有無なども評価したうえで、決定すべきである。

どのように対処すべきか（表3）[1]

- JSA 気道管理ガイドライン 2014 では、マスク換気の状態をカプノグラム波形を用いて評価することを推奨している。
- 第 3 相を認める場合は V1（正常）、第 2 相のみ認める場合は V2（正常ではない）、波形を認めない場合は V3（異常）と定義し、より客観的な表現、コミュニケーションを提案している。
- 意図的に V2 とする場合もあるが、意図に反して V2 や V3 の場合には、その原因と対策を決定するカギは、気道内圧を上昇させることができるかどうかにある（表3）。増加できない場合は換気ガスのリーク、増加できても換気ができなければ、気道閉塞や胸郭コンプライアンス低下が原因であることが多い。
- 本症例患者の場合は、術前気道評価の結果からマスク換気困難の原因は

気道閉塞と考えられるので、両手を用いて気道確保（下顎挙上、頭部後屈、開口）を行い、例えば PIP 20 cmH$_2$O、PEEP 10 cmH$_2$O に設定した従圧式換気モードでの人工呼吸を開始する。これでも改善しなければ経口エアウェイを挿入すればほぼ改善が期待できる。これでも改善しない場合には、咽頭ではなく喉頭レベル以下での気道閉塞や高度の胸郭コンプライアンス低下（レミフェンタニルによる胸壁の硬直）を考えるべきである。
・筋弛緩薬を積極的に使用することは、マスク換気を確実に行うコツである。いかなる工夫を行ってもマスク換気が V3 で、気管挿管を試みていない場合は、ビデオ喉頭鏡を用いて気管挿管を 1 回のみ試みる。失敗した場合には、JSA 気道管理ガイドラインのイエローゾーンと判断する（56 食道挿管、フルストマックの図を参照）。

【文　献】

1) 日本麻酔科学会気道管理ガイドライン 2014．http://www.anesth.or.jp/guide/pdf/20150331-3guidelin.pdf（2016 年 3 月閲覧）

（磯野　史朗）

53. 誤嚥

64歳の肥満男性。挿管しようとしたところ、口腔内にかなりの量の黄色の体液が存在していた。純酸素による換気をしてもSpO₂は95％程度である。**誤嚥**が疑われた。

Essential Point 胃液誤嚥は化学性肺炎を惹起し急性呼吸促迫症候群に進展しうる。速やかな吸引と肺保護的人工呼吸で少なくとも24時間の経過観察をすべきである。

Key Words 麻酔導入、誤嚥、人工呼吸

どのように対応すべきか

❶ 気管吸引について
- 可及的速やかに誤嚥物の吸引を行う。
- すでに酸素化が著明に悪化（P/F比はおよそ80）しているので、気管吸引によって低酸素血症をまねく可能性が高く、短時間での愛護的な吸引手技が求められる。
- 気管内に生理食塩液を投与して行われる気管支洗浄は、誤嚥物が肺内に拡散する可能性があるので施行しない。
- 気管支ファイバースコープで気管内を観察し、誤嚥された液体を可能な範囲だけ短時間で吸引除去する。
- 酸素化があまりに悪すぎるので、同時に、挿管された気管チューブの深さが適切かどうかをブロンコファイバーで確認しておく。

❷ 陽圧換気について
- 仰臥位での胃内容物の誤嚥では両肺の背側に流れ込んで下葉を中心とした広範な無気肺を形成する。一方、腹側の肺は誤嚥物の影響が少なく傷害されていないことが多い。
- 全肺での肺コンプライアンスは低下しているため、過剰な1回換気量で陽圧換気を行うと肺傷害を悪化させる可能性があり、肺保護的人工呼吸を必要とする。
- 理想体重あたり6 mL/kgの低1回換気量とし、呼気終末陽圧（positive end-expiratory pressure：PEEP）を5〜10 cmH₂Oに設定し、プラトー圧が25 cmH₂Oを超えないように、または最高気道内圧が30 cmH₂Oを超えないように注意する。

❸ 手術の中止と集中治療室への収容
- 胃液の誤嚥では胃酸による化学性肺炎が引き起こされ、炎症性細胞が肺に集積し急性呼吸促迫症候群（acute respiratory distress syndrome：

ARDS)へと進展する危険があるため、この状態での手術は危険である。
- 胸部 X 線撮影を行ったあとに、適切な鎮痛鎮静状態を維持しながら集中治療室ないしはそれに準じた病室に収容する。
- 集中治療用の人工呼吸器に接続し PEEP を 10 cmH$_2$O から開始する。酸素化が悪ければ必要に応じて PEEP を徐々に上げていき 15 cmH$_2$O 程度とする。
- 最高気道内圧が高くなってしまうときは筋弛緩薬の持続投与が有効な場合があり、実際に ARDS で挿管後 48 時間の筋弛緩投与は予後を改善するという報告もある。
- 胃内容物の誤嚥であれば誤嚥後 24 時間程度までは呼吸状態が悪化する可能性がある。
- 胸部 X 線写真を連日撮影し肺野の変化を確認する。
・両側肺野の浸潤影を認めた場合は、診断基準に従い、ARDS の診断と重症度評価を行う。
・肺野の透過性低下は無気肺が原因のことも、数日後に二次的に貯留した胸水が原因のこともあるため、定期的に超音波検査で確認する。
- 数日経っても呼吸状態が改善しない場合は CT 検査を施行する。
- 背側無気肺が呼吸障害の主な原因と疑われれば腹臥位療法を行う。
・腹臥位療法では、仰臥位より肺コンプライアンスが改善するため、より肺保護的な人工呼吸が可能となる。
・急性期に長時間の腹臥位を行うことで ARDS の予後が改善することも示唆されている。
- 誤嚥性肺炎による ARDS の治療オプションとして好中球エラスターゼ阻害薬の投与や少量ステロイド療法が挙げられるが、明確なエビデンスは示されておらず個々の症例での判断となる。

必要な検査と抜管の条件

❶ 原疾患の病勢
- 誤嚥後 24 時間が経過した段階で呼吸状態として酸素化と換気が改善に転じ、胸部 X 線写真で、肺野の浸潤影が悪化してこないことを確認する。
- PEEP を 10 cmH$_2$O まで下げても、P/F 比は 150 以上であり、F$_{IO_2}$ は 0.5 程度で維持できていることを確認する。
- 重症例では低酸素となるだけではなく肺胞での換気効率が悪化し、人工呼吸器による換気サポートを下げていくと容易に頻呼吸となるため注意を要する。

❷ 全身状態
- 誤嚥性肺炎による炎症は全身に波及し発熱と代謝亢進によって二酸化炭素の産生量が増加するので、分時換気量が増加する。
- 発熱、分時換気量、炎症性マーカーなどで全身炎症が改善傾向であるこ

とを確認する。
❸ 抜管前の呼吸状態の評価
- 原疾患の病勢が沈静化し全身状態が改善してくれば、自発呼吸トライアルを施行する。
- 鎮痛薬をそのままの量として、鎮静レベルの評価を厳重に行いながら鎮静薬を中止または最低量まで減量する（自発覚醒トライアル）。
- 良好な覚醒状態が得られたら、自発呼吸モードに変更してPEEP 5 cmH$_2$O、PS 5 cmH$_2$Oの設定で、自発呼吸を30分程度観察する（自発呼吸トライアル）。
- 呼吸数25回以下であることを確認し、加えて、1回換気量5〜6 mL/kg理想体重以上、強制肺活量10〜12 mL/kg理想体重以上、分時換気量0.2 L/kg理想体重以下などを指標とし、自発呼吸を評価する。
- 動脈血ガス分析で、P/F比＞150（全身状態に不安があれば＞200）、呼吸性アシドーシスがないことを確認する。
- 痰の量が多くないか、痰の量が多くても咳嗽力が十分あり自分で喀出可能かなど気道クリアランス能力を評価する。
- 喉頭浮腫を懸念するのであればカフリークテストを施行する。
- 発汗の増加、頻脈・血圧上昇、新たな不整脈、本人による呼吸困難の訴えなどを認めたなら自発呼吸トライアルは中止し、もとの人工呼吸設定に戻す。

抗生物質投与はどうするか

- 胃液には基本的に肺炎の原因菌は存在しないため、純粋に胃液だけの誤嚥であれば通常は抗生物質の投与は必要なく、その後の培養検査を参考にする。
- 誤嚥後の気管吸引物をグラム染色し検鏡すると多種類の細菌が確認されるが、培養検査を施行すると有意な菌が生えないことが多い。
- 細菌培養による病原菌の鑑別は時間がかかるため、リスクの高い患者に対しては口腔内に病原菌がいることを想定し予防的に抗生物質を投与するという考えもある。
- 抗生物質投与は個々の症例に応じて経験的な判断がなされることが多い。

（中根　正樹）

54. 歯牙損傷

48歳の女性。挿管時に上前歯が抜けてしまった。

Essential Point 歯牙損傷は、麻酔合併症として術前説明を行う。高リスク患者では、マウスピースで保護し、ビデオ喉頭鏡を使用する。

Key Words 歯牙損傷、術前の説明、マウスピース、歯の保存液

歯牙損傷についての、術前の説明

- 全身麻酔の説明パンフレットには、気管挿管に関連する合併症として歯牙損傷のリスクを、以下のように明記すべきである。
- 『歯牙損傷：約0.14％の頻度で生ずる可能性があります。特に弱い歯は、ぐらついたり、折れたり抜けてしまうこともあります。手術前に歯を保護する「マウスガード」を作成する場合もあります。抜けた歯をX線撮影や気管支鏡検査などで探したり摘出する場合もあります。やむをえない合併症であり、歯科診療の治療費は患者さんの負担となります』
- また、麻酔同意書の署名前に、麻酔科医から口頭でこのリスクを説明しておくことが望ましい。

頻度はどの程度か

- 約0.14％といわれているが、ビデオ喉頭鏡が普及する以前の海外からの報告であり、最新のデータではない。一般的には、喉頭展開時に喉頭鏡のブレードが当たりやすい上顎前歯の損傷が最も多く、脱離（歯が完全に抜けてしまった状態）が約50％、補綴物の破損が約15％、完全あるいは部分脱臼が15％以下と報告されている。

どのように対処すべきか（表）

- 患者の口腔内で処置をする麻酔科医は、歯の構造と歯牙損傷の分類についての知識を有するべきである。歯の外傷に関する評価と治療法については、日本外傷歯学会の歯の外傷治療ガイドライン〔http://www.ja-dt.org/file/guideline.pdf（2016年3月閲覧）〕に詳述されているが、表

表　歯の外傷に関する評価と治療法（麻酔科医の立場から）

歯牙損傷の分類	麻酔科医にできる評価	麻酔科医または歯科医の現場での対処	歯科での治療	予後
歯冠の破折	エナメル質のみの損傷	特になし	冷水痛があれば，エナメル質表面をレジンコーティング	良い
	象牙質に及ぶ損傷，歯髄に達しない	破折片の保存	破折片の接着，レジン修復	1年間経過観察
	破損面にピンク色歯髄が確認できる	破折歯冠片は水に浸漬し，冷蔵庫保管	歯髄に対する早期治療	3年間経過観察
歯根の破折	セメント質，象牙質，歯髄を含む歯根の破折（歯の動揺の支点が短いときに疑う）	歯の転位を認める場合は速やかに整復	受傷歯を隣在歯を固定源として数ケ月固定	月単位での定期的チェック
脱臼	振盪（異常な動揺や歯の転位を伴わない）	特になし	歯の変色を伴う歯髄壊死の可能性あり，徴候観察	1年間経過観察
	亜脱臼（歯の転位はないが，明らかな動揺を伴う）	歯の安静維持	歯の変色を伴う歯髄壊死の可能性あり，徴候観察	1年間経過観察
	側方脱臼（歯軸のずれを認める）	歯軸の整復	約2週間の固定と歯髄壊死の徴候観察	1年間経過観察
	陥入（歯が短くなったように見える）	可能であれば整復	約6週間の固定と歯髄壊死の徴候観察	歯髄壊死の可能性が高い
	挺出（歯が延びたように見え動揺する）	可能であれば整復	約2週間の整復固定	1年間経過観察
	完全脱臼（脱落）	可能なら歯科医に依頼し再植．全身状態不良，支持組織に感染がある場合は再植は禁忌．脱落歯は，早急に保存用溶液に浸す	約2週間の整復固定その後に根管治療	3〜4年の経過観察

は、麻酔科医の立場からまとめたものである。
- 歯牙損傷などへの歯科医師の緊急対応が可能となる体制を構築することが望ましいが、そのような環境がない場合には麻酔科医の現場での初期対応が重要である。
・特に脱落歯の保存は、予後を大きく左右する。早急に保存用溶液に浸すことが重要であるが、①移植臓器輸送用溶液（ビアスパンなど）、②細胞培養用培地（ハンクス緩衝液、"歯の保存液"（ティースキーパー「ネオ」など）、③冷たいミルク（ロングライフミルクや低脂肪乳を除く）、④生理的食塩液が、この順番で推奨されている。

誰が治療費を払うべきか

- 適切なインフォームドコンセントを術前に行っている場合は、気管挿管に伴う合併症であり、患者負担となる。患者の納得が得られず、訴訟になる場合も少なからずある。

予防は可能か

- 完全に予防することは困難であるが、齲歯や動揺歯（特に上顎前歯）、深く多数の治療歯、歯周病、気管挿管困難などのリスクが存在する場合には、ビデオ喉頭鏡を選択したり、術前に上顎歯列をカバーするマウスピースを作成することが有効である。

（磯野 史朗）

55. 歯牙損傷、乳歯がない

7歳の女児。声門上器具を用いた全身麻酔下に鼠径ヘルニア根治術を実施した。術後、ぐらぐらしていた乳歯がないことに気づいた。

Essential Point 術前の診察と説明が重要である。
Key Words 歯牙、誤嚥

術前の説明

- 術前診察時、動揺歯について確認する。
・動揺歯については事前の確認が必須である。問診や視診、触診で動揺歯の場所と程度を把握する。
- 動揺歯を把握することの重要性について事前に説明する。
・患者側の想定：患者は全身麻酔で歯が抜けるとは思ってもいない。
・気道確保の必要性と口腔内操作の説明：全身麻酔では気道確保が必要であり、動揺歯に接触して抜けてしまった場合、異物誤嚥となりうることを説明する。
- 麻酔導入前に抜歯が必要かどうか判断する。
・マスク換気も注意：動揺歯の程度によっては、マスク換気のみでも抜けてしまうものがある。
・麻酔導入直前の触診：動揺歯に触れずに挿管ができるか、事前の抜歯が必要であるか、実際に抜歯が可能かを判断する。
・抜歯した場合：止血が必要となることがあるので、ガーゼなどを用意する。
- 抜歯に関する説明を行い同意を得る。
・動揺歯脱落の可能性：歯牙脱落による異物誤嚥を回避するため、事前に動揺歯の抜歯が必要である可能性について説明しておく。動揺歯が乳歯であれば、同意は得やすい。
・事前の説明の重要性：事前に抜歯の可能性を説明してあるのとないのとでは印象が異なる。
・事後説明について：万が一、事前の説明なく抜歯に至ってしまった場合、状況をよく説明し理解を得る努力をする。

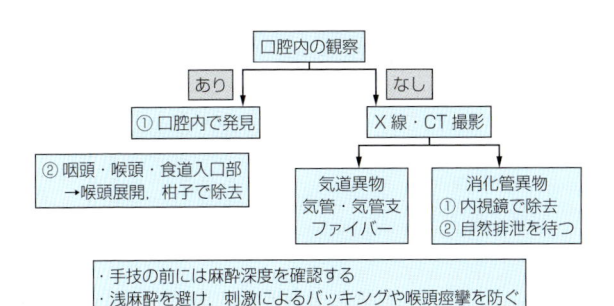

```
                    口腔内の観察
              ┌────────┴────────┐
             あり               なし
              │                  │
        ①口腔内で発見        X線・CT撮影
              │           ┌──────┴──────┐
     ②咽頭・喉頭・食道入口部  気道異物      消化管異物
      →喉頭展開, 柑子で除去  気管・気管支    ①内視鏡で除去
                          ファイバー      ②自然排泄を待つ
```

・手技の前には麻酔深度を確認する
・浅麻酔を避け，刺激によるバッキングや喉頭痙攣を防ぐ

図　脱落歯牙の検索

どのように対応すべきか（図）

❶ 抜けた歯の位置の確認
- 直視で口腔、咽頭などを観察する。
- X線・CT撮影：通常、歯はX線撮影で確認が可能である。判別困難な場合はCT撮影を行う。

❷ 口腔内、咽頭、喉頭、食道入口部の場合
- 脱落した歯牙が目視できる場合：浅麻酔状態では喉頭痙攣をはじめとした気道トラブルにつながる可能性があるため、深麻酔であることを確認後に摘出する。

❸ 気管異物の場合
- 手技による刺激で体動やバッキングなどの有害な反射を防ぐため、深麻酔とする。多くの場合、筋弛緩薬を投与したほうがよい。
- 気管・気管支ファイバーを施行する。気管ファイバーが狭い気管内腔を通過している状態は、低換気に陥りやすいので注意が必要である。
- 挿管時に異物を押しこむ可能性がある。異物のさらなる迷入や反復手技による気道損傷・浮腫を防ぐため、手技に慣れた医師が行う。
- 摘出手技に困難があった場合など：小児の気道は細いため気道浮腫が生じやすいので、懸念した場合には手術室で抜管せず気道浮腫の改善を確認後に抜管する。

❹ 消化管異物の場合
- 胃・食道内にとどまっていれば、内視鏡での摘出を試みる。
- 胃を通過した場合は、通常肛門から自然排出される。医原性の異物誤飲のため、後日X線検査で体内残存がないことを確認する。

（石田　千鶴、奥山　克巳）

56. 食道挿管、フルストマック

51歳の女性。イレウスに対して解除術が予定された。
迅速導入を行い、挿管したところ、**食道挿管**であった。

Essential Point 気管挿管の確認は、カプノグラム波形で行う。迅速導入であっても、最高気道内圧を低く設定した従圧式人工呼吸は行ってもよい。

Key Words 迅速導入、フルストマック、人工呼吸、輪状軟骨圧迫

どのように対応すべきか
食道挿管の判断、気管チューブ、換気など（図）[1]

- 迅速導入を含め、全身麻酔導入時の気道管理は、JSA気道管理ガイドライン2014に準拠して行う。
- 食道挿管であるかどうかの判断は、陽圧換気を試みた際に、カプノグラム波形を認めるかどうかで最終判断する。
・サイドストリーム式カプノグラムの場合には波形出現まで数呼吸分遅延するので、まず腹部の聴診や胸郭の上昇確認などから始めると早期診断が可能である。たとえ食道挿管であっても胃内に送られるガスを最小限とする。
・イレウス患者での食道挿管は誤嚥を誘発する可能性が高いので、通常の喉頭鏡ではなく、ビデオ喉頭鏡など気管チューブの声門通過が確認できる方法が望ましい。
- 食道挿管と判断したら、ただちに気管チューブを抜去し、輪状甲状軟骨を圧迫しつつ、マスク換気を開始する。
・迅速導入であっても、気管挿管前の陽圧人工呼吸は禁忌ではない。特に、機能的残気量減少が予想されるイレウス患者や妊婦、肥満患者、小児、術前酸素化能障害患者では、輪状軟骨を圧迫しつつ全身麻酔導入時より陽圧人工呼吸を開始すべきである。その際は、最高気道内圧が20 cmH$_2$Oを超えないようにすべきであるが、マスク換気困難が予測される患者では呼気終末陽圧（positive end-expiratory pressure：PEEP）を高めに設定してもよい。
・これらを麻酔科医の手によるバッグ換気で正確に行うことは困難であるので、自発呼吸消失後は従圧式の人工呼吸器を使用するほうがより安全である。1回の高圧換気でも大量のガスが胃に送気され胃内容逆流の原因となる危険性を認識すべきである。

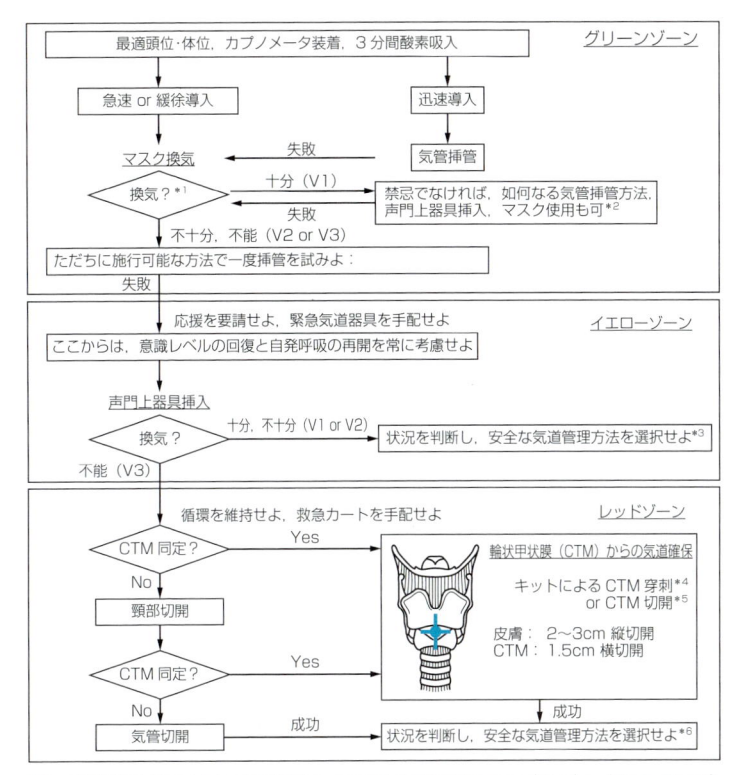

図　麻酔導入時の日本麻酔科学会（JSA）気道管理アルゴリズム（JSA-AMA）

CTM：輪状甲状膜（cricothyroid membrane）
*1：裏面に記載された方法を使ってマスク換気を改善するよう試みる．
*2：同一施行者による操作あるいは同一器具を用いた操作を，特に直視型喉頭鏡またはビデオ喉頭鏡で3回以上繰り返すことは避けるべきである．迅速導入においては誤嚥リスクを考慮する．
*3：(1) 意識と自発呼吸を回復させる，(2) ファイバースコープの援助あるいはなしで声門上器具を通しての挿管，(3) 声門上器具のサイズやタイプの変更，(4) 外科的気道確保，(5) その他の適切な方法などの戦略が考えられる．
*4：大口径の静脈留置針による穿刺や緊急ジェット換気は避けるべきである．
*5：より小口径の気管チューブを挿入する．
*6：(1) 意識と自発呼吸を回復させる，(2) 気管切開，および (3) 気管挿管を試みる，などの戦略が考えられる．
〔日本麻酔科学会気道管理ガイドライン2014．http://www.anesth.or.jp/news2015/pdf/20150427zukei.pdf（2016年3月閲覧）より引用〕

輪状軟骨圧迫は必要か

- 輪状軟骨圧迫には、陽圧換気時のガス胃内送気予防効果を期待すべきである。

・約40 cmH$_2$O以上の気道内圧増加でも胃内ガス流入が生じなかったという研究がある[2]。胃内容逆流防止効果を証明した研究はなく、圧迫時に食道が輪状軟骨の側方に移動するなど効果を疑問視する研究も報告され

ているが、効果が否定されたわけでもない。少なくとも胃内ガス送気予防には有効であり、特にイレウス患者では、輪状軟骨圧迫は行ったほうがよいと考える。
・ただし、小児や圧迫の方法が不適切な場合は、気道閉塞を引き起こしマスク換気が困難となる。輪状軟骨圧迫時に換気状態が悪化した場合は圧迫を解除し、換気は維持すべきである。

次の挿管の方法

- 気管挿管に一度失敗した場合、特にフルストマック患者では同じ方法を繰り返さず、より成功率の高いビデオ喉頭鏡の使用を考慮すべきである。迅速導入での気管挿管は、初心者のトレーニングとして位置づけるべきではない。失敗した場合にも、より熟練した麻酔科医による気管挿管が推奨される。
- 迅速導入中に胃内容が逆流した場合には、胃内容物の吸引はもちろんであるが、気管挿管が可能な場合は速やかに気管挿管し気道と食道を分離させるとともに換気を開始し、低酸素血症を予防すべきである。気管挿管後には、気管内吸引、気管支ファイバーによる気道清浄化に努める。
- 胃内容逆流を誘発させないためには、浅麻酔と不完全な筋弛緩状態でのマスク換気や気管挿管操作開始を避けることである。スキサメトニウム投与で線維性攣縮が生じても胃内容バリア圧（下部食道括約筋－胃内圧）は低下せず、非脱分極性筋弛緩薬の少量投与で線維性攣縮を抑制させる必要はない。むしろ、フルストマックでの部分筋弛緩は嚥下機能を抑制するので、誤嚥の可能性を高くする。

【文　献】
1) 日本麻酔科学会気道管理ガイドライン 2014. http://www.anesth.or.jp/guide/pdf/20150331-3guidelin.pdf
2) Anesthesiology 1993；78：652-6.

（磯野　史朗）

57. ヘパリン抵抗性

67歳の男性。急性冠症候群、三枝病変に対して冠動脈バイパス術が予定された。術前からヘパリン投与を受けていた。術中に250単位/kgのヘパリンを静注したが、活性凝固時間が220秒までしか延長しない。**ヘパリン抵抗性**に対してどのように対応するか。

Essential Point 術中のヘパリン抵抗性は後天性アンチトロンビン欠乏症が原因であることが多い。アンチトロンビン製剤や新鮮凍結血漿の補充で治療する。

Key Words ヘパリン抵抗性、アンチトロンビン

原因として何が考えられるか

❶ ヘパリン抵抗性とは何か
- 循環中のヘパリン濃度が一定量あるにもかかわらず、十分な抗凝固を達成できないことである[1]。
- ヘパリン抵抗性の頻度は4〜26%といわれている[2]。
- ヘパリンは、アンチトロンビン（antithrombin：AT）の作用を増幅して主にトロンビン、活性化第X因子を抑制することで抗凝固作用を発揮する。

❷ ヘパリン抵抗性の原因は何か
- ATに関連した原因とAT以外の原因と、大きく2つに分けられる（表）。
- 本症例では、ヘパリンの術前投与に起因する後天性AT欠乏症が原因である可能性が高い。
- ヘパリンの使用により、1日あたり5〜7%のATが消費されるという報告がある[3]。

表　ヘパリン抵抗性の原因

1. ATに関連した要因	AT合成量の減少 　先天性AT欠乏症，肝不全など AT消費量の増加 　炎症性（敗血症，心内膜炎など），DIC，血栓性（DVT，PTEなど），人工心肺・IABPの使用など，術前のヘパリン投与 AT排泄量の増加 　炎症性腸疾患，ネフローゼ症候群
2. AT以外の要因	ヘパリン-タンパク質結合の増加 　高ヒスチジン糖タンパク質の増加など 血小板との相互作用 　血小板数増加（≧300×10^3/μL）

AT：アンチトロンビン，DIC：播種性血管内凝固（disseminated intravascular coagulation），DVT：深部静脈血栓症（deep vein thrombosis），PTE：肺血栓塞栓症（pulmonary thromboembolism），IABP：大動脈内バルーンパンピング（intraaortic balloon pumping）

どのように対応すべきか

- 誤薬投与や点滴の漏れなどがないことを確認する。
- 次にヘパリンの追加投与を行い、活性凝固時間（activated clotting time：ACT）を再度測定する。
- 追加投与量については明確な基準はないが、大量のヘパリン投与には線溶、血小板機能障害、ヘパリンリバウンドなどの可能性があるため、合計量が400〜600単位/kgを超えないように行う。
- 追加投与後もACTが十分に延長しない場合、AT欠乏症と推定診断し、AT製剤を使用する。
- AT製剤投与前のAT活性を測定する（結果が出るまでに時間を要する）。
- ほとんどの成人で500〜1,000単位のAT製剤の投与により、抗凝固の達成に十分なAT濃度が得られる。
- AT製剤がない場合、新鮮凍結血漿（fresh frozen plasma：FFP）を使用するが、10 mL/kgの投与で10〜15％のAT活性上昇が見込める。
- ヘパリン追加投与、AT製剤やFFPの投与でも十分な抗凝固が得られない場合、他の抗凝固薬の使用を考慮する。
- メシル酸ナファモスタットは日本以外での使用報告はほとんどない〔症例の設定がon pumpなのかどうか不明だが、OPCAB（off-pump coronary artery bypass）では効果に乏しい〕。
- アルガトロバンはヘパリン起因性血小板減少症の患者の人工心肺時に使用したとの報告が散見される。しかし、人工心肺離脱後に止血困難に陥ったとの報告が多い。

【文　献】
1) 人工心肺 その原理と実際. メディカル・サイエンス・インターナショナル；2010. p.474-82.
2) Anesth Analg 2013；116：1210-22.
3) J Am Coll Cardiol 1999；33：1248-56.

（古本　恭子、香取　信之）

58. 急速出血

55歳の男性。肝切除中に門脈を損傷し、2.5Lの**急速出血**があった。準備した輸血用血液6単位をすべて使用したが、まだ出血しており、昇圧薬を投与したが、低血圧が持続している。

Essential Point 危機的出血発生時は速やかなコマンダーの決定と現場が一体となり、止血方法の検討と輸液・輸血戦略が必要となる。

Key Words 危機的出血、コマンダー、輸血

危機的出血への対応ガイドラインの概要（図1）

- 危機的出血時には、日本麻酔科学会の提唱する危機的出血への対応ガイドライン[1]にそって対応する。
- 産科危機的出血では播種性血管内凝固（disseminated intravascular coagulation：DIC）に至りやすい背景から危機的出血の前段階としてショックインデックス（SI＝HR/SBP）、産科DICスコア計測、乏尿などから輸血〔特に早期から新鮮凍結血漿（fresh frozen plasma：FFP）を〕やダメージコントロール手術検討が行われる[2]。
・具体的にはSI 1以上で輸血検討、SI 1.5以上、産科DICスコア8以上、乏尿でただちに輸血、それでもバイタルサイン異常が継続する場合、危機的出血宣言をする。

具体的な対応

❶ アルゴリズムのポイント

- コマンダーの決定：麻酔科医がコマンダーとして機能することが理にかなっている。バイタルの観察、維持、その際に必要となる輸液や輸血計画も立案しやすく、各部署に指示も出しやすい。最初の一手は危機的出血の宣言とマンパワーの確保である。
- 輸液・輸血計画：危機的出血発生時、患者の術前の全身状態、既往歴、現状を考慮し、速やかに循環血漿量維持の計画を立て、実施する。併せて血液検査、輸血製剤確保を指示、それらが集まるまでの計画も瞬時に判断する。
・具体的には維持輸液に、膠質液使用や入手可能な輸血製剤の投与、適宜昇圧薬投与を行う。
- 手術計画について外科医と対話：最も重要なのは現状を正確に速やかに

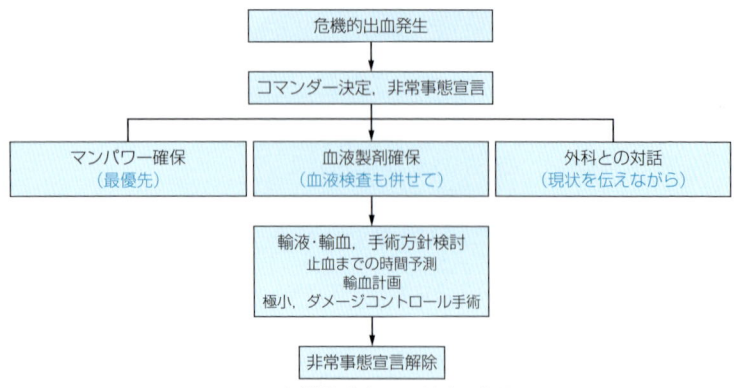

```
┌─────────────────┐
│ 危機的出血発生  │
└────────┬────────┘
         │
┌────────┴────────────────┐
│ コマンダー決定, 非常事態宣言 │
└────────┬────────────────┘
```

図1 危機的出血への対応の概要

〔日本麻酔科学会, ほか. 危機的出血への対応ガイドライン(2007年11月改訂). http://www.anesth.or.jp/guide/pdf/kikitekiGL2.pdf(2016年3月閲覧)より引用〕

聴取し、止血に向けた対話を開始することである。その際に術野外の状況(患者の全身状態、輸血製剤準備など)を伝えなければならない。

❷ 麻酔科医の役割

- 止血計画について外科医と対話:まずはバイタル維持に努めながら、現状把握のため外科医との対話が優先される。速やかに全身状態、循環補助の現状を伝え、方針決定の一助とする。
- コマンダーとして止血、輸液・輸血、バイタル安定の計画:最初に可能なかぎり人手を集める。次に患者の術前状態、既往、現状、外科医との対話による止血計画を速やかに統合し、輸液・輸血、昇圧薬使用を考慮する。
- 輸血製剤の確保、指示:必要な輸血製剤確保、血液検査提出しながらそれらがそろうまでの対応として、必要なら異形適合輸血の使用も視野に入れて計画を立てる。

❸ 実　際

- 外科的止血(縮小手術、ダメージコントロールなど):
- ・動脈性、静脈性、出血点不明など原因とそれに対して外科医がどう対応可能か、コントロールにかかるおおよその時間、見込みなども聴取する。その際に麻酔科医はコマンダーとして術前の全身状態、既往歴、現在のバイタル維持の状況も伝え、外科医の計画決定を助け、方針が決まれば速やかに実施する。
- ・具体的には、現状がバイタル維持可能、速やかな止血可能ならば、予定手術施行に向かうのか、出血点不明、止血不能、バイタル維持困難ならばまずはダメージコントロールし、止血後は状況を考慮して予定手術か縮小手術の選択を決める。
- 内科的止血(輸液・輸血、血圧調整):
- ・止血状況がコントロール可能ならば、原状回復に向けての計画でよい

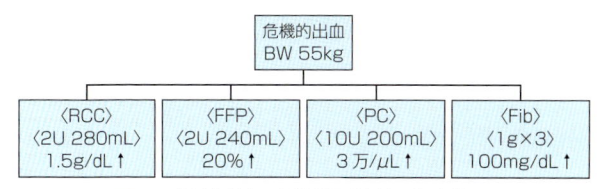

```
危機的出血
BW 55kg
├─ 〈RCC〉   〈2U 280mL〉  1.5g/dL↑
├─ 〈FFP〉   〈2U 240mL〉  20%↑
├─ 〈PC〉    〈10U 200mL〉 3万/μL↑
└─ 〈Fib〉   〈1g×3〉      100mg/dL↑
```

図2　血液製剤・血漿分画製剤の投与効果
〔日本麻酔科学会, ほか. 危機的出血への対応ガイドライン(2007年11月改訂). http://www.anesth.or.jp/guide/pdf/kikitekiGL2.pdf（2016年3月閲覧）より引用〕

が、時間がかかる場合は準備輸血製剤を先行で大量に確保する必要が生じる。その際に許容範囲内で低血圧維持、適宜成分検査による輸血計画が肝心となる。

・輸血時の成分上昇の概算を図2に示す[3]。フィブリノゲン製剤は適応外のため、倫理委員会での審査など適切な手続きが必要である。

●ショック併発時の蘇生計画：

・止血に難渋する場合、ショックから心停止に至ることもあり、その際は何より蘇生優先で、迅速なダメージコントロール、最小限の手術に変更する。

・具体的には、輸血が底をつきかけているときに、むやみに止血を試みて、出血量が増えて血行動態が保てなくなるのを避けて、輸血が来るまで用手的圧迫にて時間を稼ぐことも大切である。また、動脈性出血の場合は、大動脈クランプやバルーンオクルージョンなどの使用や、心臓外科、血管外科、放射線科などの応援要請を提案し、必要があれば手配するのも重要な役割である。

【文　献】

1) 日本麻酔科学会, ほか. 危機的出血への対応ガイドライン（2007年11月改訂）. http://www.anesth.or.jp/guide/pdf/kikitekiGL2.pdf（2016年3月閲覧）
2) 日本産科婦人科学会, ほか. 産科危機的出血への対応ガイドライン（2010年4月制定）. http://www.anesth.or.jp/guide/pdf/100327guideline.pdf（2016年3月閲覧）
3) Miller's Anesthesia (6th ed). ミラー麻酔科学. メディカル・サイエンス・インターナショナル；2007. p.1415-50, p.1907-15.

（竹市　広、西脇　公俊）

59. 心筋虚血

53歳の男性。高血圧、糖尿病、喫煙歴がある。左腎がんに対する側臥位での腎摘出術の際に、V_5誘導でST部分が低下した。どのように対処するか。

Essential Point 術中心電図ST変化は心筋虚血によって引き起こされることが多いが、それ以外の原因でも起きるため、鑑別診断が重要である。

Key Words 心電図ST低下、心筋虚血、非特異的ST変化

術中心電図ST低下の鑑別診断

- 心電図モニターのフィルター(診断モード、STモード、モニターモード)、心電図誘導、ST低下発生の状況、ST低下の程度などを確認[1]する(図)。

❶ 心電図モニターのフィルターの確認
- 通常、麻酔中の心電図モニターは、基線を安定化させるためにモニターモードで表示する。
- モニターモードの場合、ST変化が誇大表示される可能性がある。
- 一時的にフィルターを診断モードに変えてST低下の程度を評価する。

❷ 心電図誘導の確認
- CS_5誘導はV_5誘導よりもST変化が誇大化されるので、注意が必要である(ミニ知識参照)。

❸ ST低下の発生状況の確認
- 心筋酸素需給バランスの破綻:頻脈や血圧変化など、心筋酸素需要の増加とともにST低下が起きたときには心筋虚血の可能性がある。
- 体位変換:心臓の軸が変化し、非特異的なST変化が起きることがある。この際は通常、QRS波形も変化する。
- 低カリウム血症や低二酸化炭素症、頻脈の存在、ジギタリス製剤の投与:非特異的にST低下を起こすことがある。
- 肺塞栓症:非特異的なST低下、左側胸部誘導($V_{4〜6}$)で深いS波、右側胸部誘導($V_{1〜3}$)で陰性T波がみられることがある。

❹ ST低下の程度の確認
- 心筋虚血の診断基準は統一されていないが、コントロール時に比し0.1mV以上の水平または下降型のST低下が1分以上持続すると心筋虚血の可能性がある。

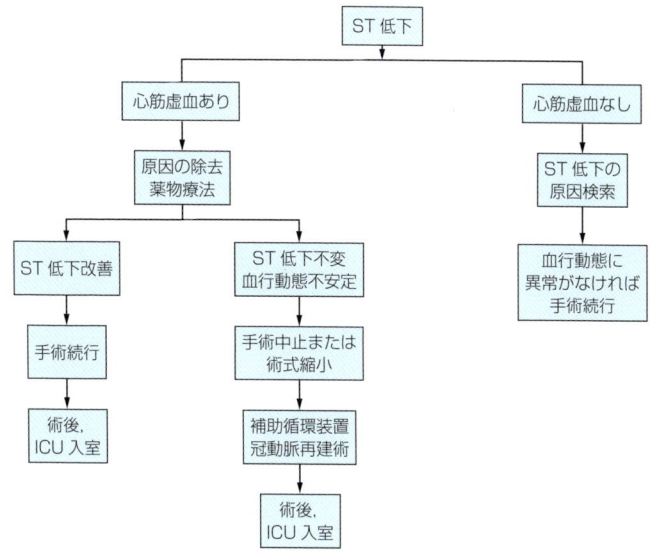

```
                    ST低下
                      │
          ┌───────────┴───────────┐
     心筋虚血あり              心筋虚血なし
          │                       │
     原因の除去                ST低下の
     薬物療法                  原因検索
          │                       │
    ┌─────┴─────┐            血行動態に
ST低下改善   ST低下不変        異常がなければ
             血行動態不安定      手術続行
    │            │
  手術続行    手術中止または
    │        術式縮小
  術後,          │
  ICU入室     補助循環装置
              冠動脈再建術
                  │
                術後,
                ICU入室
```

図　ST部分低下発生時のフローチャート

❺ 心筋虚血の有無の確定
- 経胸壁または経食道心エコー法をモニターし、壁運動異常が存在すれば心筋虚血が確定、同時に部位と範囲を確認する。

どのように対応すべきか

❶ 心筋虚血のないとき
- 体位、ジギタリス製剤によるものは経過観察する。
- 低カリウム血症、低二酸化炭素症、頻脈など、対応可能な変化に対しては適切に対処する。
- 肺塞栓症：経食道心エコー法でモニターし、腎腫瘍か血栓、空気塞栓かの鑑別、血行動態の維持が可能か否かに加え、さらなる塞栓症を起こさないための処置が必要となる。

❷ 心筋虚血のあるとき
- 適正な麻酔深度の維持：浅麻酔は交感神経系活動を亢進し、心筋虚血を誘発する。
- 原因の除去：心筋酸素需給バランスを破綻させる因子(頻脈、血圧変化、心拡大、低酸素血症、過度の貧血、など) を是正する。
- 薬物療法：β遮断薬、冠拡張薬の投与を検討する。
- 手術続行の可否：ST変化は可逆性か、血行動態の維持は可能かにより、一時的な手術中断か、手術の中止かを判断する。

- ST低下が持続、血行動態の維持が困難：肺塞栓、心筋梗塞の可能性を考慮する。
- 下壁心筋梗塞ではⅡ、Ⅲ、aV_FのST上昇とV_5のST低下を起こすことがある。
- 血行動態の維持が困難な場合：大動脈内バルーンパンピング(intraaortic balloon pumping：IABP)や経皮的心肺補助装置（percutaneous cardiopulmonary support：PCPS)の使用を検討する。手術の中止か、中止が困難な場合でも術式を縮小し速やかに手術を終了する。手術終了後もST低下が改善しない場合、冠動脈の血行再建を考慮する。
- 術後はICUへ入室させる、循環器内科医と今後の治療方針を検討する。

ミニ知識：麻酔中の心電図モニター法について

- 麻酔中は多くの場合、心電図電極を3つ使用（双極誘導）する。
- 左冠動脈疾患を有する患者では通常、心電図電極を5つ（四肢誘導＋単極誘導）使用し、第Ⅱ誘導とV_5誘導とを同時にモニターする。
- 心電図電極を3つ使用する場合でも、赤を右鎖骨下、黄をV_5（左第5肋間前腋窩線）、緑を左大腿に置くと、第Ⅰ誘導（CS_5誘導）は単極誘導のV_5誘導に近い心電図波形となり、第Ⅱ誘導は四肢誘導の第Ⅱ誘導となるため、左冠動脈疾患が疑われる患者の術中モニターとして適切である。

【文　献】
1) Miller's Anesthesia（Vol 1. 7th ed). Churchill Livingstone；2010. p.1357-86.

（村田　有理子、土田　英昭）

60. 冠動脈攣縮、房室ブロック

38歳の女性。胆石症に対する胆嚢摘出術中に、Ⅱ誘導でST部分が上昇し、Ⅱ度房室ブロックが出現し徐脈となり、血圧が低下した。

Essential Point ST上昇を特徴とする冠攣縮発症時は硝酸薬投与が第一選択である。術後も再発に備え心電図モニターは継続し、予防的カルシウム拮抗薬を行う。

Key Words 冠攣縮、ニトログリセリン、カルシウム拮抗薬

冠攣縮の診断

❶ 房室ブロック
- 房室ブロックは房室結節、His束、あるいはそれ以下の左右両脚枝が変性、線維化、虚血、炎症などで障害され、伝導遅延もしくは伝導途絶を来すことで生じる。
- 本症例では心電図Ⅱ誘導におけるST上昇を認めているため、Ⅱ度房室ブロックは右冠動脈の冠攣縮の関与が疑われる。
- 心室拍出の20％は心房収縮が関与しているが、房室ブロックが生じると心房収縮が有効に作用しないため本症例のように血圧も低下する。

❷ 冠攣縮
- 特徴：
- 冠攣縮の発症は攣縮に伴う冠動脈の完全または亜完全閉塞から生じる貫壁性虚血によると考えられている。冠攣縮では冠動脈の過収縮によって一過性に冠血流を低下させ、心筋虚血を引き起こす。多くの場合、先行する血圧や心拍数の上昇、すなわち心筋酸素消費量の増大を必ずしも伴わず、この点で労作狭心症と区別される。
- 冠攣縮は種々の程度の冠動脈硬化部位に発生する。冠攣縮による血流低下は血小板・凝固因子系を活性化し、血管平滑筋細胞増殖を促進し、冠動脈プラークの破綻を惹起する可能性もある。リスクとして喫煙などが挙げられる（表1）[1]。
- 診断：
- 冠攣縮はニトログリセリンで速やかに消失する狭心症発作で、①安静時の出現、②運動耐用能の著明な日内変動、③心電図上のST上昇を伴う、④過換気により誘発される、⑤カルシウム拮抗薬によって抑制されるがβ遮断薬によって抑制されないなど5つの条件のうち1つが満たされれば冠動脈造影を施行しなくても診断可能である[2]。

表1 冠攣縮の危険因子	表2 周術期の冠攣縮の誘因
・院外心停止の既往 ・喫煙 ・安静時狭心症 ・器質的有意狭窄 ・多枝攣縮 ・発作時 ST 上昇 ・β遮断薬の使用	・手術侵襲 ・不十分な麻酔 ・過換気 ・β遮断薬の投与 ・カテコールアミンの投与 ・血管収縮薬の投与
これらの危険因子の存在により冠攣縮発症後の予後は悪化する.	冠攣縮の素因のある症例では周術期に冠攣縮を誘発しやすい.

- 本症例では 5 誘導心電図の II 誘導での ST 上昇を認めている。12 誘導心電図を施行したところ、II、III、aVf で ST 低下を認めたため、右冠動脈を責任病変とする冠攣縮と診断した。

どのように治療するか

❶ 自律神経系のリバランス
- 交感神経系と副交感神経系のアンバランスが冠攣縮の誘因となる可能性があるため、手術操作を中断し侵害刺激を取り除く。

❷ 過換気の解除
- 術中の過換気も冠攣縮の誘因となるため、通常に換気を行う（表 2）。

❸ ニトログリセリンの投与
- 冠攣縮発作の解除にはニトログリセリンを静注する。血管内皮はアセチルコリンなどの血管作動性物質や血流などの化学的、物理的刺激により内皮由来血管弛緩因子を産生、放出し、血管トーヌスを調節している。この内皮由来血管弛緩因子の本体が一酸化窒素（nitric oxide：NO）である。攣縮を来す冠動脈が硝酸薬に著明に反応するのは冠動脈内皮からの NO 産生や放出が低下し、血管トーヌスが亢進しているためであると考えられている。

❹ ニトログリセリン投与の副作用
- ニトログリセリンは前負荷を減少させるため低血圧に留意し、必要に応じてノルアドレナリンなどの血管収縮薬を投与する。ニトログリセリン静注によっても心電図変化や血行動態の改善が得られなければ大動脈バルーンパンピングをはじめとする機械的補助も考慮に入れる。

術後管理はどうするか

❶ モニタリング
- 周術期冠攣縮は反復する傾向にあるため、術後も心電図のモニタリングを継続する。

❷ 冠攣縮再発の予防

● カルシウム拮抗薬：
・血管平滑筋細胞内カルシウム流入を抑制するカルシウム拮抗薬は冠攣縮予防に極めて有効である。カルシウム拮抗薬はその種類や作用時間にかかわらず攣縮発作予防に有効であり、副作用の発現も少ない。
・長時間カルシウム拮抗薬を投与した後にカルシウム拮抗薬を中止する場合には症状が増悪する危険性があるため、減量・中止の場合には段階的に減量し、心電図で冠攣縮の悪化がないことを確認する。

● ニコランジル：
・硝酸薬とカリウムチャネル開口薬の合成薬であるニコランジルは冠動脈拡張作用と抗冠攣縮作用を併せもつ薬物であり、冠攣縮の予防に有効である。カルシウム拮抗薬と異なる薬理作用をもつためカルシウム拮抗薬に抵抗性の冠攣縮性狭心症例に併用することによってその効果が期待できる。
・血圧、心拍数、心機能に対する影響が少ないため徐脈や血圧の低い症例でも投与が可能である。

● 硝酸薬：
・長時間作用型硝酸薬も冠攣縮予防に使用される。
・一方、硝酸薬は血中濃度が一定であると耐性が生じやすいと報告されており、使用に際し一定の休薬期間をおくことが推奨される。

【文　献】
1) J Am Cardiol 2013；62：1144-53.
2) Circ J 2014；78：2779-801.

（尾前　毅）

61. 心室性不整脈

69歳の男性。大腸がんの肝臓転移に対する肝臓切除術に、**心室性不整脈**が**多発**した。血圧も不安定となった。

Essential Point 心室性不整脈には血行動態に応じて、抗不整脈薬投与、電気的除細動を行い、治療が不調の際の次の一手を考慮した管理が望まれる。

Key Words 心室性不整脈、抗不整脈薬、電気的除細動

心室性不整脈の危険性は何か

- 心室性不整脈は同じ心拍数でも上室性頻拍よりも1回拍出量の減少の度合いが大きい。これは房室解離のために心房からの左室への充満が不十分な状態で心室収縮が起こるためである。さらに、上室性不整脈では両心室の収縮は同期するが、心室性不整脈では心筋の電気伝導が刺激伝導系を経由せず、左右不同期となるため効率のよい収縮が得られない。
- 心室性不整脈が単発している程度なら総じて血行動態に大きな変化は起きないが、多発すると血圧の低下が顕著となるし、心室頻拍やR-on-T現象を契機に心室細動に至れば、ただちに除細動が必要である。
- 「なぜ不整脈が発生したか？」は重要な問いである。
- 基礎疾患が明確でなく不整脈が生じることもあるが、その背景に重篤な疾患が潜んでいることも珍しくない。一番気をつけたいのが心筋虚血である。術中は心電図の全誘導のモニターは行っていないため、虚血発生部位によってはモニター画面の心電図に虚血の初期にみられるT波陰転化やST変化が観察できない。また、うっかり初期の変化を見落とすこともあろう。その後、不整脈の多発でよく調べてみて心筋虚血がみつかることもあるだろう。
- 次にまれではあるが、術前に合併していた不整脈疾患を見落としている可能性もある。主な不整脈疾患とその対処法を表1にまとめた。このうち心室性不整脈で気がつくとすれば、QT延長、ブルガダ症候群、不整脈原性右室心筋症であろう。特に極めてまれだが不整脈原性右室心筋症は術前に診断されているケースは少ない。β作動薬投与で不整脈が多発したら、「もしかしたら？」と疑うべきである。

表1 主な先天性不整脈疾患患者の麻酔管理

疾患名	特　徴	術前にすべきこと	麻酔管理のポイント
WPW症候群	副伝導路（Kent束）を介して心房からの電気刺激が心室に伝わるため，PR間隔の短縮，δ波，wide QRSがある．	術前に頻拍発作を繰り返す場合は薬物・アブレーションでの治療	頻脈発作への対策 1. 術中に頻拍発作が起きた場合，第一選択はアミサリンであり，ジギタリスは禁忌，カルシウム拮抗薬・β遮断薬も使用可 2. 心房細動を合併した頻脈発作の場合，電気的除細動が第一選択．薬物ではカルシウム拮抗薬・β遮断薬・ジゴキシンは使用を控え，アミサリン，ピルシカイニドなどのⅠa群の抗不整脈薬を用いる．
QT延長症候群	心電図でQT延長を認め，Trosade de pointesといわれる多形性心室頻拍，時に心室細動などの重症不整脈を来す症候群	増悪因子の把握	増悪因子である交感神経刺激を避けるための鎮痛・鎮静を十分行う．Trosade de pointesとなった場合，硫酸マグネシウム2gの静注が有効
ブルガダ症候群	アジア人に多く，日本では96％が男性で20％に家族性．右側胸部誘導で特徴的なST上昇を示し，突然心室細動や心室頻拍などの重篤な不整脈を呈する．	増悪因子として副交感神経優位・徐脈・プロポフォール・ナトリウムチャネル遮断薬・β遮断薬・α作動薬などがあり，一見，抗不整脈的に作用する因子が増悪因子である点は注意したい．	セボフルラン麻酔を勧める．心電図は右側胸部誘導でのモニタリングが望ましく，ST変化を注視したい．局所麻酔薬はナトリウムチャネル遮断作用薬であるが，通常量の局所麻酔薬（脊髄麻酔を含む）の使用は安全だが，硬膜外投与は厳密なモニター下で行いたい．
不整脈原性右室心筋症	右室壁心筋の脂肪変性とそれに伴い壁運動や収縮能の低下，右室優位の心拡大を認め，しばしば致死的な心室頻拍を伴うまれな心筋症の一つ．脂肪変性が興奮伝達の遅延が生じ，リエントリー性不整脈の基盤となり頻拍を呈する．	最も厄介なことは術前に診断がなく麻酔管理中に異常に気がつく，具体的には術中に血圧が不安定でβ刺激薬を投与すると不整脈が頻発するという状況である．	交感神経系が優位となると致死的不整脈を誘発させる危険性があり，適切な前投薬および浅麻酔の回避は麻酔管理の基本．局所麻酔薬の使用ではアドレナリン含有の局所麻酔薬の使用は可能なかぎり回避すべきである． 肺動脈カテーテルは留置する過程で心室頻拍など不整脈を誘発し，菲薄化した心室壁の穿孔など合併症があり，勧められない． 昇圧が必要なときはβ作動薬による不整脈誘発を回避すべく，α作用優位のフェニレフリンやノルアドレナリンを使用する．

WPW：ウォルフ・パーキンソン・ホワイト（Wolff-Parkinson-White）

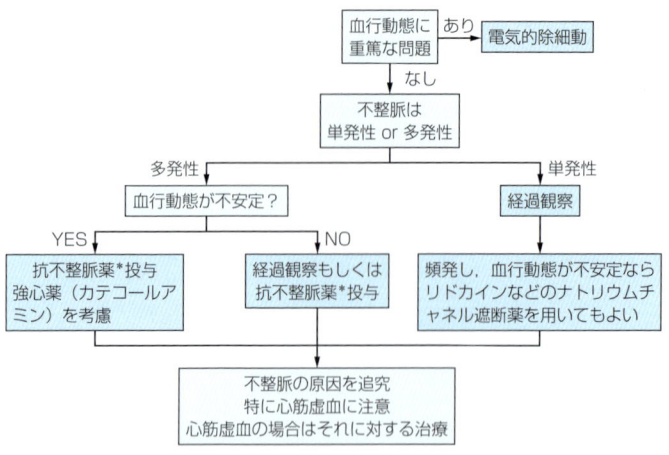

```
                    ┌──────────┐  あり  ┌──────────┐
                    │血行動態に├──────→│電気的除細動│
                    │重篤な問題│        └──────────┘
                    └────┬─────┘
                       なし↓
                    ┌──────────┐
                    │不整脈は    │
                    │単発性 or 多発性│
                    └──┬────┬──┘
              多発性 ↙    ↘ 単発性
         ┌──────────┐          ┌──────┐
         │血行動態が不安定？│        │経過観察│
         └──┬────┬──┘          └──────┘
      YES ↙    ↘ NO
```

図　麻酔中の心室性期外収縮への対策

*：抗不整脈薬
心室性不整脈治療に使われる抗不整脈薬を挙げる.
ナトリウムチャネル遮断薬（リドカイン, ピルジカイニドなど）
カリウムチャネル遮断薬（ニフェカラント, アミオダロン）
β遮断薬（ランジオロール, エスモロール）

どのように対応すべきか

- 心室性不整脈の対処法のおおまかな流れを図に示す。本症例では心室不整脈が多発し、血行動態も不安定であるので、ただちになんらかの対策を行いたい。原因疾患の究明は必要だが、血行動態によっては電気的除細動も考慮しつつ、まずは抗不整脈薬による治療を行う。同時に患者体温や電解質の異常の有無を確認したい。

❶ 抗不整脈薬

- 心室性不整脈に有効な抗不整脈薬を表2に示す。シンプルな使用法として、単発性不整脈ではナトリウムチャネル遮断薬、多発性不整脈ではカリウムチャネル遮断薬をまず使用し、効果が不十分な場合はβ遮断薬と覚えてほしい。それは、周術期の不整脈発生の機序と考えられているのが異常自動能とリエントリーであり、おおまかだが、単発の不整脈は前者が多く、リエントリーは後者が多いためである。
- 抗不整脈薬はその副作用（血圧低下や徐脈）と患者の血行動態とを検討して選択してほしい。また、カリウムチャネル遮断薬では血行動態への影響は大きくないが、QT延長に注意してほしい。
・著者のお勧めとしてはナトリウムチャネル遮断薬ではピルジカイニド、カリウムチャネル遮断薬ではニフェカラントであるが、各位がそれぞれの薬物を実際に使ってみて慣れていくのがよいだろう。

表2 心室性不整脈にお勧めの抗不整脈薬

薬物（商品名）	作用機序	抗不整脈作用	初期投与量	副作用
リドカイン（キシロカイン®）	Na チャネル	弱い	1 mg/kg, iv	ほとんどなし
ジソピラミド（リスモダン®）	Na チャネル	中間	1 mg/kg, ゆっくり iv	時に血圧低下, 徐脈低血糖
ピルジカイニド（サンリズム®）	Na チャネル	中間	1 mg/kg, ゆっくり iv	時に血圧低下
シベノール（シベンゾリン®）	Na チャネル	中間	1.2 mg/kg, ゆっくり iv	血圧低下低血糖
フレカイニド（タンボコール®）	Na チャネル	強い	1 mg/kg, ゆっくり iv	時に血圧低下
ニフェカラント（シンビット®）	K チャネル	強い	0.3 mg/kg, iv	QT 延長
アミオダロン（アンカロン®）	主に K チャネル, 他に Na, Ca チャネルや, α, β 受容体	強い	125 mg, iv 緊急時は 300 mg, iv	QT 延長は少ない血圧低下, 心拍数低下
エスモロール（ブレビブロック®）	$β_1$ 受容体	弱い	0.1 mg/kg, iv	徐脈, 血圧低下, 房室ブロック
ランジオロール（オノアクト®）	$β_1$ 受容体	弱い	0.5 mg/kg, iv	徐脈, 血圧低下, 房室ブロック

iv：ボーラス静脈内投与, Na：ナトリウム, K：カリウム, Ca：カルシウム

❷ 電気的除細動
- 血行動態が重篤な場合は電気的除細動を行う。除細動の失敗あるいは成功後の再発時には、エネルギーを上げて行うが、電気的除細動閾値を下げるとされるカリウムチャネル遮断薬（ニフェカラント）を用いて再度除細動を行うのも有効である。
- やみくもに電気的除細動を繰り返すと心筋の傷害だけを残し、除細動がさらに困難になる。繰り返しの除細動が不成功のときは経皮的心肺補助（percutaneous cardiopulmonary support：PCPS）を導入し、血行動態の安定を得てから、再度除細動を試みたい。

もう一つの可能性、肺動脈空気塞栓

- 肝切除術の場合、まれではあるが、術野から空気が入り肺動脈空気塞栓症から心不全や不整脈を起こす可能性がある。肝切除術では患者背面に枕などを入れて肝臓を持ち上げて手術を行うが、その程度しだいでは中心静脈圧より肝切除面の圧が高くなるためである。中心静脈圧を高めに保てば予防できるが、術野からの出血が増えるため、これを嫌う外科医も少なくない。これのモニターとしては呼気終末二酸化酸素濃度の低下が敏感である。これが起これば外科医に注意喚起をして、術野を濡れた

ガーゼで覆うなどの処置を促してほしい。

コラム：心室性不整脈とリドカイン

- 心室性不整脈といえばリドカイン、今でも心室性不整脈に一番よく用いられている抗不整脈薬といってよいだろう。初期投与量は 1mg/kg のボーラス投与、この量では心機能への影響は軽微であることも使いやすい一因といえる。ただ、その抗不整脈作用は弱く、不整脈を抑制できても一過性のことが多い。不整脈の治療でも一過性の治療効果より患者予後まで考慮したデータが重視されてきている。
- 臨床でよく見受けられる孤立性の心室性期外収縮で血行動態への影響が軽微なケースを考えてみよう。リドカインで不整脈を抑制しても予後への影響はない、かえって心筋への抑制などの副作用が問題となることもありえる。よって、今後の議論はさておき、現状ではじっと我慢の経過観察が今は一番支持されている。
- もし、リドカインを使う正当性を求めるとすれば、アミオダロンなどの他の有効性の高い抗不整脈薬の使用が何らかの事情で使用不可の場合といえよう。ただ問題はそれを理解してくれない外科医対策。心電図から発せられる不規則な同期音は耳にとどくだろうし、アラームという厄介なモニターの雄叫びが手術室にこだますこともあるだろう。不整脈が出ているのにこの麻酔科医は何もしないのか？　という不信感、不規則な音で手術の進行が妨げられているという苛立ち。これらを払拭するために、適当にリドカインで抑えておいて、外科医に"不整脈、承知してますよ"とアピールすることも必要な処世術かもしれない。

（松本 怜子、林 行雄）

62. 結節調律

82歳の女性。高血圧の既往がある。大腿頸部骨折に対して骨頭置換術を全身麻酔下に行っていた。**結節調律**となり、心拍数は 60 bpm となり、収縮期血圧も 60 mmHg 台となった。

Essential Point 結節調律の背景には副交感神経優位があるので第一選択はアトロピンである。
血圧低下に α 作動薬で対処するのは適切でない。

Key Words 房室結節調律、房室解離、アトロピン

結節調律はどのような調律か（洞調律と結節調律）

- 結節調律（房室結節調律ともいう）を理解する前提として正常な心筋の刺激伝導系を復習したい。刺激伝導系は刺激発生部位である洞房結節から心房内を経て房室結節、His 束、脚（右脚、左脚）、最後に Purkinje 線維に至る経路である（図1）。
- 刺激伝導系は原則として上位のものほど発火頻度が高い。つまり、一番上位の洞房結節が最も発火頻度が高く、心拍数がこれに規定されるのが洞調律である。下位の刺激伝導系も特有の発火頻度をもつが、発火頻度が少ないので洞結節からの電気刺激により抑制される。洞結節の発火頻度はおおよそ 70〜80 beats/min であるので、心拍数もその値となる。
- しかし、なんらかの理由で洞房結節の発火頻度が減少した場合や心房内伝導に不備が生じ、洞房結節からの電気刺激が房室結節に届かない場合、房室結節が潜在的に有する自動能が顕在化する。これが結節調律と

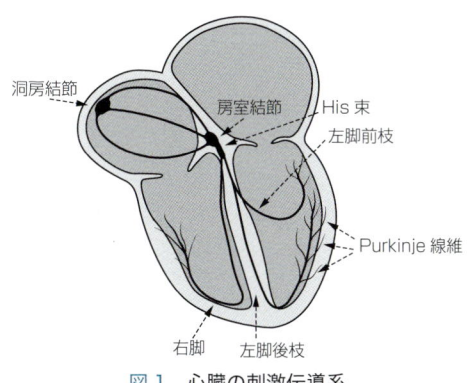

図1 心臓の刺激伝導系

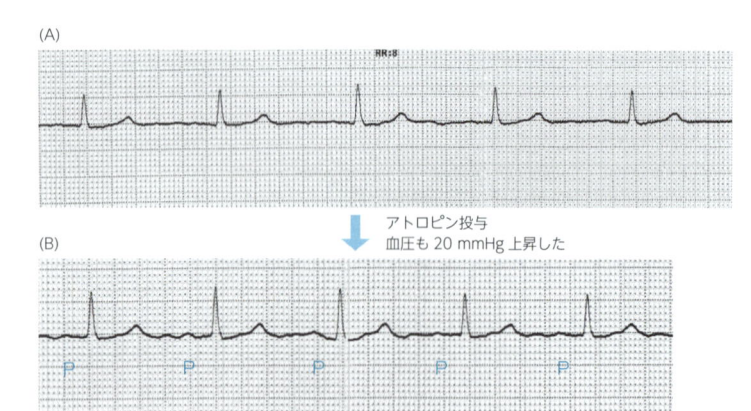

図2 結節調律（房室結節調律）の心電図（A）と
アトロピン投与後に洞調律に復した心電図（B）
P：P波を示す．

いわれ、房室結節の発火頻度は通常 60 beats/min 程度であるので、結節調律では心拍数もその値となる。
・結節調律による電気刺激は刺激伝導系を通るので、心室の同期性は維持されるものの、十分な心房収縮による左室の充満は得られないため、心室への血液の充満は拡張早期流入に依存し、心拍出量は 20〜30％減少する。結果、血圧低下をまねく。

どのように対処すべきか

❶ 結節調律をまねく原因
- 全身麻酔に用いる麻薬、セボフルランなどの吸入麻酔薬、プロポフォールやベンゾジアゼピンはおおむね副交感神経優位に働くため、洞房結節には抑制的である。この副交感優位の状況が結節調律をまねく原因となる。

❷ 結節調律への対処
- 結節調律をまねいた副交感神経優位を解消することが適切な対処法であり、アトロピンが第一選択となる。
・図2に房室調律の心電図とアトロピン投与後に洞調律に回復した心電図を示す。結節調律では QRS 波に先行した P 波はないが、アトロピン投与で P 波の先行が認められる。この場合のアトロピン投与の注意点として、1 A（0.5 mg）をボーラスで投与してほしい。それはアトロピンを少量（例えば半量の 0.25 mg）投与した場合、アトロピンは血液脳関門を通過するので、その中枢作用（副交感神経刺激）が末梢作用（副交感神経抑制）より強く現れることがあるためである。

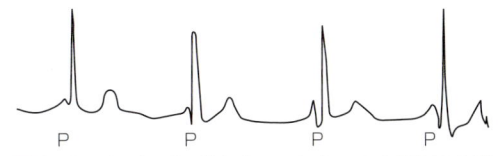

図3 Isorhythmic AV dissociation の心電図の1例
P は P 波の位置を示す．P 波が QRS より先行しているが，PQ 間隔が短い．この心電図では P 波のレートと QRS 波のレートがほぼ等しく，isorhythmic AV dissociation と呼ばれる．

- アトロピンによる効果が不十分であれば、エフェドリンなどの β 作動薬で心拍数の増加を図る。結節調律に伴う血圧低下に対して昇圧目的でフェニレフリンなどの α 作動薬の投与することは中枢神経系を介して副交感神経優位に働くので好ましくない。まずは心拍数の回復を図り、その後に用いるのがよいだろう。

Isorhythmic AV dissociation：洞調律と判別したい結節調律

- 図3の心電図がその1例である。
- QRS 波の前に P 波が先行し、ほぼ同じリズムで現れている。一見洞調律のようにみえるが、PR 間隔が短いのが重要なポイントで、心房からの電気刺激が房室結節に到達する前に房室結節の自動的な発火が生じており、これも結節調律である。この心電図は心房と心室がそれぞれ独自のリズムで動いている状況で一般に房室解離（dissociation）とも呼ばれる。このリズムは脊髄くも膜下麻酔や硬膜外麻酔で交感神経系が抑制（副交感優位）になるときにみられる。
- ただ、P 波と QRS 波の拍数はほぼ同じであるため、P 波が先行ケース（図3）では洞調律と見過ごしてしまう。見過ごしたところで決定的な循環破綻をまねくわけではないが、アトロピンを投与すれば、血圧は安定するので麻酔中に PR 間隔もよくみてほしい。
- 房室解離と房室ブロック
- いずれも心房、心室が独自のリズムを有する点は同じだが、房室ブロックは心房-心室間は電気的に断絶しているのに対し、房室解離には断絶はなく、条件（心房レートの上昇）が整えば、洞調律に容易に戻る。
- 心電図上の判別法として房室解離は心房レート≦心室レートであるが、房室ブロックは心房レート＞心室レートである。

（溝渕 敦子、林 行雄）

63. 心房細動

62 歳の男性。縦隔腫瘍切除中に、**心房細動**となった。
脈拍数は 110 bpm 程度、血圧も低下している。

Essential Point 心房細動は周術期にしばしば遭遇する。原因検索に並行し、血行動態を安定させるべく、速やかに薬物療法および（場合によっては）除細動を実施する。

Key Words 心房細動、左房内血栓、電気的除細動

心房細動の特徴

- 最も多い不整脈の一つで、加齢とともに頻度が増す。心房に無秩序な電気活動が生じ、それに伴い心房の拍出能力は消失する。また、心電図では波立つような心房波形（f 波）がみられる（図1）。また、房室結節は不規則かつ頻回に心房からの電気刺激を受け、それを不規則に心室に伝えるため心室の興奮も不規則となる。心房収縮の消失により、心室への血液の充満は拡張早期流入のみに依存し、心拍出量は 20〜30% 減少する。
- ガイドラインによると心房細動は4つに分類される（表）[1]。心房細動は突然洞調律から移行するのではなく、細動と洞調律を何度も行き来し、徐々に細動の時間が長くなり、最終的に持続性から永続性心房細動へ至る。この過程の中で患者本人が気づかず、抗凝固療法が行われていないと左房内血栓が形成され、それによる塞栓症（例えば脳塞栓）が予後決定の重要な因子となる。周術期の突然の心房細動は術前にどれくらい細動になっていた期間があったか（たとえ、術前心電図が洞調律でも）はわからないため、左房血栓の存在を否定はできないことは心にとどめたい。

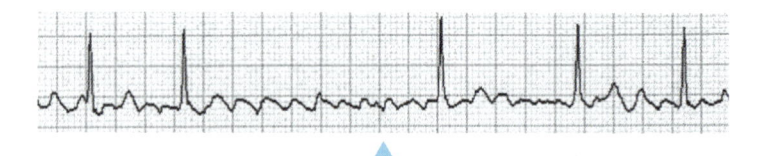

のこぎり状の f 波
QRS 波が不規則

図1 心房細動の心電図

表　心房細動の分類

種類	病態
初発心房細動	初めて心電図上心房細動が確認されたもので持続時間は問わない
発作性心房細動	発症後7日以内に洞調律に復したもの
持続性心房細動	発症後7日を超えて心房細動が持続している
永続性心房細動	電気的あるいは薬理学的に除細動不能のもの

〔心房細動治療（薬物）ガイドライン（2008年改訂版）．Circ J 2008；Suppl Ⅲ：1581-638 より引用〕

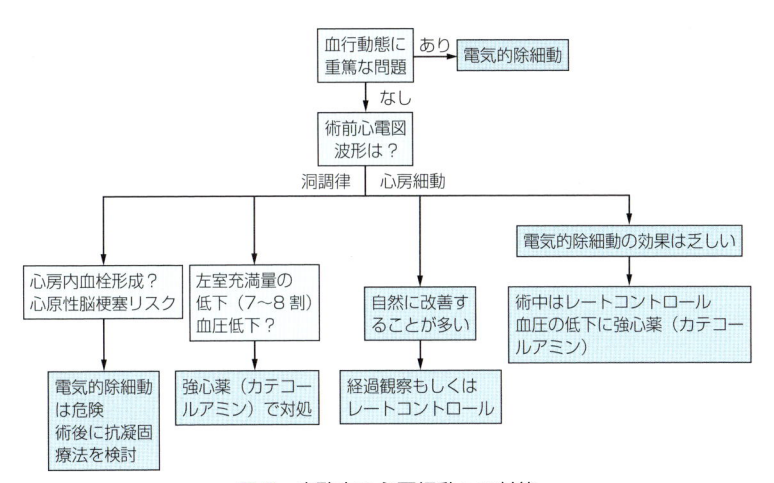

図2　麻酔中の心房細動への対策

どのように対応すべきか

- 麻酔中に心房細動が生じた際の対処法を図2に示す。心房細動の治療は大きく分けて、リズムコントロールとレートコントロールがある。リズムコントロールは心房細動を文字どおり洞調律に戻すこと、レートコントロールは洞調律に戻ることにこだわらず心室の脈拍を適正化すること。ちなみに両治療法間に予後の差はないとされる[1]。麻酔中に発生した場合、原則レートコントロールで、リズムコントロールは行わない。
- 本症例では心拍数110 bpm、血圧は低下してきているものの、血行動態は破綻していないため、これ以上心拍数が上昇しないように心拍数のコントロールを行いながら、心房細動に至った原因を検索し、その除去に努める（麻酔中は原因がわからないことが多いことは付記したい）。本症例は縦隔腫瘍切除であるので、術操作に伴う心房への機械的刺激の有無は最初にチェックしたいので、手術操作の一時中断を要請する。
- 周術期のレートコントロールではエスモロールやランジオロールなどの

短時間作用型選択的 β_1 遮断薬が第一選択である。カルシウム拮抗薬（ベラパミルやジルチアゼム）も有効だが、心抑制による血圧低下が起こりやすいので、β遮断薬の効果が不十分な場合に使用する。
- 麻酔中に急に心房細動になった場合、電気除細動は行いやすいのは事実であるが、先に述べたように左房内血栓の有無の確認ができていないため、不用意な除細動は危険である。
- 周術期の心房細動は 90% 以上が術後自然に回復するため、血行動態が安定していれば、術中に積極的に除細動を行う必要はない。

高度の血圧低下や ST 部分の変化があった場合はどうするか

- 高度な血圧低下と ST 低下をまねくシナリオは 2 つ考えられる。1 つ目は心房細動に伴う高度の頻脈からの血圧低下、それに伴う冠動脈への灌流不全、2 つ目は心房細動とは無関係に冠動脈の高度の狭窄あるいは閉塞が生じた可能性である。
- 前者では ST 変化はほぼ全誘導に観察されるが、後者は障害された部位により特定の誘導に生じる。いずれの場合も血行動態に破綻が生じていれば、その原因にかかわらず電気除細動を行う。
・その後、前者はより厳密なレートコントロールが要求されるだろうし、血圧が不十分ならカテコールアミン投与も必要となるだろう。後者の場合は冠動脈拡張薬の投与が行うが、血行動態が安定せず、ST 変化の完全されなければ、手術を停止し、冠動脈造影から緊急 PCI も考慮したい。

術後管理はどうするか

- 先に述べたように周術期の心房細動は 90% 以上が術後自然に回復するため、術後の循環管理もレートコントロールが基本である。また、抗凝固療法の必要性については主治医と循環内科医を交えて議論するべきである。

【文　献】
1) 心房細動治療（薬物）ガイドライン（2008 年改訂版）．Circ J 2008；suppl Ⅳ：1581-638.

（松本 怜子、林 行雄）

64. アナフィラキシーショック

25歳の男性。不妊症に対して精巣静脈瘤切除術が全身麻酔下に予定された。抗生物質投与開始3分後、高度の低血圧と頻脈、さらに前胸部の紅潮を認めた。**アナフィラキシーショック**が疑われた。

Essential Point アナフィラキシーショックの第一選択薬は、高流量酸素、アドレナリン、補液である。術中の診断には皮膚粘膜所見が重要である。

Key Words アナフィラキシー、アドレナリン、アナフィラキシーショック

アナフィラキシーショックとはどのような病態か

- アナフィラキシー時の標的臓器は、皮膚(90％)、肺(70％)、消化器系(30〜45％) 心血管系(10〜45％)、中枢神経系(10〜15％)であり、多くの化学伝達物質が病態形成に寄与している。
- 心循環器系では以前に比べアナフィラキシー時の心機能障害に注目されている。併発症として心疾患また冠動脈疾患がない患者においてもアレルギー性急性冠症候群が発現する。アナフィラキシー時のアレルギー性急性冠症候群では10年間の後ろ向き研究で前胸部痛が15％、不整脈が7％に発現する[1]。
- 全身麻酔中はどの時期でもアナフィラキシーの起こる可能性があるが、約90％は導入時にみられる。約50％は循環器系の初発症状(血圧低下、循環虚脱、心停止)からアナフィラキシーと気づくことが多い。
- 術中に説明のつかない循環虚脱や気管支痙攣があるときには、患者の体がすべて覆布で覆われて皮膚所見を見逃す可能性があるため、必ず覆布をめくって皮膚所見を確かめる。
- 麻酔中の原因薬物の頻度の高い順は、筋弛緩薬、ラテックス、抗生物質であり、この3薬物で約90％を占めている。

診断はどうするか

- アナフィラキシーの診断では皮膚・粘膜所見が最も重要であり、80％以上の症例で皮膚所見が認められる。予後不良症例では消化管が持続的な標的臓器となることが多い。診断基準を表1に示す。

表1　アナフィラキシー診断の臨床基準

以下の3基準のうち1つが満たされればアナフィラキシーの可能性が高い：

1. 皮膚，粘膜，または両者の症状・所見（例：全身的な蕁麻疹，瘙痒または紅潮，口唇・舌・口蓋垂の浮腫）を伴う急性（数分から数時間）に発症する疾病
   同時に，少なくとも下記の1つがあること
   a. 呼吸器系症状・所見（例：呼吸困難，ラ音-気管支痙攣，喘鳴，最大呼気流速度の減少，低酸素血症）
   b. 血圧低下，それに伴う終末臓器機能不全に伴う症状（例：筋トーヌス低下（虚脱），失神，尿失禁）

2. 患者に対しアレルゲンの可能性のある物質に曝露されたのち急激（数分から数時間）に発症する2つ以上の下記の症状：
   a. 皮膚-粘膜の所見（例：全身的な蕁麻疹，瘙痒を伴う紅潮，口唇・舌・口蓋垂の浮腫）
   b. 呼吸器系症状・所見（例：呼吸困難，ラ音-気管支痙攣，喘鳴，最大呼気流速度の減少，低酸素血症）
   c. 血圧低下，またはそれに伴う症状（例：筋トーヌス低下（虚脱），失神，尿失禁）
   d. 持続的な消化器症状（痙攣様腹痛，嘔吐）

3. 患者に対し明らかな抗原物質の曝露後の血圧低下：
   a. 乳児と小児：収縮期血圧（年齢相当の）の低下，または収縮期血圧の30％以上の低下*
   b. 成人：収縮期血圧の90 mmHg以下への低下，または個々の患者での通常血圧の30％以上の低下

*：1ヶ月から1歳の乳児では収縮期血圧70 mmHg以下を，1〜10歳では収縮期血圧（70 mmHg＋(2×年齢)）以下を，11〜17歳では収縮期血圧90 mmHg以下を血圧の低下と定義する.
(J Allergy Clin Immunol 2005；115：584-91より引用)

どのように治療するか

- 全身麻酔に使用する麻酔薬は一般的に循環抑制の薬理作用をもつものが多く、重篤化する傾向があるので十分な治療が必要である。循環虚脱や重篤な気管支痙攣の場合には心肺蘇生に準じた治療が必要である。治療法を表2に示す。
- 第一選択薬は高流量酸素とアドレナリン、補液であり、あくまでグルココルチコイドと抗ヒスタミン薬は第二選択薬である[2]。

手術は続行するか

- 循環虚脱の状態に陥り、アドレナリンの投与が必要な重篤な状態の患者では原則的に手術は延期とする。
- 緊急手術であれば続行がやむをえないことがあるが、その場合には患者の状態と手術の緊急性により判断すべきであり、担当外科医との協議による。

表 2 アナフィラキシーの治療

1. 人手を集める（非常に重要）；患者の経過・治療内容を厳密に記録する（記録係）
2. マスクにて酸素投与（8～10 L/min）
3. 静脈路の確保
4. 喉頭・咽頭浮腫が進行すれば気管挿管・甲状輪状靱帯切開
5. 仰臥位で下肢挙上
6. 補液を最大限とする：血圧が回復するまで1～2 Lを補液し最初の5分間で5～10 mL/kg、小児は最初の1時間で10～30 mL/kg
7. アドレナリンを成人では 0.2～0.5 mg 筋注，必要に応じて5分ごとに投与（最大1 mg），小児では 0.01 mg/kg（最大 0.3 mg）を投与する．静注では血圧低下時には 5～10 μg（0.2 μg/kg），循環虚脱時には 50～300 μg，点滴静注では 1～15 μg/min か 0.05～0.1 μg/kg/min を投与
8. H_1遮断薬（ジフェンヒドラミン 25～50 mg 静注）を投与
9. H_2遮断薬（ラニチジン 50 mg 静注，小児では 1 mg/kg）を投与
10. β作動薬（サルブタモール）を 2～3 パフ吸入
11. コルチコステロイドを投与する（ヒドロコルチゾン 1～5 mg/kg）
12. アドレナリン投与で血圧の改善がみられないときは，ドパミン 2～20 μg/kg/min を点滴静注．反応が悪いときにはノルアドレナリン（ノルアドレナリン 1 mg/1 mL/1 A）を 100 mL に希釈し，0.02～0.04 mg/kg/min の投与量で点滴静注
13. アドレナリンで症状が改善しないとき（β遮断薬，ACE 阻害薬服用などでアドレナリン抵抗性アナフィラキシーショック時），グルカゴン 1～5 mg（小児では 20～30 μg/kg，最大 1 mg）を静注，その後 div で 5～15 μg/min 投与
14. 従来の薬物で血圧の回復がみられるときにはバソプレシン 2 単位を投与し，血圧に応じて 2～5 単位を繰り返し投与，または 4％メチレンブルーを 1.5 mg/kg（120 mg）を 1 回投与しその後 120 mg を症状に応じて点滴投与（確立された治療法ではない）

術後管理はどうするか

- ショックの一般的管理である。
- 患者の状態によるが気道に高度の浮腫がある場合があるので、抜管の時期の決定は慎重に行う。眼瞼や口腔粘膜に浮腫、全身に地図状の蕁麻疹があるときには、これらの所見が改善したのちに抜管する。
- アナフィラキシーショック早期には大量の補胺が必要となることが多いので、心不全や肺水腫発症の可能性があるので、十分の循環モニターを行う[3]。
- アナフィラキシー治療後に二相性アナフィラキシーが発症する可能性がある。二相性アナフィラキシーの頻度は 5～28％と報告されている。アナフィラキシーショック早期の治療に成功したのちに、抗原が投与されていないにもかかわらず、数 10 分後から数時間後に血圧低下、喉頭浮腫、気管支痙攣、皮膚症状（紅斑、蕁麻疹）などの症状が発現することがある。これら再度の症状発現は初期症状発現後 8 時間までみられることが多いので一度アナフィラキシーショックが発症したならば、少なくとも 8 時間は経過観察する必要がある。

【文　献】
1) 日本臨麻会誌 2012；32：479-87.

2) アナフィラキシーショック．克誠堂出版；2008．p.141-60．
3) わかりやすい輸液管理 Q & A．総合医学社；2012．p.104-10．

(光畑　裕正)

65. プロタミンショック

60歳の男性。僧帽弁狭窄症に対して僧帽弁置換術が実施された。人工心肺離脱後にプロタミンを30 mg投与したところ、突然、収縮期血圧の高度の低下、徐脈、肺動脈圧上昇が起きた。**プロタミンショック**が疑われた。

Essential Point プロタミン反応には3種類の機序があり、プロタミンの曝露歴、急速投与などがリスクとなる。

Key Words プロタミンショック

プロタミンによる血行動態反応にはどのようなものがあるか（表1）

- 諸説あるが、理解しやすいものとして、以下の3つのメカニズムが考えられる[1]。

❶ ヒスタミンの薬理学的遊離
- アルカリ性薬物であるプロタミンの急速投与により、肥満細胞が脱顆粒しヒスタミンを遊離する。

❷ 抗プロタミン免疫グロブリンE (IgE) 抗体による真のアナフィラキシー
- 以前の曝露によりIgE抗体がつくられており、再曝露で肥満細胞と結合する。
- 皮膚症状（全身紅斑）、粘膜浮腫、気管支収縮などの症状もみられる。

❸ 免疫グロブリンG (IgG) 抗体や補体を介したアナフィラキシー様反応
- ヘパリンとプロタミンの相互作用は補体を活性化し、それによってヒスタミンやトロンボキサン（TX）が二次的に放出される。
- TX A2は強い肺血管収縮を惹起し、右心不全と体血圧低下に至る。

プロタミン反応の危険因子（表2）

❶ 投与速度
- ヒスタミンの薬理学的遊離とアナフィラキシー様反応は、急速投与により生じやすい。

表1 プロタミンショックの分類

Type I	ヒスタミンの薬理学的遊離
Type II	プロタミン免疫グロブリンE (IgE) 抗体による真のアナフィラキシー
Type III	免疫グロブリンG (IgG) 抗体や補体を介したアナフィラキシー様反応

表2 プロタミン反応を起こす危険因子

- ・プロタミンの急速投与
- ・中間型インスリンの使用歴
- ・精管結紮・切除後の男性
- ・魚アレルギー
- ・プロタミンの使用歴

❷ プロタミン曝露歴
- ●真のアナフィラキシー反応には以前の曝露歴を要する。
- ●プロタミンを含む中間型インスリンを使用歴のある糖尿病患者、魚アレルギー患者でのプロタミン反応の報告がある[1]。
- ●精管を結紮した男性では抗精子抗体や抗プロタミン抗体が生じる可能性がある[1]。

どのように対応すべきか

- ●血行動態が安定するまでプロタミン投与はいったん中止する。
- ●ヒスタミンの薬理学的遊離に対しては、輸液負荷や血管収縮薬のみでコントロール可能であることが多い。
- ●真のアナフィラキシーに対しては、他のアナフィラキシーショックへの対応と同様である。
- ・アドレナリン、ステロイド、抗ヒスタミン薬の投与を考慮する。
- ●高度な肺動脈圧上昇に対しては、肺血管拡張作用のある薬物(イソプロテレノールやミルリノンなど)が有効と考えられる。一酸化窒素の使用も考慮する。
- ●血行動態が安定しなければ、人工心肺を再開する。
- ・その際、活性凝固時間(activated clotting time:ACT)は400秒以上を維持するよう必要に応じてヘパリンを追加投与する。

出血のコントロールはどうするか

- ●プロタミン再投与で循環虚脱が再び起こる場合や、真のアナフィラキシー反応を疑う場合、プロタミンは投与しない。
- ●ヘパリン(半減期0.5〜1時間)の効果が消失するまでは出血傾向が続くため、血行動態に応じて輸血を行う。

プロタミンが血小板に与える影響は

- プロタミンが血小板を刺激して肺血管収縮の原因である TX A2 産生を促進させることはないが、プロタミンはアデノシン二リン酸（ADP）などに対する血小板凝集能を低下させるため、過量投与は避ける。

【文　献】
1) 人工心肺　その原理と実際. メディカル・サイエンス・インターナショナル；2010. p.501-10.
2) Kaplan's Cardiac Anesthesia（6th ed）. Saunders Elsevier；2011. p.972-6.
3) LiSA 2011；394-7.

（古本　恭子、香取　信之）

66. 人工心肺後の低血圧（みかけ上）

48 歳の女性。僧帽弁閉鎖不全に対して僧帽弁形成術が行われた。**人工心肺からの離脱**時、肉眼的にも、経食道心エコー法でも心収縮は良好で、弁逆流も認められないが、収縮期血圧が 60～70 mmHg 程度と上がらない。

Essential Point 人工心肺離脱後には、さまざまな要因で低血圧が起きるが、橈骨動脈圧が大動脈圧よりも低く表示されることがある。この圧較差を見落とすと、不要な昇圧操作を行ってしまうことになる。

Key Words 人工心肺、橈骨動脈、動脈壁弾性

人工心肺後の低血圧の鑑別診断

❶ 心機能の低下によるもの
- 収縮力の低下（低体温、アシドーシス、電解質異常、冠動脈空気塞栓、冠動脈の異常、不十分な心筋保護、刺激伝導路の異常）
- 拡張能の低下（心筋虚血、不十分な心筋保護）
- 弁の異常（各弁の逆流あるいは狭窄、収縮期僧帽弁前方移動、人工弁なら閉鎖不全）

❷ 末梢血管抵抗の低下によるもの
- アナフィラキシー（輸血、筋弛緩薬）、薬剤性（血管拡張薬、PD Ⅲ阻害薬）

❸ 前負荷の減少によるもの
- 輸液・輸血の不足、出血
- 肺動脈抵抗の増大（プロタミンショック、肺塞栓）

❹ モニタリングの問題
- 圧トランスデューサの位置異常、カテーテルの閉塞

大腿動脈圧と末梢動脈圧の差はどうして生じるか（図）

- 正常な状態では大動脈圧よりも橈骨動脈圧のほうが高い。
- 人工心肺後に橈骨動脈圧が低くなったが、術野で大動脈の拍動などは十分にあることが、よく観察される。
- つまり、なんらかの原因で大動脈と橈骨動脈の間に圧較差が生じている。そのことを認識せずに橈骨動脈圧だけを参照して循環管理を行うと判断を誤ってしまう。

(a) 人工心肺前

(b) 人工心肺後

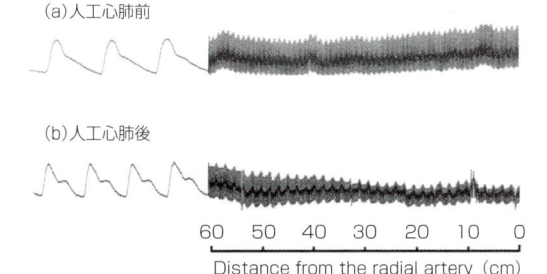

60　50　40　30　20　10　0
Distance from the radial artery（cm）

図　人工心肺前後での中枢と末梢の動脈圧差の変化
（a）人工心肺前の動脈圧波形．橈骨動脈部に近づくほど（距離 0 cm）動脈圧は高くなっている．
（b）人工心肺後の動脈圧波形．橈骨動脈に近づくほど動脈圧が低くなっている．
（Anesthesiology 2003；99：48-53 より引用）

- 初期の論文では、橈骨動脈穿刺部位より末梢側の動脈の拡張が原因だとしていた。Pauca ら[1]は手（橈骨動脈穿刺部位よりも末梢側）の圧迫により橈骨動脈の血圧が上昇することを報告している。
- その後、逆に末梢血管の収縮が原因だとする研究結果が報告されるようになった。Baba ら[2]は人工心肺後に橈骨動脈の直径が小さくなることを報告している。また、手掌と中枢温の解離が生じているとしている。
- Kanazawa ら[3]は、人工心肺後の血圧の解離は 12 人中 5 人にみられるが、すべての人で認める現象ではない。その原因として動脈壁が弾性を失うことが指摘されている。
- この動脈壁の弾性低下は人工心肺開始直後に生じることから、血液希釈が主な要因ではないかと考えられている。

どのように対処すべきか

- 末梢血管の拡張である場合には、橈骨動脈穿刺部位よりも末梢側の動脈を圧迫して閉塞させると測定される圧が上昇する。
- 末梢血管が収縮する場合では、温度差が一つの原因であり、体温を上昇させることにより、解決するかもしれない。
- 血管拡張薬を使用するオプションも考えられるが、橈骨動脈の測定値が低いのに血管拡張薬を投与することは難しい。
- より中枢の圧を測定することが推奨される。具体的には大動脈基部のルートベントをトランスデューサにつないで圧を測定する。この方法は閉胸操作に入ると使えなくなる。代替の方法としては大腿動脈にカニュレーションして圧測定に用いる。
- いずれの方法も橈骨動脈圧との差が小さくなれば、橈骨動脈圧に基づく

管理にもどってもよい。
- 別な方法としては経食道心エコー法を用いて大動脈の収縮期圧を推定する方法がある。この方法では僧帽弁逆流の測定が必要である。大動脈基部での収縮期圧は左室の収縮期圧と等しい。そこで僧帽弁逆流の流速を連続波ドプラーにより測定し、左房と左室の圧較差を推定する。肺動脈カテーテルが留置されていれば左房圧は肺動脈楔入圧で代用する。したがって、推定される大動脈圧収縮期圧＝左室収縮期圧＝左房圧＋僧帽弁逆流圧較差となる。

ミニ知識：解離

- Fuda らは、中枢と末梢で収縮期圧が 25 mmHg 以上、または平均血圧で 10 mmHg 以上続くことを解離と定義して、その原因を調べた。
- 彼らの研究では、Parsonet Score が高いとき、クランプ時間が長いとき、低身長、血管収縮薬使用時に解離が起きやすいことを報告し、長時間の複雑な手術では中枢血圧のモニタリングを考慮すべきだとしている[4]。

【文　献】
1) Chest 1994；105：69-75.
2) Anesth Analg 1997；85：252-8.
3) Anesthesiology 2003；99：48-53.
4) Anesth Analg 2016；122：624-32.

（坪川　恒久）

67. 脊髄くも膜下麻酔、低血圧

33歳の初産婦。骨盤位に対して帝王切開術が予定された。等比重0.5%ブピバカインとフェンタニルを用いて**脊髄くも膜下麻酔（脊麻）**をしたところ、3分後の収縮期血圧が70 mmHg、心拍数は70 bpmとなった。

Essential Point 帝王切開術に対する脊麻後の低血圧予防と治療には、娩出までの子宮左方転位、適切な輸液や昇圧薬の組み合わせが重要である。

Key Words 仰臥位低血圧症候群、輸液負荷、昇圧薬投与

低血圧を避けるためにどのようなことを行うとよいか

❶ 低血圧を避ける意義
- 帝王切開術に対する脊髄くも膜下麻酔（脊麻）導入後の低血圧により、母体では脳血流減少による悪心・嘔吐、眩暈などの症状が出現する可能性がある。
- 子宮胎盤血流は母体血圧に依存しているため、母体低血圧は胎児に対しては低酸素血症によるアシドーシスを引き起こす危険性がある。
- 低血圧予防のために、児娩出前は子宮左方転位は必須で、それに輸液負荷、昇圧薬投与を組み合わせて対応する（図1）。

❷ 子宮左方転位
- 妊婦が仰臥位になると巨大な妊娠子宮により大動脈・下大静脈が圧迫され、静脈還流量が減少するため心拍出量が減少し、低血圧を生じる〔仰臥位低血圧症候群（supine hypotensive syndrome：SHS）〕。
- 脊麻による血管拡張、腹筋の緊張解除によりこのSHSは助長されるため、特に脊麻後は妊婦の仰臥位は避けなければならない。
- SHS予防のために児娩出前は子宮左方転位は必須である[1]。

輸液負荷
（投与時期と内容を検討）

昇圧薬
（フェニレフリンまたはエフェドリン）

児娩出までは
子宮左方転位

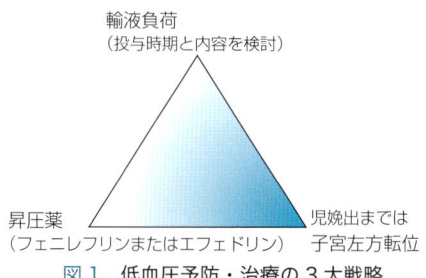

図1 低血圧予防・治療の3大戦略

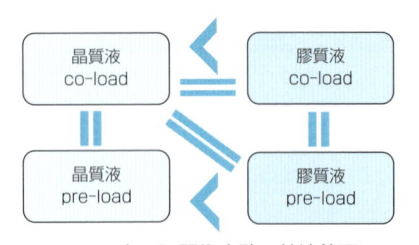

図2　帝王切開術麻酔の輸液管理
図中の不等号は大きいほうが効果が高いことを意味する．

- 具体的には、手術台をやや左に傾け右殿部にタオルを挟んで左半側臥位にする。

❸ **急速輸液負荷**（図2）[1,2]
- 輸液負荷として、①投与のタイミング（脊麻導入前負荷：pre-load/導入時同時負荷：co-load）、②輸液の種類（晶質液/膠質液）、を考慮する。
- 晶質液のpre-loadは効果が低く、膠質液の有用性が認められている。
- Co-loadに関しては晶質液と膠質液とで大きな差はないとの報告が多いが、HES 130/0.4（ボルベン®）に関しては生理食塩液より効果的であるとの研究もある。
- 投与経路として、18Gより太い静脈ラインを用い、滴下が良好であるかどうか確認する。ラインの滴下不良を認める場合、追加のラインを確保する必要がある。

❹ **予防的昇圧薬投与**[1,3]
- 予防的昇圧薬の有用性を示す研究もあるが一般的でない。また妊娠高血圧症候群など高血圧の背景のある妊婦にはかえって望ましくない。

どのように治療するか

❶ **原　則**
- 低血圧治療の基本も、子宮左方転位、適切な輸液や昇圧薬である。

❷ **子宮左方転位**
- 低血圧時には子宮左方転位が適切に行われているかを再確認する。
- 低血圧が持続する場合は、用手的にも妊娠子宮を左側に圧迫し、同時に輸液負荷や昇圧薬を行い血行動態を安定させてから手術を開始する。

❸ **輸液負荷**[1,2]
- 麻酔中は、術中出血量や尿量も加味したうえで輸液の種類・量を決定する。
- 帝王切開術における早期目標指向型治療（early goal-directed therapy：eGDT）の有用性は確立されていない。
- 輸液負荷のみでの低血圧の治療は不十分であることが多い。

❹ 治療的昇圧薬投与[1,3]
- 低血圧を早期発見するために、特に麻酔直後はできれば1分ごと（少なくとも2分ごと）の血圧測定と心拍数モニタリングが重要である。
- 重篤な低血圧を生じる前に、フェニレフリン$50\sim100\,\mu g$、エフェドリン$5\sim10\,mg$の投与を行う。
- フェニレフリンはα受容体作動薬であるため、子宮動脈も収縮させ子宮血流を減少、ひいては児の酸塩基平衡に影響を及ぼすことが懸念されていた。しかし近年の研究で健康な児に対しては、それには影響を及ぼさず、安全に使用できることが確立してきた。
- 帝王切開術に対する脊麻後の低血圧の第一選択薬であったエフェドリン投与により、児に薬物が移行し代謝亢進を生じ、児の状態によっては酸塩基平衡を悪化させる可能性が示唆されている。
・ただし、フェニレフリンは反射性徐脈を生じるため母体心拍数が低い場合にはエフェドリンを選択する。
- ノルアドレナリンの有用性の可能性が示唆されているが、至適投与法や投与量、安全性などは今後の課題である。

【文　献】
1) Anesthesiology 2007；106：843-63.
2) Curr Opin Anaesthesiol 2012；25：286-91.
3) Curr Opin Anaesthesiol 2012；25：300-8.

（箱根　雅子、奥富　俊之）

68. 脊髄くも膜下麻酔、心停止

18歳の男性。急性虫垂炎に対して虫垂切除術を、**脊髄くも膜下麻酔**下に実施していた。脊髄くも膜下麻酔時にミダゾラムを少量投与した。仰臥位に戻してしばらくして低血圧、徐脈となり、さらに**心停止**となった。

Essential Point 脊髄くも膜下麻酔中の心停止の原因を熟知して発生を避けるように心がけるとともに、心肺蘇生法について習熟する必要がある。

Key Words 高位脊髄くも膜下麻酔、除細動、アドレナリン

脊髄くも膜下麻酔中の心停止の発生頻度と死亡率

- メイヨークリニック（Mayo Clinic）における1983～2002年の脊髄くも膜下麻酔症例のうち、心停止は26例で発生率は2.9/10,000症例であった。心停止症例の院内死亡率は35％であった。心停止の発生率は年々低下する傾向にあった[1]。
- 日本における1999～2002年の調査では、脊髄くも膜下麻酔症例の心停止発生率は1.69/10,000症例、死亡率は0.76/10,000症例であったと報告されている[2]。
- 脊髄くも膜下麻酔中の心停止の発生率は高くないものの、いったん発生すると救命できない症例もあるため、迅速かつ適切な処置が必要となる。

どのような機序が考えられるか

- 脊髄くも膜下麻酔中の心停止の原因は、麻酔要因、手術要因、患者要因の3つに分類できる（表）。心停止の原因を考えるうえで発生のタイミングが参考になる。麻酔手技中が4％、麻酔後手術開始前が19％、手術中が62％、手術終了後が15％であったと報告されている[1]。術前に患者の状態をよく把握しておくことも重要である。
- 本症例では、心停止の発生が手術開始前であるため、原因として麻酔または患者要因が考えられる。

表　一般的な脊髄くも膜麻酔中の心停止の原因

1.	麻酔要因	高位または全脊髄くも膜下麻酔
2.	手術要因	大量出血，塞栓子の飛散，迷走神経反射を来しやすい手術
3.	患者要因	心筋虚血，心筋伝導障害，迷走神経過緊張症

- 高位脊髄くも膜下麻酔が最も疑われる。高位脊髄くも膜下麻酔とは麻酔高がT5以上に達し、心臓を支配する交感神経（T1-5）に影響を及ぼす可能性がある状態である。同量の局所麻酔薬を加えた場合、若年者では高齢者に比べて麻酔高が上がりやすいことが知られている。虫垂切除術では手術操作に腸管牽引が含まれるためT4以上の麻酔高を得ることが望ましいとの意見があり、高位脊髄くも膜下麻酔が起きやすい。また、ミダゾラムによる呼吸・循環抑制が関与した可能性が考えられる。
- 患者は若年のため虚血性心疾患を合併していた可能性は低いが、QT延長症候群など致死性不整脈を起こしやすい病態を合併していた可能性は否定できない。本症例のような消化器疾患が原因の緊急手術の場合には、脱水により循環血液量が不足している可能性があり注意が必要である。

どのように治療するか

- 脊髄くも膜下麻酔中の心停止への対応は、他の心停止と同様に日本蘇生協議会（Japan Resuscitation Council：JRC）のガイドライン2015が参考になる（図）。しかし、以下に挙げるような脊髄くも膜下麻酔中特有の条件を考慮に入れる必要がある。
  ①心電図やパルスオキシメーター、自動血圧計などのモニターがすでに装着されている。
  ②気道確保はされていないものの、近くに麻酔器があり、すぐにマスク換気が始められる状況にある。

❶ 心肺蘇生（CPR）

- 心肺蘇生（cardiopulmonary resuscitation：CPR）は胸骨圧迫から開始する。胸骨圧迫は、胸骨の下半分を約5 cmの深さで、100〜120 beats/minのテンポで、中断を最小限にして行う。胸骨圧迫と人工呼吸の比は30：2である。人工呼吸は1回換気量6〜7 mL/kg程度とする。吸入酸素濃度は100％が望ましい。マスク換気が可能な場合は気管挿管を急ぐ必要はない。心電図上、心室細動（VF）や無脈性の心室頻拍が確認できれば、除細動を行う。一方、心静止や無脈性電気活動の場合には除細動の適応はない。
- 前述のメイヨークリニックの報告では、心停止の際の心電図波形は心静止が58％、VFが19％、その他（無脈性電気活動など）が23％であった[1]。

❷ 薬物治療

- 低血圧の薬物治療については前節に譲る。脊髄くも膜下麻酔中の心停止に対してアトロピンとアドレナリンがそれぞれ81％、69％の患者に投与されたと報告されている[1]。本症例においても心停止の前に徐脈が認められたため、まずアトロピン0.5 mgを静脈内投与する必要があった

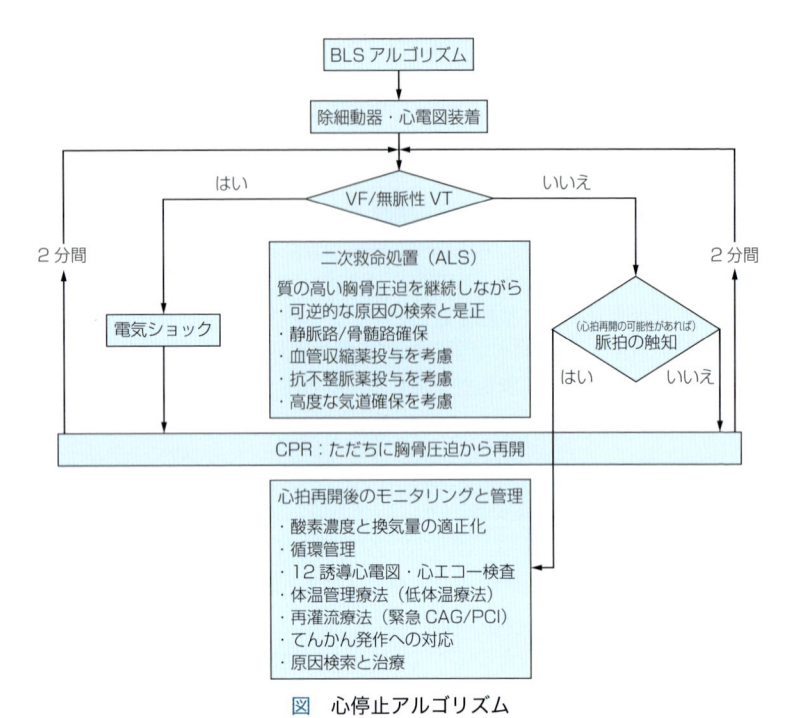

```
                    ┌─────────────────┐
                    │ BLS アルゴリズム │
                    └────────┬────────┘
                             ▼
                    ┌─────────────────┐
                    │ 除細動器・心電図装着 │
                    └────────┬────────┘
         はい        ◇ VF/無脈性 VT ◇        いいえ
         ←──────────                ──────────→
```

図　心停止アルゴリズム

〔JRC 蘇生ガイドライン 2015 オンライン版. http://jrc.umin.ac.jp/pdf/20151016/2_ALS.pdf（2015 年 11 月閲覧）より引用〕

二次救命処置（ALS）
- 質の高い胸骨圧迫を継続しながら
- 可逆的な原因の検索と是正
- 静脈路/骨髄路確保
- 血管収縮薬投与を考慮
- 抗不整脈薬投与を考慮
- 高度な気道確保を考慮

CPR：ただちに胸骨圧迫から再開

心拍再開後のモニタリングと管理
- 酸素濃度と換気量の適正化
- 循環管理
- 12 誘導心電図・心エコー検査
- 体温管理療法（低体温療法）
- 再灌流療法（緊急 CAG/PCI）
- てんかん発作への対応
- 原因検索と治療

と考えられる。心停止に対してはアドレナリン 1 mg を静脈内投与し、3〜5 分間隔で追加投与する。

【文　献】
1) Anesth Analg 2005；100：855-65.
2) 麻酔 2005；54：440-9.

（高澤　知規、齋藤　繁）

69. 一側肺換気、低酸素血症

69歳の男性。左上葉肺がんに対して、肺全摘術が予定された。硬膜外併用全身麻酔とし、二腔気管支チューブを用いて**一側肺換気**を行っていた。術中、Sp_{O_2}が80％台に低下し、**低酸素血症**が疑われた。

Essential Point 考えうる状況をすべて頭の中に網羅しながら短時間のうちに的確な診断を行い、素速く対処することが肝要である。

Key Words 血行動態、換気状態、補助循環

低酸素血症の鑑別（図）

- まず、頻度の高い原因は、①二腔気管支チューブの位置異常、②喀痰や血液による換気側肺の気管支閉塞および無気肺の形成の2つであるが、より重篤なものかどうかを最初に判断したほうがよい。
- そのためには血行動態を考慮する。突然の血圧低下、呼気二酸化炭素（CO_2）の突然の減少などを認めた場合には、③肺塞栓症を疑うべきである。
- これ以外で注意すべきは、④換気側の気胸である。当初は血圧低下も認めないが、酸素化の悪化に続いて循環虚脱が生じてくる。換気側の呼吸音を聴診し、呼吸音が聞こえないもしくは遠くで聞こえるように感じるなどの異常があればこれを疑う。換気自体も適切には行えず、バッグを押せば異常が検知できる。また、術中の換気側の気胸では縦隔が術野側に突出してくるため胸腔鏡手術であればモニターで確認できるし、開胸手術の場合には術者に確認してもらえればある程度の判断が可能である。
- 心疾患に起因する⑤心原性肺水腫や、エンドトキシンショックなどに伴う⑥非心原性肺水腫〔急性呼吸促迫症候群（acute respiratory distress syndrome：ARDS)〕、などでも低酸素血症が生じる。術前から心臓に問題がある症例では経食道心エコー法（transesophageal echocardiography：TEE）を入れておけば診断に役立つ。なお急性心筋虚血の初発が低酸素血症であることはまれである。術中のエンドトキシンショックはさらにまれであるが、感染巣を操作するような手術では生じることがある。肺門部の肺がんによって末梢気道が閉塞性肺炎を来しているような場合や膿瘍が存在する場合には念頭に置く必要がある。
- 血行動態に問題がなければ、換気状態を確認する。気道内圧上昇の有無や呼気ガスモニターのカプノグラムの性状の確認などを行う。気道抵抗が高くなれば量規定換気（VCV）では最大気道内圧が上昇し、圧規定換気（PCV）では1回換気量（TV）が減少する。カプノグラムのプラトー

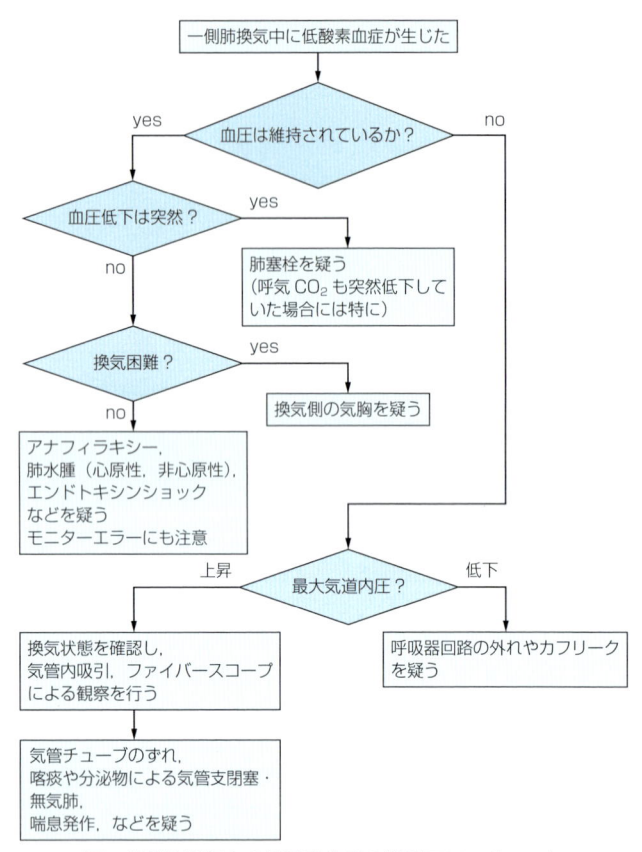

```
                    ┌─────────────────────────┐
                    │ 一側肺換気中に低酸素血症が生じた │
                    └────────────┬────────────┘
                                 │
                     yes    ╱血圧は維持╲   no
                  ┌────────╱されているか？╲────────┐
                  │        ╲             ╱        │
                  │         ╲           ╱         │
                  ▼                               │
           ╱血圧低下は╲   yes  ┌──────────────┐    │
          ╱  突然？   ╲──────▶│ 肺塞栓を疑う    │    │
          ╲           ╱       │(呼気 CO₂ も突然低下│    │
           ╲no       ╱        │ していた場合には特に)│    │
             │                 └──────────────┘    │
             ▼                                     │
         ╱換気困難？╲  yes   ┌──────────────┐       │
        ╱           ╲─────▶│ 換気側の気胸を疑う │       │
        ╲           ╱       └──────────────┘       │
         ╲no       ╱                               │
           │                                       │
           ▼                                       ▼
  ┌──────────────────┐              上昇 ╱最大気道╲ 低下
  │アナフィラキシー,        │         ┌────╱  内圧？  ╲────┐
  │肺水腫（心原性，非心原性），│         │     ╲        ╱     │
  │エンドトキシンショック    │         ▼      ╲      ╱      ▼
  │などを疑う            │   ┌──────────────┐  ┌──────────────┐
  │モニターエラーにも注意    │   │換気状態を確認し，│  │呼吸器回路の外れや│
  └──────────────────┘   │気管内吸引，ファイバースコープ│  │カフリークを疑う  │
                         │による観察を行う  │  └──────────────┘
                         └──────┬───────┘
                                ▼
                       ┌──────────────────┐
                       │気管チューブのずれ，     │
                       │喀痰や分泌物による気管支閉塞・│
                       │無気肺，              │
                       │喘息発作，などを疑う      │
                       └──────────────────┘
```

図　分離肺換気中の低酸素血症の鑑別フローチャート

相が右肩上がりになったり、その傾きが手術当初よりも増大した場合には①のほかに⑦喘息発作の発症を疑う。喘息の既往がない患者での喘息発作はかなりまれであるが、薬物や血液製剤のアレルギー反応に伴う気管支攣縮として生じる可能性もある。顔面や体幹、腕など目で見える部位に蕁麻疹などの皮膚病変が生じていないか確認する。

● 続いて用手換気を行い、換気バッグで吸気を行ったときの手応えを確認する。⑧カフリークを含む回路リークに起因する低換気も換気バッグを押せば判断できる。喀痰などが多いときには呼気時にゴロゴロする感触を感じることもある。同時に換気側の聴診を行う。呼気の乾性ラ音は⑦を疑い、湿性ラ音である場合には②が考えられる。

● このほか、出血などに起因する低血圧によって脈圧が小さくなり、⑨パルスオキシメータが正しく Sp_{O_2} を計測できず数値として Sp_{O_2} が低下することもあるため鑑別が必要となる。

低酸素血症への対応

- もしも100％酸素で換気していない場合には100％酸素に切り替える。
- 血行動態に問題がある場合の低酸素血症は緊急事態であり手術操作を中断して原因検索と対応を同時に行う。
- 換気側の気胸を疑った場合にはトロッカーカテーテルを挿入するか、もしくは術野で縦隔越しに脱気を図る。X線撮影で確認している余裕はない。
- アナフィラキシーが疑われた場合にはアドレナリンなどを使用して気管支攣縮と循環虚脱に対応する。
- 肺塞栓や心不全が疑われた場合などや対応に苦慮する場合には経皮的体外循環〔PCPS（percutaneous cardiopulmonary support）やECMO（extracorporeal membrane oxygenator）〕なども考慮しつつ、循環の維持に努める。
- 循環に問題がない場合には、基本的には換気の問題や気道の問題である。本症例は左肺全摘術であるから肺動静脈処理前であれば術者に低酸素状態であることを告げ、できるだけ速やかに両肺換気に戻して酸素化を試みる。無気肺が疑われる場合にはリクルートメント手技を行う。すでに肺動静脈が処理されていて、リクルートメント手技によっても改善されない場合には両肺換気は無効であるからPCPSやECMOも考慮しつつ、素早く気管支ファイバースコープを用いてチューブの位置確認、喀痰や血液の垂れ込みがないかなどを確認し、異常を発見した場合には対処する。

（萩平 哲）

70. ロボット支援下手術、低酸素血症

49歳の肥満男性。前立腺肥大症に対して**ロボット支援下前立腺切除術**が行われた。吸入酸素分画は0.5であったが、術中、Sp_{O_2}が89％まで**低下**した。

Essential Point ロボット支援下前立腺切除術施行時の低酸素血症では、先ず吸入酸素分画を上昇させる。気道内圧上昇、1回換気量を確認する。肺リクルートメント手技を行う。

Key Words ロボット支援下手術、低酸素血症、肺リクルートメント手技

ロボット支援下前立腺切除術（RALP）時の呼吸問題

- ロボット支援下前立腺切除術（robot-assisted laparoscopic radical prostatectomy：RALP）時の急激なSp_{O_2}の低下時には、対処方法として第1に吸入酸素分画（$F_{I_{O_2}}$）を上げることから始まる。
- RALP時の呼吸問題の鑑別診断として、以下を確認する。また、RALP時はすぐに体位変換ができないなど、制約がある。
  ①$F_{I_{O_2}}$を上げて、Sp_{O_2}が上昇するかをみる
  ②パルスオキシメータプローブの貼付位置の確認
  ③血液ガス分析（Pa_{O_2}はどのくらい低いか、Pa_{CO_2}は高いか正常か）
  ④1回換気量の確認（肺胞低換気か）
  ⑤最高気道内圧が上昇していないか
  ⑥気管チューブが折れてないか（内視鏡や操作アームが患者の顔面近くに来る、肺胞低換気）
  ⑦呼気終末二酸化炭素分圧（ET_{CO_2}）の値と波形（プラトー部分が右上がりの喘息パターンでないかどうか）
  ⑧カフ圧が十分かチェックする（気道内圧が上昇するとリークがでることがある、肺胞低換気）
  ⑨気腹とトレンデレンブルグ位で横隔膜が頭側にシフトし、縦隔も頭側にシフトする。肥満ではなおさら、気管分岐部が上側に動き、片肺換気の可能性がある。聴診で確認する（気管支ファイバーで位置確認も考慮）
  ⑩血行動態は保たれているか（肺塞栓？）

```
            低酸素血症
       ┌────────┴────────┐
  $Pa_{CO_2}$上昇       $Pa_{CO_2}$正常または低下
  $A\text{-}aD_{O_2}$正常   $A\text{-}aD_{O_2}$拡大
       │          ┌──────┴──────┐
    肺胞低換気   高濃度酸素吸入後  高濃度酸素吸入後
                も $A\text{-}aD_{O_2}$拡大  $A\text{-}aD_{O_2}$改善
                    │              │
                  シャント      換気血流不均等分布
                                    │
                                  拡散障害
```

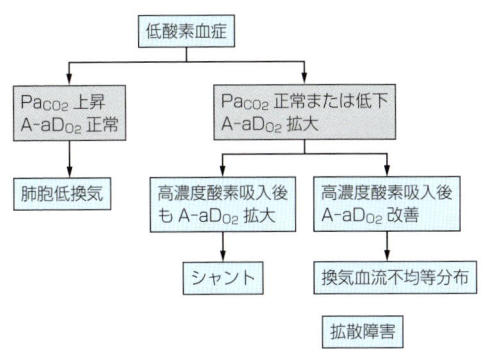

図　低酸素血症の鑑別

低酸素血症の鑑別診断

- ①肺胞低換気、②拡散障害、③シャント、④換気血流不均等分布がある（図）。

❶ 肺胞低換気
- 1回換気量は減少していないかチェックする。
- 肺胞低換気では肺胞気-動脈血酸素分圧較差（$A\text{-}aD_{O_2}$）が正常：
  肺胞気-動脈血酸素分圧較差＝$(760-47) \times F_{I O_2} - Pa_{CO_2}/0.8 - Pa_{O_2}$
  正常値：4＋年齢/4 以下である。
- 49歳 $F_{I O_{0.5}}$：Pa_{O_2} 55 mmHg、Pa_{CO_2} 40 mmHg とすると、
  $A\text{-}aD_{O_2}$：$(760-47) \times 0.5 - 40/0.8 - 55 = 252$
  正常値4＋49/4＝16なので、この低酸素血症は肺胞低換気ではない。また、肺胞低換気なら ET_{CO_2} と Pa_{CO_2} も上昇してくる。
- 圧規定換気（pressure control ventilation）で換気している場合には、気腹のときとトレンデレンブルグ位のときに1回換気量が減少してくるので気道内圧を上げて対処する。
- 量規定換気（volume control ventilation）のときも圧限定に達していて1回換気量が下がることもある。

❷ 拡散障害
- 肺胞から肺血流までの距離が長くなる（肺線維症）、肺胞面積の減少（慢性閉塞性肺疾患）などによる。

❸ シャント
- シャントが大きくなると、$F_{I O_2}$を高くしても Sp_{O_2}は上昇しない可能性がある。無気肺部に肺血流があるとシャントとなる。低酸素性肺血管収縮が生じれば、Sp_{O_2}の上昇が期待できる。

❹ 換気血流不均等分布
- RALPでは気腹、トレンデレンブルグ位により、機能的残機量の低下、

肺コンプライアンスも低下し、無気肺も生じる。
- 気腹による腹圧の上昇やトレンデレンブルグ位により背側肺に無気肺ができ、機能的残気量も減少する。潰れている肺胞と開いている肺胞が呼吸によりずり応力が生じ、アテレクトラウマを生じ、肺傷害を生じる。肺酸素化能は悪くなりそうだが、それ程悪くならない[2]。無気肺も形成されるが、血流が頭側にシフトし、換気血流比が適応していることによると思われる。
- 肥満患者では腹圧上昇により、横隔膜が胸部にシフトし、健康人より無気肺の部分が大きくなるので、低酸素血症を起こすことがある。

どのように対応すべきか

- 無気肺の治療として、肺リクルートメント手技とその後の呼気終末陽圧（positive end-expiratory pressure：PEEP）がある。
- 肺リクルートメント手技で気をつけなければならないのは、低血圧である。RALPでは、尿道吻合が終わるまで、輸液量を制限している。脱水時、リクルートメント手技により低血圧を生じるので昇圧薬の準備が必要である。トレンデレンブルグ位で、リクルートメント手技を施行しても術野は高位にあるので、術野の妨げにならないようである。
- リクルートメント手技で超肥満患者の内視鏡手術では、肺胞を広げる圧は 44 cmH$_2$O 必要で、無気肺をつくらないために PEEP 16 cmH$_2$O の結果になったという報告もある[3]。リクルートメント手技時には、最高気道内圧は通常よりも高くすることも必要だが、圧外傷（barotrauma）の危険性も考慮にいれて行う。

【文 献】
1) Anesthesiology 2009；5：979-87.
2) Acta Anaesthesiol Belg 2009；60：229-33.
3) Anesth Analg 2014；118：137-44.

（佐藤 大三）

71. 気道内圧上昇

41歳の男性。胃がんに対して胃切除術が硬膜外併用全身麻酔下に実施されていた。術中、**気道内圧が上昇**し、アラームが鳴りだした。

Essential Point 純酸素投与をしたのち、気管チューブと呼吸回路の異常を確認し、異常がない場合は応援を呼び術者に状況を説明することが重要である。

Key Words 純酸素、気管チューブ、呼吸回路

気道内圧上昇の鑑別診断

- 気道内圧上昇には表のようなメカニズムが考えられ、それぞれに病的な原因と人為的な原因が挙げられる。
- 空気の通り道を一つ一つ確かめることが重要である(気管チューブ・呼吸回路から肺へ)。救急領域でよく利用される換気障害鑑別法(DOPE)を参考にすると便利である。

  Displacement;チューブの位置異常
  Obstruction;気道内分泌物の貯留
  Pneumothorax;気胸
  Equipment failure;呼吸回路の異常(人工呼吸器)

❶ 呼吸回路
- 蛇管の圧迫と折れ曲がりを確認する。

❷ 気管チューブ
- 気管チューブの圧迫と折れ曲がりを確認する。シーツ、加温用ブランケット、点滴ルート、術者による圧迫などに注目する。
- 片肺挿管の有無、気管チューブ内分泌物の有無を聴診で確認する。呼気終末二酸化炭素($ETco_2$)波形の波形変化には注目する(片肺挿管:$ETco_2$減少、分泌物:波形の乱れ)。片肺挿管は横隔膜の挙上により生じるため、手術操作の確認も重要である。

表 気道内圧上昇の原因

・気管チューブ・呼吸回路の狭窄や閉塞
・気道(気管支)の狭窄・収縮
・肺コンプライアンスの低下
・胸郭コンプライアンスの低下

```
気管チューブ・呼吸回路の確認
          ↓
異常が確認できない場合
純酸素に切り替え，応援を呼ぶ
          ↓
原因検索
視診，聴診による観察
気管支ファイバーは安定してから
```

図　対応の流れ

❸ 気管・気管支
- 気管内分泌物の有無を聴診で確認する。
- 気管支痙攣ではwheezeの有無を聴診で確認する。呼気終末二酸化炭素（$ETco_2$）波形の波形変化には注目する（呼気の延長、$ETco_2$上昇）。

❹ 肺・胸郭
- 気胸は視診と聴診で疑いをもつ。胸郭の動きと呼吸音の減弱をまず確認し、皮下気腫と片側頸静脈の怒張は気胸を強く疑う。胃切除術では横隔膜が腹部から直接観察できるため異常な隆起を確認する。
- 術者による胸郭の圧迫にも注意する。特に、助手の鈎引きには注意する。

どのように対応するべきか（図）

- 呼吸回路、気管チューブの観察でトラブルが発見できなければ応援を呼ぶ。
  ・目に見える呼吸回路、気管チューブのトラブルでなければ、原因を突き止めるのに時間が要する可能性が高くなるため純酸素投与とする。
  ・また、処置のために新たな準備が必要となるため応援を呼ぶことが重要である。
- 人工呼吸からバッグ換気に変更し呼気の延長や肺コンプライアンスを手で確認する。バッグ換気では、換気を行うとともに換気状態のモニタリングが可能である。
- 気管支ファイバーによる確認は最後に行う。気管支ファイバーは原因検索には有効であるが、準備や観察に時間（数分）がかかるため酸素化が確保された後に行う。
- 換気が不十分であれば手術操作を中断し原因検索を中心に行う。気胸の有無は術者に横隔膜の状態を確認してもらうことも有効である。
- 気管支痙攣では、まず麻酔深度を深める。
  ・特に、吸入麻酔薬は気管支拡張作用があるため喘息の治療薬として利用できる。セボフルランは気道刺激性が少ないため最適である。
  ・アレルギー（薬物、ラテックス）の疑いは状況の確認が重要となる。
- 気管チューブの交換は慎重に行う。

- 術中の気管チューブの交換は技術的に困難なことが多く、換気状態が十分でない場合には交換時に著明な低酸素となることがある。
- 気管チューブの逸脱が明らかでない場合には、安易に抜管しない。

コラム：筋弛緩薬の投与は慎重に！―内視鏡下手術―

- 腹腔鏡下胃切除術では、筋弛緩薬の効果が減弱してくると腹筋の収縮により腹腔内圧が上昇し、結果として気道内圧が上昇することがある。この場合は筋弛緩薬の追加投与が必要である。
- しかし、肺・気道の異常がないことを確認しないまま筋弛緩薬を追加投与すると換気障害が改善しないばかりか状態が悪化する可能性もある(特に喘息発作など)。筋弛緩薬の投与は最終手段と考えておいたほうが無難である。

(山下 幸一)

72. 運動誘発電位

12歳の女児。特発性側弯症に対して脊椎矯正術を全静脈麻酔下に施行していた。術中、**運動誘発電位が異常**となった。

Essential Point 側弯症手術では術中運動誘発電位をモニタリングにて早期に異常を発見し、脊髄損傷を予防することが重要である。

Key Words 運動誘発電位、側弯症、脊髄損傷

運動誘発電位（MEP）で何がモニターできるか

- 運動誘発電位（motor evoked potential：MEP）は運動路の神経生理モニタリング法で、一般には経頭蓋電気刺激を行い、上肢および下肢の筋肉から複合筋活動電位を記録する。
・経頭蓋電気刺激は、国際10～20法のC3～4を400 V程度で最大上刺激するが、全身麻酔下では容易に電位が抑制されるため、500 Hz程度のトレインパルス（5連）などが用いられている。
・上肢の筋肉として短拇指内転筋、下肢の筋肉として母趾外転筋、前脛骨筋、腓腹筋などが用いられる（図）。
- 脊椎矯正術時、脊髄損傷が発生し術後に運動障害が発生する場合がある

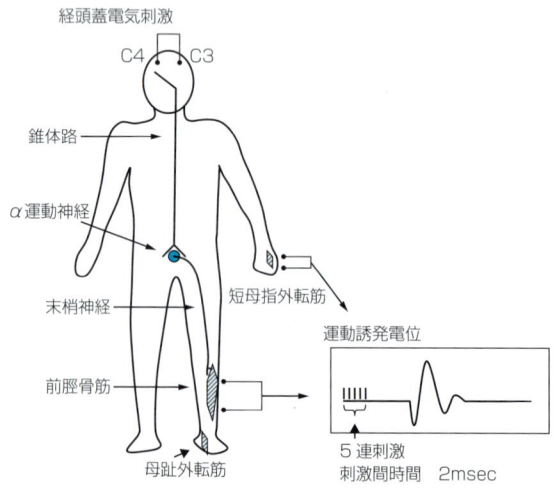

図 MEPのシェーマ

ので、脊椎矯正により運動機能に影響がないことを確かめる。脊椎矯正によりMEPに変化がみられる場合は、術者とその情報を共有し、矯正の程度などを調整することが重要である[1]。
・MEPの変化については、振幅の50％以上の低下を有意として、アラームを発する場合が多い。後述する麻酔薬の影響などが関与する場合もあるので、コントロールとして上肢の筋からのMEPに変化がないことを確認する必要がある。麻酔薬などの全身性の影響であれば、下肢だけでなく上肢の筋からのMEPの振幅も低下する。脊髄損傷であれば、上肢のMEPに変化なく、下肢からのMEPの振幅のみ低下する。

適切な麻酔法はどのようなものか

- 一般にMEPは全身麻酔薬や筋弛緩薬により著明に抑制される。特に、セボフルランなどの揮発性麻酔薬のMEP抑制作用はプロポフォールよりも大きいため、使用を避けることが一般的である。ただし、プロポフォールでも用量依存的にMEPの振幅が低下することは知っておく必要がある。一方、フェンタニルやレミフェンタニル、ケタミンなどによる影響はほとんどない。
- MEPをモニタリングする場合の麻酔法としては、全静脈麻酔を使用する場合が多い。効果器濃度を一定にするため、target-controlled infusion（TCI）を用いて行うことも推奨されている。
・ただし、小児の場合の麻酔法については十分なコンセンサスが得られていない。小児でのTCIの精度の問題、麻酔深度モニターとしてのbispectral index（BIS）などの精度の問題も含まれる。欧米では、デスフルランなどの揮発性麻酔薬が用いられる場合も多い[2]。MEPの振幅は低くなるが、十分に波形を記録できる状態であれば、その使用も考慮できる。
- 筋弛緩薬は、導入時のみ使用し、追加投与を行わないのが一般的である。筋弛緩モニターで筋弛緩の残存が認められれば、スガマデクスによる拮抗も実施する。経頭蓋電気刺激による、体動や歯牙・舌損傷にも配慮が必要である。バイトブロックとして、ガーゼなどを使用する場合も多い。

どのように対応すべきか

- 下肢の筋からのMEPの低下がみられた場合、全身性の影響か脊髄損傷によるものかを鑑別するために、上肢からの運動誘発電位を確認する。
・上肢からのMEPの振幅も低下していれば、麻酔などによる影響や刺激法の問題（電極のずれなど）も考えられるので、麻酔深度の確認、筋弛緩度の確認、電極類や刺激パラメータなどの確認を行う。
- 上肢からのMEPに変化なく、下肢からの運動誘発電位の振幅が低下し

ている場合、ただちに術者に報告し、原因となるような手術操作を解除してもらう。特に、脊椎の矯正中に発生する場合が多い。出血による血圧低下などがあれば、脊髄損傷が発生しやすくなるので、血圧の維持、貧血の是正などもする必要がある。脊髄損傷が改善しない場合は、ステロイドの投与なども検討する。対応については、外科医、麻酔科医、検査技師などとの良好なコミュニケーションが重要である。

コラム：側彎症手術では術後視機能障害の発生にも注意！

- 長時間の腹臥位手術で術後視機能障害が発生する場合がある。外部からの圧迫が関係する網膜中心動脈閉塞症と虚血が関係する虚血性視神経症がある。
- 術中の MEP モニタリングにより体動が発生し、頭位がずれる場合もあるので、眼球圧迫の有無は定期的にチェックする。
- 虚血性視神経症には、貧血、低血圧、大量輸液による浮腫、眼静脈圧上昇などが関係している。大量出血を伴う長時間手術では、術後視機能障害の可能性を念頭に、極度の貧血や低血圧は避ける必要がある。
- 長時間で出血量が多い場合は、術後早期から視機能障害の有無を評価することは重要である。

【文　献】
1) 術中神経モニタリングバイブル．羊土社；2014：278-83.
2) Childs Nerv Syst 2014；30：2103-8.

（川口　昌彦）

73. BIS 値

20歳の男性。鎖骨骨折に対する観血的整復術を全静脈麻酔下に施行していた。術中、BIS 値が 40 台から 60 台へと急激に**上昇**した。

Essential Point BIS モニターはノイズに弱い。静脈ラインの閉塞、接続不良、空ボトルに注意する。麻薬や区域麻酔で十分な鎮痛を達成する。

Key Words ノイズ、投薬エラー、鎮痛

BIS（bispectral index）値上昇の鑑別診断（表）

- ノイズ：①電気メスによるノイズ、②筋電図によるノイズ、③動きによるアーチファクト
- 投薬エラー：①静脈ラインの閉塞、②接続不良、③空の輸液ボトル、④「ミズチバ」
- 鎮痛：①手術侵襲は変化する、②レミフェンタニルが不十分、③区域麻酔が切れてきた。

どのように対応すべきか

❶ BIS モニターの原理とノイズの原因を知る

- 覚醒時の脳波は低振幅速波から、全身麻酔中の脳波は高振幅徐波から成る[1]。プロポフォールの用量がさらに増すと、高振幅棘波と平坦脳波とが交互に現れる群発抑制（burst suppression）、さらに平坦脳波へと変化する。
- BIS 値とは、脳波をスペクトル解析して得られたいくつかのパラメータを演算し、それと「覚醒の確からしさ」との関連を 0〜100 の係数で示すものである。完全覚醒状態で 100 近くを、平坦脳波で 0 を示す。
- 「無意識」を推定するのに適切な BIS 値は 40〜60 である。これより高いと術中覚醒・記憶、低いと深麻酔の可能性が高くなる。
- BIS 値は鎮痛薬の影響を受ける。同じ鎮静度でも、痛み＝侵害受容と鎮痛薬とのバランスにより BIS 値が変動する。侵害受容の増加と鎮痛薬の相対的不足により BIS 値が高くなる。
- BIS モニターは電流ノイズや体動、筋電図に弱い[2]。まず術野を見て電気メス使用の有無や体動を観察する。もし電流ノイズの場合にはトレンド

表 BIS 値増加速度，体動，循環変動の有無により異なる対処方法

BIS 値増加速度	体動	心拍数・血圧	原因	処置
速い	なし	安定	電気的ノイズ	電気メスなどノイズ源を探る
			鎮静不足	プロポフォール投与速度増加
		増加	鎮痛不足	レミフェンタニル投与速度増加
	あり	安定	体動に伴うノイズ	電極チェック，筋弛緩薬投与
			筋電図によるノイズ	筋弛緩薬投与
		増加	鎮痛・筋弛緩不足	レミフェンタニル投与速度増加，筋弛緩薬追加投与
緩やか	なし	安定	鎮静不足	プロポフォール投与速度増加
		増加	鎮痛不足	レミフェンタニル投与速度増加
	あり	安定	鎮痛・筋弛緩不足	プロポフォール投与速度増加，筋弛緩薬追加投与
		増加	鎮痛・鎮静・筋弛緩不足	プロポフォール・レミフェンタニル速度増加，筋弛緩薬追加投与

この表には含まれないが，どの場合でも薬物投与エラーの可能性を念頭に置きチェックすべきである．

グラフで急激な BIS 値変動がみられる。電気メスの影響がなくなるまで待つ。体動があるならばレミフェンタニルの用量を増すか、筋弛緩薬の単回投与を行う。
- 次に BIS モニターの SQI（signal quality index）、EMG（electromyogram）スケールをみる。SQI 低下は BIS 値の信頼性が低いことを示すので、その原因を考える。BIS 値の色が反転するのも SQI が低いサインである。電極が皮膚に密着しているか、消毒液や血液が流れ込んでいないか確認する。BIS 電極のインピーダンス試験を行う。
- 体動や EMG 増大は浅麻酔や筋弛緩薬効果消失を示す場合があるので、プロポフォールと筋弛緩薬が適切に投与されているか確認する。手術操作により BIS 電極が不安定になりノイズを呈することもある。

❷ 静脈ラインとシリンジ内容を確認して投薬エラーを探る
- 何よりも大切なのは適切な麻酔深度を保つことである。プロポフォール血中濃度が低下すると BIS 値が上昇する。60 以上では術中覚醒の可能性が高くなるので、ただちにプロポフォール投与速度を修正する。その前に、以下の「凡ミス」を除外する。
・プロポフォールを静脈ラインの三方活栓から注入する場合、静脈ラインが折れ曲がり閉塞するとプロポフォールが流れない。点滴が一定の速度で落ちているか常に確認する。
・点滴が問題なければ、プロポフォールを注入する延長チューブが確実に接続されていることを確認する。接続がはずれたり、そもそも接続し忘れたりすることもある。三方活栓の向きにも注意する。
・静脈ラインのボトルが空になっていたらすぐに交換する。プロポフォール・鎮痛薬・筋弛緩薬を注入する静脈ラインの輸液速度は、極力一定に保つか、ラインの合流部（三方活栓）を患者の静脈近傍に位置させて、

薬物投与速度の調節性を確保する。
- レミフェンタニルは使用前に生理食塩液などで溶解する。この溶解をうっかり忘れると当然ながら侵害受容亢進によりBIS値が上昇する。痛みの増強による脳波の低振幅速波化が起こるからである。俗に「ミズチバ」と揶揄される失敗である。

❸ **術野とバイタルサインをよくみて鎮痛薬を滴定（titration）する**
- 手術刺激は時々刻々変化する。術野を見て手術手技がどのような段階にあるか観察する。一般に、最初の皮膚切開、組織剝離、最後の皮膚縫合時には侵害刺激が強く、中盤の臓器操作時には侵害刺激が減少する。このような変化に応じてレミフェンタニルの投与速度を滴定する。
- レミフェンタニルの必要量は個人差が大きい。もしBIS値上昇が高血圧や頻脈を伴ったら、レミフェンタニル用量が足りない可能性が高い。ストレス反応の指標である血圧と心拍数をよく観察する。
- 逆にレミフェンタニルを十分量投与してもBIS値が低下しないことも多い。オピオイド自体は脳波への影響が少ないからである。このような場合には、プロポフォール速度を少しずつ増加してBIS値低下を目指す。
- 一方、レミフェンタニルとの交互作用によりプロポフォールの薬力学的作用が増強するため、プロポフォールの過量投与にならぬよう注意が必要である[3]。
- すべての局所麻酔・伝達麻酔にはエラーの可能性がある。全く効果がないことも、手術途中から効果が切れてくることもある。局所麻酔薬の追加投与、オピオイドの全身投与などにより鎮痛を補う方法を常に考えておく。

【文　献】
1) Anesth Analg 2012 ; 114 : 533-46.
2) J Neurosurg Anesthesiol 2012 ; 24 : 9-13.
3) Anesth Analg 2005 ; 101 : 765-73.

（倉田　二郎）

74. 近赤外線分光法

74歳の男性。大動脈弓部瘤に対して弓部置換が低体温循環停止下に実施された。**近赤外線分光法**で脳酸素化をモニターしていたが、左右差が20以上となった。

Essential Point 大動脈弓部手術では、近赤外線分光法による脳酸素飽和度を用いて脳灌流の異常を早期に発見し対応することが重要である。

Key Words 大動脈弓部手術、近赤外線分光法、脳酸素飽和度

近赤外線分光法は何をモニターしているか

- 近赤外線分光法（near-infrared spectroscopy：NIRS）による酸素飽和度測定は、波長700〜950 nmの近赤外線を用いて非侵襲的に体内の酸素化状態を反映させる方法である。主に脳内酸素飽和度（$rScO_2$）の測定がされており、専用のプローブを前額に貼付することで簡便かつ連続的にモニター可能である。
- 測定部位の脳組織では、おおよそ動脈血25％、静脈血75％が混合した状態であり、測定されるデータはこの混合血の値を反映しているとされる。この点で、拍動成分の動脈血酸素飽和度を測定するパルスオキシメータとは異なる。心臓血管手術、頸動脈手術などでは多くの施設で使用されている。
- ただし、NIRSによる脳内酸素飽和度の測定にはいまだ多くの問題があり注意が必要である。以下に問題点を挙げる。
  ①絶対値を測定するための光路長などが不明で、測定値に個人差が大きい。あくまで相対的変化をとらえているにすぎない。
  ②頭蓋外の血流の影響も受けることが知られている。血管収縮薬を投与すると頭蓋以外の血管が収縮して血圧が上昇し、脳内酸素需給バランスに変化がなくても$rScO_2$が低下する場合がある。
  ③測定部位の動静脈比が変化すれば$rScO_2$は変化する。動静脈比が変化するヘッドダウンやヘッドアップなどでも変化することを知っておく必要がある。
  ④センサー直下の前頭葉の局所的な情報のため、他の部位での限局的な脳内変化は検出できない。

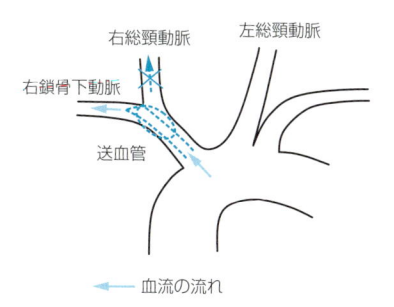

図 脳分離体外循環における送血管の位置異常の1例

左右差の鑑別診断

- $rScO_2$の値は個人差が大きいため、麻酔導入前にセンサーを貼付し、覚醒時でのコントロールをとる必要がある。この時点での値を100%として術中にモニタリングを実施する。また、コントロールでも左右差がないことを確認しておく。コントロール値が低い場合は予後が不良という報告もあるため、特に慎重な術中管理が必要になる。
- 術中の危険域についての十分なコンセンサスは得られていないが、コントロールの20%以上の低下は避ける必要がある。また、コントロールから値が50以下の場合は、その値以下にならないようにすることが望ましい。
- 術中、片側性に有意な変化が起こり、左右差が増大し、本症例のように20になった場合は有意な変化と考える。
・鑑別として、脳血流量減少、塞栓症、出血などの片側性の病変、頸部圧迫などによる静脈還流障害などが考えられる[1]。
・特に送血管の挿入異常による送血不良に対しては、$rScO_2$が鋭敏に反応するため、その有効性が指摘されている[2]。図に示すような送血管の異常も発生頻度は低くない[3]。腕頭動脈に挿入した送血菅の先端が右鎖骨下動脈まで入っており、右総頸動脈への送血が不良になっている。
・また、脳血管や頸動脈に閉塞性の病変がある場合、血圧低下などにより片側性の$rScO_2$の低下がみられる可能性もある。片側性の静脈還流障害が発生した場合、静脈血のうっ滞による動静脈比の変化とともに、脳灌流の障害が発生する。

どのように対応すべきか

- まず、センサーの貼付に問題ないことを確認したうえで、体位や手術の

進行状況をチェックする。また、rScO$_2$が片側性に低下していることを術者、人工心肺担当者、麻酔科医で情報共有し、原因を究明する。麻酔科医は、頸部の位置異常がないか、圧迫などはないかをチェックする。人工心肺の送血管の異常がないか、外科医と相談するとともに、可能なら経食道心エコー法で送血管の先端位置の確認などを行う。超低体温循環停止での手術術式はさまざまな方法があるので、医療チームでの十分な情報共有が必要である。

- 頸部の異常や送血管の異常などがない場合は、頭蓋内の狭窄などによる片側性の脳血流減少の可能性もあるので、血圧が低い場合は血圧や心機能の維持、低酸素血症がある場合は低酸素血症の治療、動脈血二酸化炭素分圧が低い場合は適正化、貧血がある場合は輸血などの処置を行う。
- さまざまな処置によっても改善しない場合は、術後早期にCT検査などの画像診断により、頭蓋内病変の有無を確認する必要がある。

コラム:脳分離体外循環中の脳保護対策は?

- 低体温が最も重要な脳保護対策である。最近は25℃程度に維持する場合が多い。
- 麻酔薬の脳保護作用については十分な臨床的エビデンスはなく、いずれの麻酔薬も臨床的には同等と考えられている。ステロイド術中投与の効果も否定的である。
- 脳への送血異常の早期発見が最も重要で、NIRSなどの脳循環代謝のモニタリングが必須である。
- 灌流量が10 mL/min/kg程度で、平均血圧を50～80 mmHg程度に維持する。灌流量の低下は脳虚血の原因となるが、逆に灌流量が多すぎると脳浮腫の原因になるため注意が必要である。

【文 献】
1) Br J Anaesth 2009;103（Suppl 1）:i3-13.
2) Eur J Cardiothorac Surg 2005;27:644-8.
3) Anesth Analg 2013;116:663-76.

（川口　昌彦）

75. 気管支喘息発作

20歳の女性。鼻中隔湾曲症、副鼻腔炎に対して副鼻腔根本手術が予定された。気管支喘息の既往がある。術中、気道内圧上昇と SpO_2 低下が起きた。**気管支喘息発作**が疑われた。

Essential Point 気道内圧上昇、1回換気量減少または呼気二酸化炭素変化(カプノグラム呼気相の変化)で喘息発作を疑い、聴診所見で確信する。

Key Words 気道内圧、1回換気量、呼気二酸化炭素

気管支喘息の診断はどうするのか

- 1回換気量・気道内圧と呼気二酸化炭素濃度変化に注目する。
- 気管支喘息(喘息)には診断基準が存在しないため正確な診断は困難である。
- 麻酔中は気管支狭窄を示す症状として気道内圧と呼気二酸化炭素変化で喘息発作を疑い、聴診で喘息発作を確認する(図1、2)。
  聴診:両肺野の喘鳴
  1回換気量:圧規定換気では1回換気量が減少する。
  気道内圧:量規定換気では気道内圧上昇を認める。
  呼気二酸化炭素:カプノグラムでの呼気相が緩徐に上昇する。
  流量-時間曲線:呼気相が延長する。
- 片肺挿管など他の原因を除外する。

どのように対処すべきか(図3)

- まず純酸素投与を行う。低酸素血症を認めない場合でも、病態が改善するまで純酸素に変更する。

❶ 吸入麻酔薬
- 全身麻酔中の第一選択薬である。
- 気管支拡張作用をもつセボフルランが最適である。
- 即効性があり他の気管支拡張薬の効果が出るまでのつなぎとしても有効である。

❷ β₂刺激薬吸入
- 既往歴で異常反応がなければ第一選択である。麻酔回路と気管チューブの間に組み込んだスペーサー内へ定量式噴霧吸入器(MDI)を用いて投

図1　フロー曲線

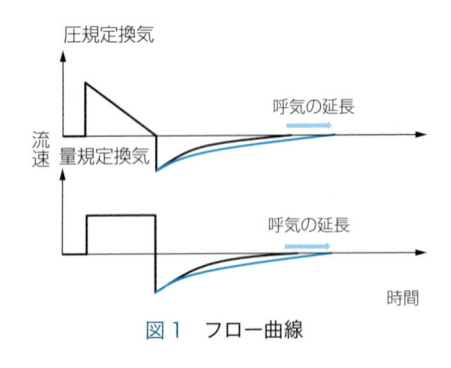

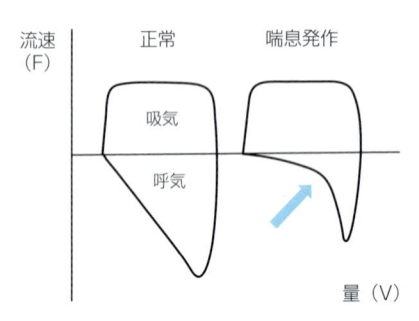

図2　フローボリューム曲線

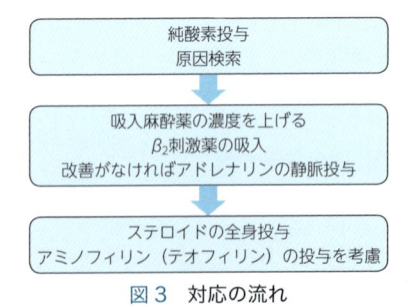

図3　対応の流れ

与する。
- アレルゲンによる喘息発作の場合は、頻脈、高血圧、不整脈に注意しながらアドレナリン皮下注 3 μg/kg を行う（0.1〜0.3 mL 皮下注射、20〜30 分間隔で反復可）。

❸ ステロイド
- 初回投与：ヒドロコルチゾン 200〜500 mg、メチルプレドニゾロン 40〜125 mg、デキサメタゾン・ベタメタゾン 4〜8 mg を点滴静注する。
- 継続投与：ヒドロコルチゾン 100〜200 mg、メチルプレドニゾロン 40〜80 mg を 4〜6 時間ごとに、あるいはデキサメタゾン・ベタメタゾ

ン 4〜8 mg を必要に応じて 6 時間ごとに点滴静注する。
- アスピリン喘息の場合は、コハク酸エステル型ステロイド薬の使用を回避するため、デキサメタゾンかベタメタゾンを使用する。

❹ アミノフィリン、テオフィリン
- 安全域が狭く血中濃度に注意が必要である。
- 全身麻酔中では頻脈や期外収縮が新たに出現した場合は投与を中止する。
- 内服薬を使用している場合には使用量に注意する（テオフィリン製剤を 1 日 600 mg 以上投与されている場合、あるいはテオフィリン血中濃度が 8 μg/mL 以上のときには、アミノフィリンを半分もしくはそれ以下に減量する）。
- 第一選択薬としては推奨されていない。

❺ 抗コリン薬
- $β_2$刺激薬に加えて使用すべき薬物である。
- 初期治療に反応がよくないときに、$β_2$刺激薬に加えてイプラトロピウム 80 μg（4 パフ）を 10 分おきに MDI を用いてスペーサーで投与する。

術後管理はどうするのか

❶ ネオスチグミンによるリバースの使用可否
- リバースにより喘息発作を誘発する可能性があるので、慎重に投与する。
- 術前コントロールが不十分なものや、術中に喘息症状を認めた患者には使用しない。
- 慢性閉塞性肺疾患（chronic obstructive pulmonary disease：COPD）患者では、換気予備力が非常に少ないため、筋弛緩薬の完全拮抗は重要である。

❷ 手術終了時に喘息様症状が改善されている場合
- 誤嚥の危険がなく、マスクによる気道確保が容易であると判断される場合には、深い麻酔濃度を維持したまま、胃内・口腔内吸引したうえで抜管し、マスクで覚醒させる。声門上器具（ラリンジアルマスク、i-gel など）なども有効である。
- 誤嚥の危険性がある場合には、気管挿管下に完全な覚醒を試みるか、集中治療室での人工呼吸管理を行う。

❸ 喘息発作が継続している場合
- 術中喘息発作の治療を継続する。
- 十分に鎮静し、集中治療室で人工呼吸管理を行う。

（山下　幸一）

76. 局所麻酔薬中毒

34歳の女性。左手の腱移行術に対して22 mLの局所麻酔薬を用いて腕神経叢ブロックを実施した。ブロック施行後7分ほどして、患者が興奮状態となり、指先の震えが出現した。**局所麻酔薬中毒**が疑われた。

Essential Point 局所麻酔薬中毒への対応の遅れは生命にかかわる。BLSおよびACLSに準じた治療に加え、脂肪乳剤を速やかに投与する。

Key Words 痙攣、不整脈、脂肪乳剤

局所麻酔薬中毒の症候

❶ 発現型
- 遅延型：血中濃度の上昇に伴い、中枢神経症状、心血管症状の順で段階的に出現する。
- 即時型：局所麻酔薬が大量に投与されたり、血管内に投与されたりすると、急激に血中濃度が上昇し、重篤な心血管症状で発症する。

❷ 症　状
- 中枢神経症状：はじめにGABA（γ-aminobutyric acid）作動性ニューロンが抑制されて興奮、多弁などが生じる。さらに、血中濃度が上昇すると興奮性ニューロンも抑制され、意識消失を来す。
・舌・口唇のしびれ、視覚・聴覚の異常、眩暈、ふらつき、興奮、多弁、痙攣、意識消失、昏睡、呼吸停止
- 心血管症状：はじめに興奮性の症状が出現し、その後、ショック状態から心停止に至る。
・高血圧、頻脈、心室性不整脈、低血圧、徐脈、伝導障害、心停止

局所麻酔薬の特徴と極量

- 局所麻酔薬の特徴と極量を表1に示す。

米国区域麻酔科学会が推奨する局所麻酔薬中毒の治療[1,2]

- 人手を集める。
- BLS（basic life support）およびACLS（advanced cardiac life support）に準じた治療を行う。

表1 局所麻酔薬の特徴と極量

一般名	リドカイン	ブピバカイン	レボブピバカイン	ロピバカイン
商品名	キシロカイン®	マーカイン®	ポプスカイン®	アナペイン®
タンパク結合率	67%	96%	96%	94%
極量	7 mg/kg	3 mg/kg	3 mg/kg	3 mg/kg
特徴	血中濃度がすぐに低下するので治療を要さないこともある安全性は高い	心筋、刺激電導系に対して重篤な循環虚脱を惹起し、治療に抵抗性である	ブピバカインの光学異性体でリドカインほどではないが安全性は高い	ブピバカインを改良した薬物で、安全性はレボブピバカインと同等

- 脂肪乳剤を投与する。

❶ 治　療
- 気道確保：気道を確保したのち、100%酸素で換気し、低酸素およびアシドーシスを回避する。
- 痙攣の治療：ミダゾラム、ジアゼパムなどのベンゾジアゼピン系薬物を使用する。
- 不整脈の治療：
  ・アドレナリンの総投与量は 1 μg/kg 以下とし、バソプレシンは使用しない。
  ・カルシウム拮抗薬、β遮断薬は使用しない。
  ・心室性不整脈に対してはリドカイン、プロカインアミドを避け、アミオダロンを使用する。
- 循環動態が安定しなければ体外補助循環を導入するマネジメントを行う。

❷ 脂肪乳剤の投与
- 機序：脂肪乳剤が局所麻酔薬を取り込み（lipid sink）、濃度を低下させる。血液中だけでなく、肝臓、心筋など複数の部位に作用し、心収縮能を改善すると考えられている。
- 投与する薬物：日本ではイントラリポス輸液20%® が推奨される。手術室に常備し、局所麻酔薬中毒時の投与法を記載した文書などを準備しておくべきである。手術室で入手しやすいプロポフォールも脂肪製剤であるが、脂肪含有率が1%と低く、心抑制作用があるため使用すべきでない。
- 投与のタイミング：気道が確保されたらすぐに投与する。
- イントラリポス輸液20%® の投与法（成人の場合）：
  ①1.5 mL/kg（除脂肪体重）を 1 分以上かけてボーラス投与（最大初回投与量は 100 mL）
  ②その後、0.25 mL/kg/min で持続投与（最大投与量は 18 mL/min）
  ③循環虚脱が続けば、さらに同量を 1〜2 回ボーラス投与
  ④低血圧が持続すれば 0.5 mL/kg/min で持続投与
  ⑤血行動態が安定した後も、10 分間は持続投与を継続
  ⑥最大投与量は最初の 30 分間で 10 mL/kg

表2 局所麻酔薬中毒を生じる因子

患者側の要因	1. 年齢（4ヶ月未満または70歳以上） 2. るいそう 3. 心不全または虚血性心疾患の既往 4. 伝導障害 5. 呼吸性・代謝性アシドーシス 6. 肝機能障害 7. 腎機能障害 8. 低タンパク血症 9. ナトリウムチャネル遮断薬内服
手技的な要因	1. 局所麻酔薬の投与量：濃度×容量 2. 投与速度 3. ブロックの種類：肋間神経ブロック＞腕神経叢ブロック＞仙骨硬膜外ブロック＞硬膜外ブロック＞坐骨神経ブロック 4. 局所麻酔薬が投与された組織の特性 5. ブロック時に併用されていた薬物

ブロックする部位，投与量などによっては血中濃度の上昇にタイムラグが生じることがある．例えば腹横筋膜面ブロックでは，投与後約30分で血中濃度は最大となるため，可能なかぎり術前にブロックを行うべきである．手術終了時に行った場合は，術後十分なモニタリングを行い，急変時に対応できる体制を構築することが必要である．

- 小児に対する投与法：確立していないが、成人と同様とする報告[3]もある。
- 副作用：脂肪塞栓、脂質代謝異常、呼吸障害など

局所麻酔薬中毒を生じる因子

- 局所麻酔薬中毒を生じる因子を表2に示す。

【文　献】
1) Reg Anesth Pain Med 2010；35：S74-80.
2) Reg Anesth Pain Med 2012；37：16-8.
3) Paediatr Anaesth 2012；22：39-43.

（新山　幸俊）

77. 脊硬麻、痛み

51歳の女性。変形性股関節症に対して**脊髄くも膜下硬膜外併用麻酔（脊硬麻）**下に股関節全置換術を行っていた。手術開始1時間ほどして、患者が**痛み**を訴えた。硬膜外腔に局所麻酔薬を追加しても、痛みが強くなってきた。

Essential Point 無痛域を確認し、硬膜外腔へ局所麻酔薬やオピオイドを追加投与する。区域麻酔の効果を判定後、鎮痛薬や鎮静薬を静脈投与する。

Key Words 局所麻酔薬、オピオイド、デクスメデトミジン

どのように対応すべきか（図）

❶ 無痛域をチェック
- 手術開始後1時間は無痛が得られていたので、脊髄くも膜下麻酔が効いていたが、効果が不十分であったかあるいは効果が消失しつつある可能性がある。
- 脊髄くも膜下麻酔に使用した薬物の種類・濃度・比重・投与量や穿刺時の体位と穿刺後の体位の保持などの記録を再度確認する。
・高比重の局所麻酔薬を用い、薬物投与後にすぐに術側が上になるような側臥位をとったのなら患側に広がった薬液量が相対的に少なく、麻酔域が低下してきている可能性も考えられる。そこでまずは、ピンプリック

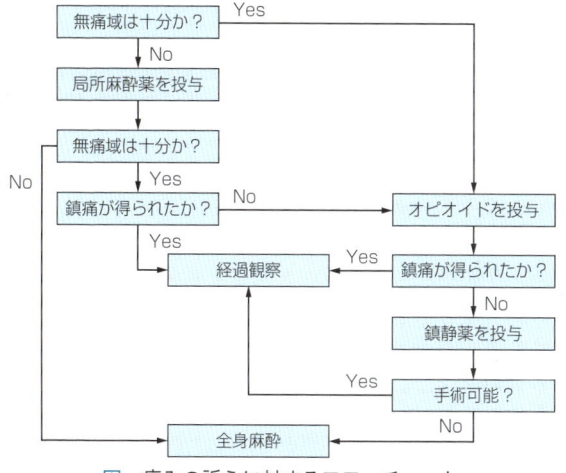

図 痛みの訴えに対するフローチャート

表　各種局所麻酔薬を硬膜外腔に注入した場合の
　　　効果発現時間と麻酔持続時間

薬　物	濃度（%）	発現時間（min）	持続時間（min）
リドカイン	2.0	15	80〜120
メピバカイン	2.0	15	90〜140
ロピバカイン	0.75〜1.0	15〜20	140〜180
レボブピバカイン	0.5〜0.75	15〜20	150〜225

〔Miller's Anesthesia（6th ed）. ミラー麻酔科学. メディカル・サイエンス・インターナショナル；2007. p.1303 より引用〕

テストと冷覚テストで両側の無痛域や感覚脱失域を確認する。股関節手術であれば皮膚分節で T10 以下の無痛域が得られている必要がある。

❷ 局所麻酔薬の硬膜外投与
- 無痛域が T10 以下であった場合は、リドカイン、ロピバカイン、レボブピバカインなどを 5〜10 mL 投与する（表）[1]。15〜20 分で効果発現がみられるので、頭側への無痛域の広がりをチェックする。脊髄くも膜下硬膜外併用麻酔（脊硬麻）の場合、10 mL 投与すると硬膜外麻酔単独の場合に比べて 3 分節広い無痛域が得られるため、薬物の過量投与に注意する。
- 局所麻酔薬を投与しても無痛域の拡大がみられない無効症例の頻度は持続硬膜外麻酔の 5% で、原因として硬膜外カテーテルの椎間孔逸脱や硬膜外腔外誤挿入や血管内迷入などが挙げられる[2]。硬膜外カテーテル造影は診断に有用であるが、手術中であり対処が難しければ区域麻酔での管理に固執せず、全身麻酔への移行を考慮する。

❸ オピオイドの硬膜外投与
- 硬膜外腔に投与されたオピオイドは、硬膜を浸潤し脳脊髄液を介して脊髄後角のシナプス後細胞やシナプス前終末のオピオイド受容体に作用して、$A\delta$ 線維や C 線維からの痛みの興奮性伝達を抑制して鎮痛効果を発揮する。
- フェンタニル 50〜100 μg の硬膜外投与は局所麻酔薬の作用発現を早め、鎮痛効果を高める作用があるため[3]、まずは試みてみるべきである。一方、ペチジン 12.5〜50 mg の硬膜外投与はフェンタニルに比べ鎮痛効果の持続が長く、血圧低下の頻度などが少ないとされるが、日本では保険適用外使用となるため注意が必要である。

❹ 鎮痛薬の静脈投与
- 硬膜外腔への薬物投与によっても十分な鎮痛が得られない場合は、鎮痛薬の全身投与を考慮する。ペンタゾシン 15〜30 mg やフェンタニル 50〜100 μg を呼吸抑制に注意しながら静脈内投与する。

❺ 鎮静薬の静脈投与
- デクスメデトミジンによる鎮静はプロポフォールやミダゾラムに比べてせん妄を起こしにくく、鎮痛作用があるので区域麻酔時の鎮静薬として推奨される。0.5〜0.7 μg/kg/hr で持続静注する。また血圧低下や呼吸

抑制を起こしにくいという特徴がある。デクスメデトミジンで十分な鎮静が得られない場合は、プロポフォールを3〜5 mg/kg/hrで持続静注する。

❻ 全身麻酔
- 鎮静薬・鎮痛薬の静脈投与によっても十分な鎮痛が得られない場合は、全身麻酔へ移行することになる。気管挿管のほか声門上器具の挿入を考慮するが、困難気道や側臥位での操作に対処できるような準備を行う必要がある。

❼ 術野での局所麻酔薬投与
- 術後鎮痛のために高濃度の局所麻酔薬・麻薬・ステロイドといった薬物カクテルを術野に局所投与する試みがなされ、術後早期には有効であったとする報告がある。これの術中の鎮痛効果については検討されていないが、閉創中など手術終盤に痛みを訴えた場合には、術野への局所投与は有効かもしれない。

【文　献】
1) Miller's Anesthesia (6th ed). ミラー麻酔科学. メディカル・サイエンス・インターナショナル；2007. p.1303.
2) 日臨麻会誌 2011；31：202-8.
3) Can J Anaesth 1996；43：1211-5.

（井出　進、川真田　樹人）

78. 悪性高熱症

5歳の男児。身長112 cm、体重15 kg。停留精巣に対して精巣固定術が予定された。セボフルランを用いた緩徐導入を行い、麻酔はレミフェンタニル-セボフルラン-空気-酸素で維持し、調節呼吸を行っていた。術中、体温が38.5℃まで上昇し、呼気終末二酸化炭素分圧も上昇してきた。**悪性高熱症**が疑われた。

Essential Point 即座にセボフルレンの投与を中止し、高流量100%酸素で過呼吸とする。代謝亢進状態が続くときはダントロレンを投与する。

Key Words 悪性高熱症、臨床診断基準、ダントロレン

悪性高熱症の診断基準（図1）

❶ 日本の悪性高熱症の臨床診断基準
- 本症例患者は、呼気終末二酸化炭素分圧が上昇という悪性高熱症の徴候がある。
・体温上昇速度が15分間で0.5℃以上であれば、劇症型
・体温上昇速度が基準以下であれば、亜型
・今後、最高体温が40℃以上となれば劇症型

❷ 欧米で使用されている Clinical Grading Scale（CGS）[1]
- 本症例患者は、不適当な高二酸化炭素症で15点、不適当な体温上昇で15点、合計30点でCGSでは、悪性高熱症のランク4で"可能性あり"。
・悪性高熱症の発症早期の時点では、検査データや症状が出現していないため、点数は低い傾向である。

どのように対処すべきか（図2）

- セボフルランの投与を中止する。
・悪性高熱症の誘発薬物である吸入麻酔薬の投与は即座に中止し、静脈麻酔薬（ミダゾラムなど）に変更する。
・プロポフォールも使用可能であるが、新しい静脈ルートが必要となる（ダントロレンと同じ静脈ルートからの投与は不可である）。
・単回投与静注が可能なミダゾラム、ジアゼパムが簡便に使用できる。非脱分極性筋弛緩薬（ロクロニウム、ベクロニウム）の使用は問題ない。
- 100%酸素を10 L/minの高流量で、分時換気量は通常の2〜3倍の過換気を行う。
・麻酔器や麻酔回路内のセボフルランを高流量で洗いだす（流量を低下さ

日本の臨床診断基準

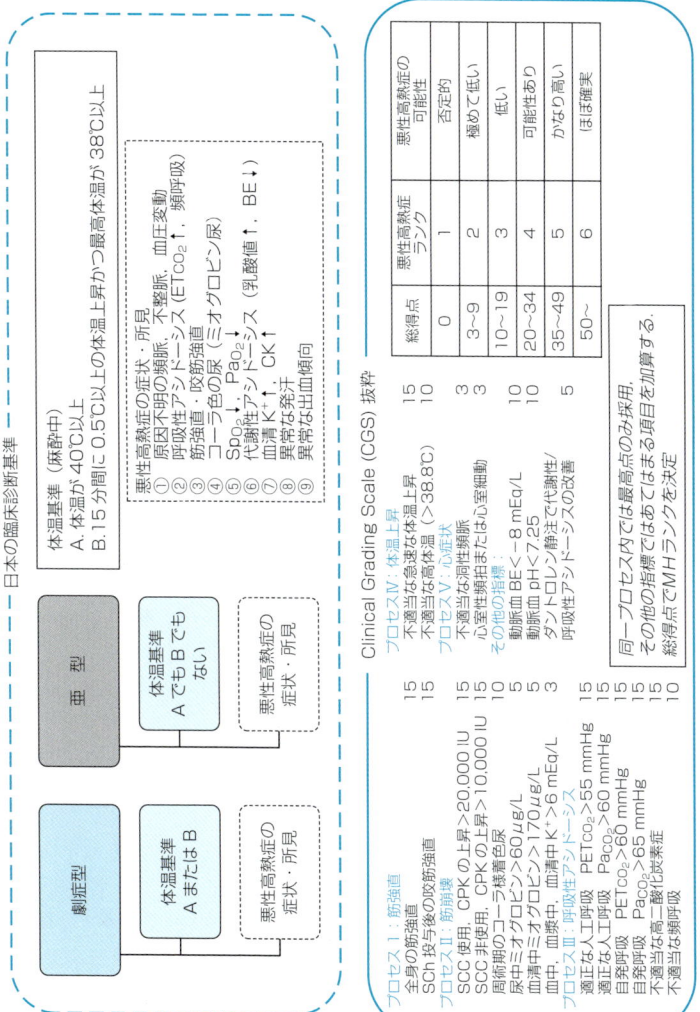

体温基準（麻酔中）
A. 体温が40℃以上
B. 15分間に0.5℃以上の体温上昇かつ最高体温が38℃以上

悪性高熱症の症状・所見
① 原因不明の頻脈、不整脈、血圧変動
② 呼吸不明の頻脈（ETCO₂↑、頻呼吸）
③ 筋強直・咬筋強直
④ コーラ色の尿（ミオグロビン尿）
⑤ SpO₂↓、PaO₂↓
⑥ 代謝性アシドーシス（乳酸値↑、BE↓）
⑦ 血清K⁺↑、CK↑
⑧ 異常な発汗
⑨ 異常な出血傾向

劇症型
体温基準 A または B
悪性高熱症の症状・所見

亜型
体温基準 A でも B でもない
悪性高熱症の症状・所見

Clinical Grading Scale (CGS) 抜粋

プロセスIV：体温上昇
- 不適当な急速な体温上昇　15
- 不適当な高体温（>38.8℃）　10

プロセスV：心症状
- 不適当な洞性頻脈　3
- 心室性頻拍または心室細動　3

その他の指標：
- 動脈血BE＜−8 mEq/L　10
- 動脈血pH＜7.25　10
- ダントロレン静注で代謝性・呼吸性アシドーシスの改善　5

プロセスI：筋強直
- 全身の筋強直　15
- SCh投与後の咬筋強直　15

プロセスII：筋崩壊
- SCC使用、CPKの上昇＞20,000 IU　15
- SCC非使用、CPKの上昇＞10,000 IU　15
- 周術期のコーラ様着色尿　10
- 尿中ミオグロビン＞60 µg/L　5
- 血中ミオグロビン＞170 µg/L　5
- 血中、血漿中、血清中K⁺＞6 mEq/L　3

プロセスIII：呼吸性アシドーシス
- 適正な人工呼吸　PETCO₂＞55 mmHg　15
- 適正な人工呼吸　PaCO₂＞60 mmHg　15
- 自発呼吸　PETCO₂＞60 mmHg　15
- 自発呼吸　PaCO₂＞65 mmHg　15
- 不適当な高二酸化炭素症　15
- 不適当な頻呼吸　10

総得点	悪性高熱症ランク	悪性高熱症の可能性
0	1	否定的
3〜9	2	極めて低い
10〜19	3	低い
20〜34	4	可能性あり
35〜49	5	かなり高い
50〜	6	ほぼ確実

同一プロセス内では最高点のみ採用、その他の指標ではあてはまる項目を加算する。総得点でMHランクを決定

図1 悪性高熱症の臨床診断

(上：悪性高熱症．home.hiroshima-u.ac.jp/~anosth/mh/（2016年3月閲覧）より引用．下：Anesthesiology 1994；80：771-9より引用)

せると濃度は再上昇することに注意が必要である）。
- 骨格筋細胞内で二酸化炭素の産生と酸素の需要が増大しているため、分時換気量を増やすことで対応する。

● その他：
- ダントロレン投与や検査、冷却のために人手が必要であるため、応援の人員を確保する。
- 温風加温器や輸液の加温は中止する。
- 術者に悪性高熱症の可能性があることを告げ、手術を可及的に早期に終了することを依頼する。

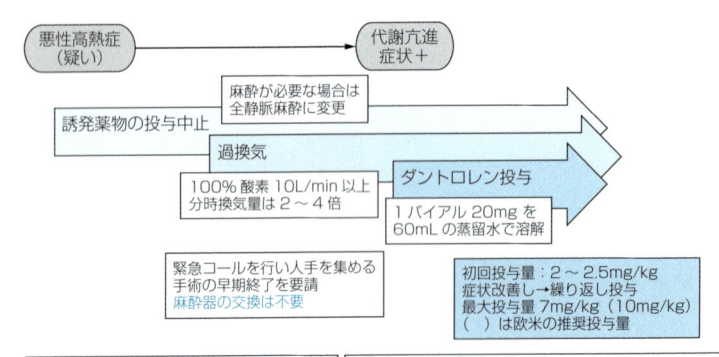

```
悪性高熱症          代謝亢進
 （疑い）    ─────→  症状＋
```

誘発薬物の投与中止

麻酔が必要な場合は全静脈麻酔に変更

過換気
100% 酸素 10L/min 以上
分時換気量は 2〜4 倍

ダントロレン投与
1 バイアル 20mg を
60mL の蒸留水で溶解

緊急コールを行い人手を集める
手術の早期終了を要請
麻酔器の交換は不要

初回投与量：2〜2.5mg/kg
症状改善し→繰り返し投与
最大投与量 7mg/kg（10mg/kg）
（　）は欧米の推奨投与量

処置
1. モニター（通常のモニター継続）深部体温
2. 静脈ルート確保
3. 動脈ライン・中心静脈ライン確保を考慮
4. 検査 動脈血ガス分析、K^+、乳酸値
   CK、ミオグロビン（血中、尿中）
   血糖値、腎機能、肝機能、凝固系（DIC）
   （発症時、30min、4hr、12hr、24hr 後）

対症療法
1. 高体温：冷却した輸液製剤（生理食塩液）大量投与
   体表冷却（38.0℃まで）
2. 高カリウム血症：GI 療法、過換気
3. アシドーシス（pH<7.2）：過換気、炭酸水素ナトリウム
4. 不整脈：アミオダロン、リドカイン、β遮断薬
   Ca 拮抗薬は禁忌
5. 尿量維持（2mL/kg/hr）：フロセミド、輸液

図 2　悪性高熱症の治療手順

- ダントロレンの静脈内投与：上記の対応でも体温および ET_{CO_2} が上昇し続ける、あるいは筋強直など他の悪性高熱症の症状が出現した場合に行う。
- 1 バイアル 20 mg を 60 mL の蒸留水に溶解（難溶性）する。
- 単独の静脈ルートから 15 分くらいで点滴静注する。
- 初回投与量は、日本では 1 mg/kg であるが、欧米では 2〜2.5 mg/kg が推奨されている。
- ダントロレン投与のための静脈ルート確保が困難で手術継続中の場合は、レミフェンタニルを中止後、フェンタニルを静注し、ダントロレン投与を開始する。
- 悪性高熱症の症状が改善しない場合は、ダントロレンを追加投与 1 mg/kg する〔7 mg/kg まで（日本）、10 mg/kg まで（欧米）[2]〕
- 検査：時間と人手があればダントロレン投与前に採血〔動脈血ガス分析、乳酸値、K（カリウム）値、CK（クレアチンキナーゼ）値、ミオグロビン（血液・尿）〕を行う。
- 冷却・その他の対症療法：
- 冷却は有効な治療法である（冷却した生理食塩液を投与するとともに、体表冷却を行う）。38.5℃となったら冷却は中止[2]する。
- アシドーシス、高 K、尿量減少などがあれば、対症療法を行う。
- 腎不全、播種性血管内凝固（disseminated intravascular coagulation：DIC）の発症に注意し管理する。

術後管理はどうするか

- 悪性高熱症発症後原則 36〜48 時間は体温・尿量・心拍数・血圧などの

監視が必要である[2]。
- 最高体温が41℃以上になると、DIC、腎不全などの合併率が上昇する。
- 電解質、凝固系、CK、ミオグロビン、動脈血ガスなどの検査を行う。
- ダントロレン使用後は、筋力低下に注意[3]する。
- 悪性高熱症の再燃率は20％程度[2]といわれている。再燃した場合はダントロレンを投与（1 mg/kg)[2]する。

●家族への説明：
- 悪性高熱症について（32悪性高熱症を参照）：頻度はまれであるが致死的疾患である。
- 麻酔薬で誘発される疾患であることを、術前に麻酔科医が悪性高熱症既往歴を伝えておく。
- 遺伝性疾患：血縁者が麻酔を受けるときにも悪性高熱症の家族歴があることを申告するように指導する。
- 安全な麻酔法・麻酔薬があり、ダントロレンが特効薬である。
- 潜在的な筋疾患であるため、日常は普通に生活して問題ない。ただし、コーラ色の尿、原因不明の高熱、全身の筋肉痛などがあれば、救急で受診するように説明する。

●確定診断：簡便な方法はない（32悪性高熱症を参照）。
- 筋生検〔CICR（Ca-induced Ca-release）検査〕：小児では侵襲的検査であり、偽陰性の報告があり推奨されない。希望があれば両親の筋生検を行い、どちらかにCICR速度の亢進があれば、患児もCICR速度亢進の可能性が高い。
- 遺伝子診断：血液（採血）で行うことができる。

ミニ知識：$ET_{CO_2} > Pa_{CO_2}$

- 悪性高熱症発症早期に$ET_{CO_2} > Pa_{CO_2}$という現象が報告された。これは、麻酔中の妊婦や乳幼児でもみられ、心拍出量増大・二酸化炭素産生増大および肺コンプライアンス低下・機能的残気量減少が関与している。
- 悪性高熱症に特有の所見ではないが、悪性高熱症発症早期には心拍出量も二酸化炭素産生も増大していることから、注目される所見となるかもしれない。

【文　献】
1) Anesthesiology 1994；80：771-9.
2) Swiss Med Wkly 2012；142：w13652.
3) Anesth Analg 2011；112：1115-23.

（向田　圭子）

79. 低体温

77歳の男性。直腸がんに対して低位前方切除術が予定された。硬膜外併用全身麻酔とした。術中、**低体温**となり、食道温は33.8℃まで低下した。

Essential Point 開腹手術は低体温を生じやすい。保温・加温に努める。低体温時はシバリングを生じないように復温したのち、麻酔覚醒させる。

Key Words 低体温、開腹手術、シバリング

低体温はなぜ起こるか

- 覚醒時、体表からの熱喪失を防ぐために交感神経系は緊張し、末梢（特に皮膚）血管は収縮して血流は減少している。末梢温は核心温より3℃程度低い。
- 全身麻酔導入後、交感神経系の緊張低下により末梢血管は拡張し、核心の熱は末梢に再分布し（図1、2）、核心温低下と末梢温上昇により温度勾配は減少する[1,2]。
- この後、熱喪失増大（術野からの水分蒸泄、冷たい輸液・輸血、温かい尿流出と出血、体表からの放熱）、熱産生低下（熱産生基質（分岐鎖アミノ酸）供給低下、肝血流減少、薬物による肝代謝抑制）、体温の閾値低下（麻酔薬による体温中枢抑制と体温調節閾値の低下）により低体温になる。
- 本症例は高齢なため基礎代謝は低下し、熱産生能力も低い。硬膜外ブロックは、血管拡張による術野血流増加、腎血流増加による多尿、低血圧に対して無加温の輸液、が原因の熱喪失を生じやすい。砕石位の手術は保温・加温が難しい。

低体温の害にはどのようなものがあるか

- 低体温は、筋弛緩薬を代表とする薬物代謝低下[3〜5]、止血凝固系異常による出血量増加[6]、免疫抑制による創部感染増加[7]や悪性腫瘍再発率増加[8,9]、心臓合併症リスク上昇[10]を生じ、在院期間を延長する。
- 震えによる熱産生（シバリング）を生じた場合、好気性代謝ではエネルギー供給が足りず、嫌気性代謝（解糖系）が亢進する。全身の筋肉へブドウ糖を供給するため心拍出量が著しく増加する。右心系は筋肉ポンプ

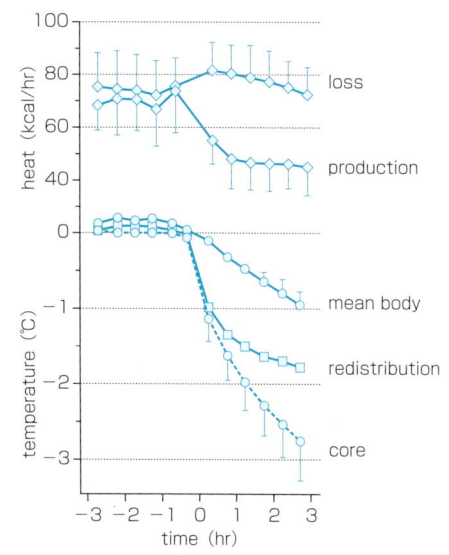

図1 全身麻酔導入前後の熱収支，体熱量，熱の分布

ボランティア6名について，10か所の皮膚と19か所の筋肉温，下肢の深部温，食道温を測定して，全身麻酔導入前後の熱の分布を測定し，体熱量と熱収支を算出した．
上段：全身麻酔導入前の熱収支はほぼ0となる．全身麻酔導入後，喪失が生産を上回る．
下段：平均体温（熱収支）は徐々に喪失していく．中枢温から熱収支を差し引くと再分布の成分が産出される．中枢温低下に占める再分布の割合は大きい．
(Anesthesiology 1995；82：662-73 より引用)

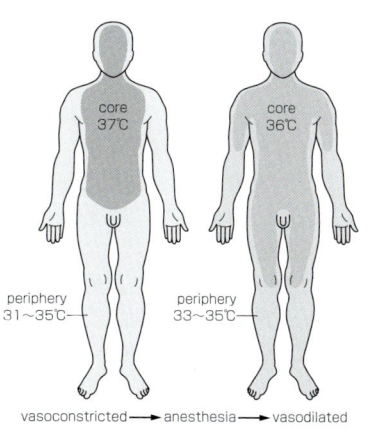

図2 全身麻酔導入前後の体熱の再分布

全身麻酔導入後，血管拡張により中枢の熱が末梢に移動する．
(N Engl J Med 1997；336：1730-7 より引用)

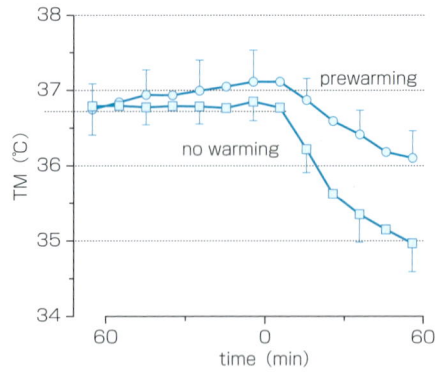

図3 プレウォーミングの有無と体温の変動

麻酔導入前（−120〜0分）に積極的に加温，または室温21℃に放置したのち，全身麻酔麻酔を導入し，室温21℃で放置して観察した．ボランティア6名について両方のプロトコルを行った．プレウォーミングをすると体温低下が小さかった．
(Anesthesiology 1993；79：219-28 より引用)

により静脈還流量（前負荷）増加を生じ（セントラリゼーション）、左心系は右心拍出量増加による前負荷増大と血管収縮による後負荷増大を生じる。虚血性心疾患患者は冠虚血，左心機能低下患者は肺水腫を生じる。異常高血圧による脳心血管合併症や、不穏を生じる場合もある。
- 本症例は高齢なため脳心血管合併症のリスクが高い。低体温やシバリングは危険である。

どのように対応すべきか

- 全身麻酔導入2時間前にアミノ酸製剤を経口摂取するか持続静注する。前投薬に長時間作用型のオピオイド（トラマドールなど）を使用する。プレウォーミング〔患者入室前に室温を上昇（30℃程度）、ベッドの加熱〕を行う[11]（図3）。入室後、患者を温風式加温装置で加温し[12]、断熱材で被覆して熱喪失を防ぐ[13]。輸液は38℃程度に温める。砕石位で加温可能なブランケットを準備する。
- 術中は温風式加温装置、断熱材の使用を継続し、アミノ酸製剤投与、輸液（マグネシウム入りが望ましい）・輸血の加温（38℃程度）、適正な血圧と心拍出量（肝血流）維持を行う。熱喪失を防ぐため、硬膜外ブロックによる血管拡張には、血管収縮薬と加温された輸液・輸血で対応する。尿流失は必要最低量に抑え、可能な範囲で室温を高めに維持する。
- 低体温になった場合は、加温、被覆を行い（継続し）、室温を30℃以上にする。皮膚血流増加は加温効率を高めるので、手術終了後も全身麻酔を継続する。循環血液量減少や貧血は加温した輸液・輸血で補正する。

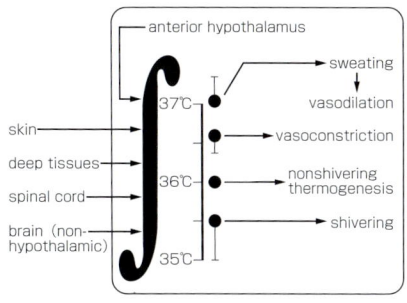

図4 視床下部の体温調節機序

視床下部は，皮膚表面，深部内臓（胸部と腹部），脊髄，視床下部以外の脳から体温信号（各部20%ずつ）を受ける．発汗，血管収縮，シバリングによりセット温度に調節（調節範囲は0.2℃）する．
(N Engl J Med 1997；336：1730-7 より引用)

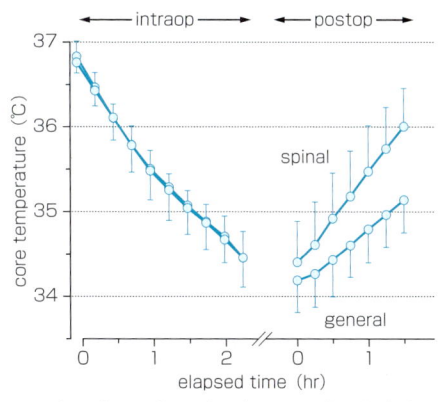

図5 温風式加温装置で加温時の脊髄くも膜下麻酔（n＝20）と全身麻酔（n＝20）の深部温変化の比較

手術中の深部温に有意差はなかったが，手術後に温風式加温装置で温めたところ，体温は脊髄くも膜下麻酔群で有意に早く上昇した．
(Anesthesiology 1997；87：1050-4 より引用)

末梢温（手掌温）を測定し、末梢温36.5℃以上かつ核心温37.0℃以上まで復温する（図4）。疼痛は末梢血管収縮による末梢温低下をまねき、シバリングを生じるので鎮痛を行う[14]。硬膜外ブロックは加温効率を改善する[15]（図5）。

- 復温完了後、全身麻酔薬を中止し、加温を継続したまま覚醒させる。覚醒直前にオピオイド（ペチジンはシバリング抑制作用が強い[16]）や解熱鎮痛薬、デクスメデトミジン[17]を用いて体温調節閾値を下げるのもシバリング予防に有効である。

抜管はできるか

- 低体温のため薬物代謝が抑制され覚醒遅延を生じる。この状態で無理に覚醒・抜管した場合、シバリングは必発で、脳心血管合併症を発症する可能性が高い。
- 復温に時間（2時間程度）を要するので、集中治療室に入室可能なら、全身麻酔・人工呼吸下に搬送し、体温と全身状態を改善させてから覚醒・抜管する。

【文　献】

1) Anesthesiology 1995；82：662-73.
2) N Engl J Med 1997；336：1730-7.
3) Anesthesiology 1991；74：815-9.
4) Anesthesiology 2006；104：1070-80.
5) Anesth Analg 1995；80：1007-14.
6) Anesthesiology 2008；108：71-7.
7) N Engl J Med 1996；334：1209-15.
8) Anesthesiology 1998；89：1133-40.
9) Br J Anaesth 2010；105：106-15.
10) JAMA 1997；277：1127-34.
11) Anesthesiology 1995；82：674-81.
12) Anesthesiology 1994；80：671-9.
13) Anesthesiology 1991；74：875-9.
14) Anesthesiology 1994；81：282-8.
15) Anesthesiology 1997；87：1050-4.
16) Anesthesiology 1993；79：1193-201.
17) Anesthesiology 1997；87：835-41.
18) Miller's Anesthesia（Expert Consult 8th ed）. Saunders；2015. p.1622-46.

（外山　裕章）

80. 覚醒遅延

64歳の女性。併存疾患としてインスリン治療中の糖尿病がある。髄膜腫に対して腫瘍切除術が実施された。麻酔はプロポフォールとレミフェンタニルを用いた全静脈麻酔とし、術中はロクロニウムの持続静注、手術終了前にフェンタニルを投与した。手術後麻酔薬投与を中止したが、**覚醒遅延**が認められた。

Essential Point 覚醒遅延にはさまざまな要因が考えられ、それらが複合的にしている可能性もあることに注意する。身体診察や検査データ、モニタリングの結果を総合的に判断し診断する必要がある。

Key Words 覚醒遅延、麻酔薬過剰投与、Bispectral index

覚醒遅延の鑑別診断

- 覚醒が遅延する要因は、①麻酔・薬物に起因するもの、②手術に起因するもの、③患者に起因するもの、に大別される（表1）。

❶ 麻酔・薬物に起因するもの

- 前投薬の過剰投与：麻酔前投薬で使用されるベンゾジアゼピン系内服薬の過量投与によって覚醒遅延は生じうる。
- 麻酔薬の過剰投与：
- ・プロポフォールのcontext-sensitive half-timeは延長するため、長時間にわたり過剰投与を行えば覚醒遅延を引き起こす可能性がある。
- ・静脈麻酔薬は吸入麻酔薬に比較すると個人差の大きい麻酔薬であり、投与量の調節には慎重さが求められる。
- ・Bispectral index（BIS）は全静脈麻酔における麻酔薬投与量の調節に有

表1　覚醒遅延の原因

1．麻酔・薬物に起因する要因	前投薬の過剰投与 麻酔薬の過剰投与
2．手術に起因する要因	長時間手術 大量出血・大量輸血を行った手術 脳外科手術
3．患者に起因する要因	高齢者 肝・腎機能低下 糖尿病 甲状腺機能低下 副腎機能低下 電解質異常（Na, Ca） 肥満 中枢神経系疾患（脳梗塞, 脳出血, 痙攣） 低体温
4．上記の要因が複合している場合	

用である。現在ではtarget-controlled infusionシステム搭載下シリンジポンプが広く普及しており、過剰投与の心配は減少していると考えられるものの、体重や年齢の設定の誤りがあると過剰投与になりうることは念頭にいれておくべきである。

- 当施設では覚醒まで16時間を要した覚醒遅延の症例を経験したが、手術終了（プロポフォール投与終了）4時間30分後のプロポフォール血中濃度は4.4μg/mLと高値であった[1]。
- 強い筋弛緩薬残存が認められる場合には覚醒遅延となりうる。意識は回復していても他覚的に覚醒が得られない可能性があり、術中覚醒のリスクともなりうる。

❷ 手術に起因するもの

- 長時間手術、大量出血・大量輸血を行った手術では覚醒遅延を来しうる。長時間手術では低体温、大量出血・大量輸血を行った手術では低体温や術中の低血圧などが原因となりうる。脳外科手術などで脳実質の損傷、血液脳関門の破綻した場合には麻酔薬の効果が遷延する可能性がある。

❸ 患者に起因するもの

- 高齢者では薬物代謝が遅いことが知られている。麻酔薬、鎮痛薬の必要量も減少している。年齢に応じた麻酔薬の調節が必要とされる。
- 静脈麻酔薬は肝臓や腎臓で代謝・排泄を受けるため、肝腎機能の低下を認めると薬物の効果が遷延する可能性がある。
- 糖尿病患者では高血糖・低血糖による昏睡も念頭に入れる。
- 甲状腺機能低下や副腎機能低下などの内分泌疾患でも心拍出量の低下、低体温、電解質異常などにより覚醒遅延を起こすことが知られている。
- 肥満によって薬物動態が変化する。脂肪組織の増加により、相対的筋肉量、水分量、循環血液量が減少する。実体重に従って投与した場合に過剰投与となり、覚醒遅延を引き起こす可能性がある。
- 中枢神経疾患。中枢神経疾患を合併や術中動脈瘤破裂や脳梗塞発症により覚醒遅延を起こしうる。

どのように対応すべきか

- 原因検索のため基礎疾患、術前の状態を確認する。麻酔記録を見直して麻酔前投薬、麻酔薬の投与量などに誤りがないか確認する。その後、診断に必要な観察と検査を行う（表2）。
- バイタルサインの確認：血行動態、呼吸回数、体温を確認する。いずれかに問題がある場合には輸液・輸血、呼吸補助、保温・加温を行う。
- 瞳孔所見の確認：瞳孔径や瞳孔左右差は麻酔深度や頭蓋内病変の有無について有用な情報を与えてくれる。
- 麻酔深度のモニターとしてBISは有用であるが、覚醒遅延の鑑別診断に使用することもできる。BIS値だけでなく、BISで測定される脳波波形

表2　覚醒遅延の診断に必要な観察と検査

1．基礎疾患，術前の状態の確認	肝・腎機能障害，中枢神経系疾患，内分泌疾患
2．麻酔記録の見直し	麻酔薬投与量，麻酔前投薬の有無
3．バイタルサインの確認	血行動態，呼吸回数，体温
4．瞳孔所見の確認	瞳孔径，瞳孔左右差
5．Bispectral index	実測脳波波形，筋電図
6．筋弛緩モニター	筋弛緩薬の残存
7．血液ガス検査，血液検査	高血糖，低血糖，呼吸性・代謝性アシドーシス，電解質異常
8．頭部CT	脳出血，脳梗塞

も覚醒遅延の鑑別に有用となりうる。

- 前投薬のベンゾジアゼピン系薬物による影響を考えた場合には、フルマゼニルがその拮抗薬として使用できる。フルマゼニルの半減期は50分程度であり、いったん覚醒が得られた後も再度ベンゾジアゼピンの鎮静効果が出現する可能性に留意する。痙攣発作が認められる場合には抗痙攣薬や鎮静薬を投与する。
- 筋弛緩薬の残存は、筋弛緩モニターによる定量的評価が必要である。健常ボランティアに筋弛緩だけを投与してBISを測定するとBISが低下することが知られている[2]ため、BISが低い場合でも筋弛緩薬残存の有無について評価する。筋弛緩（ロクロニウムやベクロニウム）の残存が認められる際にはスガマデクスで拮抗できる。
- 血液ガス分析ならびに生化学検査を行う。低血糖、高血糖、電解質異常、代謝性アシドーシス、低酸素血症、高二酸化炭素症が認められる場合には、その原因に対し介入を行う。
- 頭蓋内病変が疑われる場合には頭部CTなどの画像診断を行う。
- まとめ：以上のように覚醒遅延にはさまざまな原因が挙げられる。原因により治療、対処が異なるため原因の特定が重要となる。身体診察、検査データ、モニタリングの結果を総合的に判断し診断する必要がある。

本症例における覚醒遅延の鑑別

①バイタルサイン・瞳孔所見を確認する。呼吸回数や瞳孔所見は特に重要であり、フェンタニルやロクロニウムの残存、頭蓋内病変（術後出血や脳梗塞）を疑うきっかけとなる。
②BISを測定する。脳外科手術ではBISを使用できないケースも多く、プロポフォールの過剰投与や頭蓋内病変発症の可能性について情報が得られる。
③動脈血採血を実施する。本症例は糖尿病患者であり、低血糖や糖尿病性ケトアシドーシス、電解質異常（高ナトリウム血症など）の有無について確認が必要であろう。
④筋弛緩モニターを使用する。ロクロニウムの持続投与を行っており、残

存の可能性は否定できない。
⑤頭部 CT を施行する。上記検査、評価を行っても原因が特定できない場合には画像検査を考慮する。術後出血などの器質的疾患の有無、鑑別診断には頭部 CT が有効である。

【文　献】
1) 麻酔 2010；59：1510-3.
2) Anesth Analg 2003；97：488-91.

（斎藤　淳一、廣田　和美）

81. コンパートメント症候群

68歳の女性。子宮体がんに対して広汎子宮全摘術が砕石位で実施された。手術開始4時間後、下肢の腫脹があり、足背動脈もよく触知できない。**コンパートメント症候群**が疑われた。

Essential Point 術中のコンパートメント症候群（WLCS）の明確な診断基準や治療指針・予防策もないのが現状である。WLCSは一定の確率で生じることを手術スタッフ全員が認識し、チームで対処する必要がある。

Key Words well leg compartment syndrome（WLCS）、腹腔鏡手術、減張筋膜切開

コンパートメント症候群とはどのような病態か

- コンパートメント症候群とは、筋膜に囲まれた区域（コンパートメント）の内圧が上昇した結果、循環障害や神経障害を来す病態である（図1、表1）。
- 麻酔科領域では、腹腔鏡手術におけるレビテータ（手術用両脚支持装置）が原因となって発症するコンパートメント症候群が問題となることが多く、これを特に well leg compartment syndrome（WLCS）と呼ぶ。
- WLCSの発生頻度は3,500例に1例で比較的まれだが、いったん生じると、永続的な神経麻痺や腎不全、さらには下肢切断・死亡など重篤な結果をまねく。
- 古典的なWLCSの症候は、5P1Cで示される。すなわち、我慢できないほどの疼痛（Pain）、患肢のチアノーゼ（Pallor）、動脈の拍動低下（Pulselessness）、感覚消失（Paresthesia）、麻痺（Paralysis）、および冷感（Coldness）である。ただし5P1CはWLCSを疑う"目安"であって"診断基準"ではない。これらの症候が出そろうまで待っていては手遅れになる（後述）。
- 症例報告や自験例から、体格の良いスポーツマンや下肢の筋肉量の多い症例で発症しやすい印象がある。これは下肢の筋肉量が多いと、レビテータ（手術用両脚支持装置）による外側コンパートメントの圧排が強くなるためと考えられる。しかし高齢者や痩せた症例でWLCSが発症しないということではない。

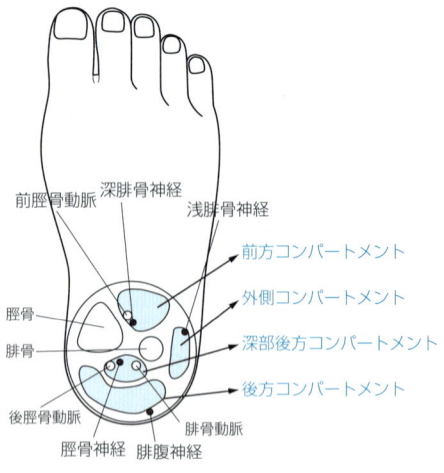

図1 下肢の4つのコンパートメントと神経

（図中ラベル）
- 前脛骨動脈
- 深腓骨神経
- 浅腓骨神経
- 前方コンパートメント
- 外側コンパートメント
- 深部後方コンパートメント
- 後方コンパートメント
- 脛骨
- 腓骨
- 後脛骨動脈
- 脛骨神経
- 腓腹神経
- 腓骨動脈

表1 下肢のコンパートメントと神経、機能

コンパートメント	神経	機能
前方コンパートメント	深腓骨神経	第1趾間背側の感覚 脚首や趾の背屈・外反
外側コンパートメント	浅腓骨神経	足背の感覚（第1趾間を除く）
深部後方コンパートメント	脛骨神経	足底の感覚 足関節の底屈・内反
後方コンパートメント	腓腹神経	足の外くるぶしの外側から小趾の感覚

下肢には4つのコンパートメントがあり，それぞれが神経を内包している．WLCSを生じた場合は，神経症状からどのコンパートメントの障害か診断できる．

どのように対応すべきか

- WLCSの診断・治療は時間との勝負である。WLCSを疑ったら、整形外科医に診察を依頼してコンパートメント圧を測定してもらうのが早道である。コンパートメント圧は、WLCSが疑われる部位に直接針を刺して、トランスデューサで測定する（直接法）。いたずらに画像診断や血液検査などに時間を浪費してはならない。
- 正常コンパートメントは0〜8 mmHgなので、これより圧が高ければWLCSということになる。WLCSが疑われたら、コンパートメントに圧をかけているものを取り除くことである。患肢を抑制したり覆っているものをすべて取り除く。下肢の挙上は禁忌である。
- WLCSの診断が下っても、どのタイミングで減張筋膜切開を行うかについての明確なエビデンスはない。40 mmHg以上で減張筋膜切開とする報告もみられるが[1]、逆に40 mmHg以下だから保存的治療でよいとい

表2 【参考】レビテーター使用時のチェックリスト

麻酔導入後	
弾性ストッキングを脱がせる	□OK
ストッキネットを巻く	□OK
サイズの合ったフットポンプのスリーブを巻く	□OK

体位設定後（医師とダブルチェックを行う）		医師
レビテーターブーツの底に踵がしっかり収まっている	□OK	□OK
ブーツ後面が下腿後面を強く圧迫していない	□OK	□OK
ブーツストラップによる過度な圧迫がない	□OK	□OK
つま先〜膝〜対側の肩が一直線になっておりねじれがない	□OK	□OK
過度の開脚がない	□OK	□OK
フットポンプのスリーブやコードが皮膚に接触していない	□OK	□OK
フットポンプの作動を確認する	□OK	□OK

手術中のチェック項目*	麻酔導入前	麻酔導入後	手術開始時				手術終了後
足背動脈触知							
膝窩動脈触知							
大腿動脈触知							
下腿後面の除圧							
実施者氏名							

手術終了後	
フットポンプのスリーブを外して下肢の観察を行う	□OK
弾性ストッキングを装着する	□OK

＊：チェックは，体位変換時（ヘッドアップ，ヘッドダウン，ローテーションを含む）ないしは90分おきに行う．
(富山大学附属病院手術部より一部改変引用)

う保証はない．
- したがってWLCSでは予防が最も大切となるが、明らかに有効なモニターや予防策はない。著者の施設では独自にチェックリストを作成して運用しており（表2）、一定の成果をあげてはいるが、この方法で本当にWLCSが予防できるかどうかを明らかにするためには、今後症例を重ねて検討する必要がある。
- パルスオキシメータを下肢に装着してもWLCSの診断や予防には役立たない。無侵襲混合血酸素飽和度監視システム（INVOS®）は、下肢の局所血流を定量的に監視することができるので、WLCSの予防に役立つかもしれない（図2）。しかしINVOS®は高価なので、ルーチンには適用できないことが課題である。
- 4時間を超える砕石位の手術ではコンパートメント症候群を起こしやすくなる。4時間おきに下肢を水平位まで降ろし、血流を回復させれば予

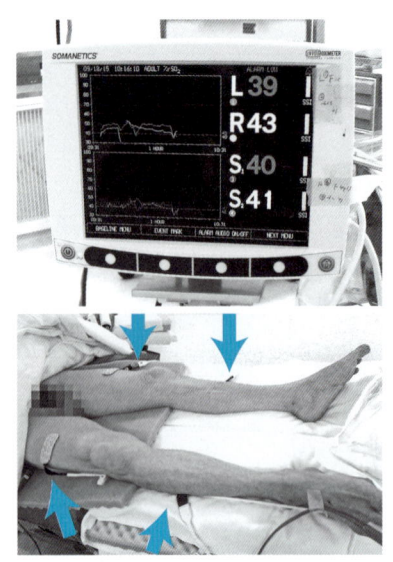

図2 無侵襲混合血酸素飽和度監視システム（INVOS®）による下肢血流量の監視（矢印）

パルスオキシメータは下肢血流を定量的にとらえられないため、WLCSの診断や予防には役立たない．

防効果があるとする報告があり[2]、実際にそのような対策をとっている施設も多い。
- しかしながら、この「4時間ルール」にも盲点がある。術中、患者の下肢は覆布（ドレープ）で見えないため、砕石位に復帰する操作は盲目的になる。手術開始前に十分な配慮をしていても、再・砕石位では予期せずして不良肢位を取ってしまうかもしれない。
● 結論としてWLCSの完全な予防は不可能である。むしろ砕石位の手術では一定の確率でWLCSが発症するものと認識して、麻酔科医・術者・手術部スタッフ全員が問題意識をもつ。患者にはWLCSの可能性について事前に説明し、承諾を得る。そのうえで、もしWLCSの発症が疑われたら、可及的速やかに対処して症状を最小限に抑えるのが現時点での最善策といえる。

【文 献】
1) Anaesthesia 1996；51：1048-52.
2) Dis Colon Rectum 2006；49：1772-80.

（廣田 弘毅）

82. TIVA、点滴漏れ

64歳の男性。腹腔鏡下大腸がん切除術をデスフルラン-レミフェンタニル-空気-酸素で実施していた。手術途中から、レミフェンタニル投与量を上げても、血圧上昇、心拍数増加が認められた。手術終了後にドレープをとったところ、静脈カニューレ刺入部が腫脹しており、術中から**点滴漏れ**があり、**レミフェンタニルは皮下浸潤**したと考えられた。

Essential Point 漏出薬物によるコンパートメント症候群、薬物効果遷延、組織障害、術中覚醒に留意する。漏出部位の観察やモニタリングを継続的に行うことが重要であり、整形外科や皮膚科、精神科へのコンサルトも考慮する。

Key Words コンパートメント症候群、薬物効果遷延、組織障害、術中覚醒

術中、どのようにすべきであったか

❶ 予 防
- 予防がなにより重要である。病棟から留置されてきた静脈ラインは麻酔導入前に点滴ラインのフラッシュを行い、疼痛と腫脹がないことを確認する。手術室で末梢ラインを確保する場合には穿刺部位をよく選択する必要がある。関節部や手背は軟部組織が乏しく直下に腱や神経が存在するため薬物や輸液が漏出すると障害が重篤になる可能性が相対的に高くなることに留意する。

❷ 早期発見
- 血管外漏出が起きてしまった場合には早期に発見することが重要である。手術中では定期的に点滴刺入部の確認を行うことで早期発見できる可能性が高くなる。
・本症例のように術中にレミフェンタニル増量にもかかわらず血行変動が大きい場合や点滴滴下速度に変化があった場合には鑑別診断の一つとして血管外漏出を疑う必要がある。

どのようなリスクがあるか

❶ コンパートメント症候群
- 骨、骨間膜、筋間中隔、筋膜により区画される閉鎖腔をコンパートメントといい、浮腫や出血、圧迫などにより筋区画内容積の増加が生じ、循環障害が発生し筋や神経障害を来す病態である。

表　血管外漏出により組織障害を引き起こす薬物

1. 高浸透圧薬	高張ブドウ糖液（10％以上） D-マンニトール ジアゼパム 各種高カロリー輸液
2. 血管収縮薬	アドレナリン ノルアドレナリン ドパミン フェニレフリン エチレフリン
3. 電解質補正薬	グルコン酸カルシウム 塩化カルシウム 塩化カリウム メシル酸ガベキサート 含糖酸化鉄
4. 強アルカリ性薬物	フェニトインナトリウム 炭酸水素ナトリウム カンレノ酸カリウム フロセミド アシクロビル アミノフィリン
5. その他	プロポフォール ヒドロキシジン ベルテポルフィン バンコマイシン アルプロスタジル 各種抗腫瘍薬

❷ 漏出薬物の効果遷延

- レミフェンタニルによる呼吸抑制覚醒遅延：一般的に皮下注は吸収速度が遅いため、静注や筋注に比し効果発現が遅く、効果持続時間が長いとされる。末梢血管確保が不確実であったためにレミフェンタニルが皮下に投与され、覚醒遅延を来した症例が報告されている[1]。超短時間作用オピオイドであるレミフェンタニルであっても効果が遷延し呼吸抑制や覚醒遅延を来す可能性があることに留意する。
- 非脱分極性筋弛緩薬の効果遷延：筋弛緩薬が皮下投与された場合、静脈内に投与された場合に比較し骨格筋における神経筋接合部の有効濃度上昇までに時間がかかるため、緩徐な効果発現と効果が遷延することが報告されている[2]。

❸ 漏出薬物による組織障害

- 漏出した薬物によっては重篤な組織障害を起こしうる。各種抗腫瘍薬やカテコールアミン、浸透圧の高い薬物（高張ブドウ糖液、D-マンニトールなど）、アルカリ性薬物（チアミラール、チオペンタール、ダントロレンなど）に該当する場合には注意が必要である（表）。

❹ 術中覚醒

- デスフルランを使用していたが、レミフェンタニルが投与されているこ

とを前提に吸入麻酔濃度が低く設定されていた場合には、術中覚醒の可能性がある。

どのように対応すべきか

❶ コンパートメント症候群
- 点滴漏れ周囲の色調や末梢動脈の拍動の有無を確認する必要がある。客観的診断には、コンパートメント症候群を起こしている区域の筋肉内に針を刺入して圧を測定する筋区画内圧測定が有用とされる。安静時の筋区画内圧は 10 mmHg 以下であるが、30 mmHg 以上の際には減張切開を検討する。整形外科医による診察を検討する。（80 覚醒遅延を参照）

❷ 漏出薬物の効果遷延
- 手術終了後にはリカバリールームあるいは集中治療室で呼吸回数、意識レベル、筋弛緩残存の有無などを継続的にモニタリングする。薬物の吸収速度や遷延時間は漏出部位の血流量や漏出薬液量に影響を受けることが推測されるため、十分な観察期間が必要となる。漏出量が多い場合には集中治療室での観察を検討する。

❸ 漏出薬物による組織障害
- 漏出部位を穿刺して、漏出した薬物を可能なかぎり吸引、排泄する。漏出部位を冷却（カテコールアミンの場合には加温）、ステロイド局注、外用、全身投与を検討する。皮膚科医による診察を検討する。

❹ 術中覚醒
- 術中の記憶に関する質問をして、術中覚醒の有無を確認する。不幸にも術中覚醒が疑われ、それが原因で心的外傷後ストレス障害を来した場合には、早期に精神科医による診察を検討する。カウンセリングや抗不安薬などの投与により改善が期待される。

【文　献】
1) Case Rep Anesthesiol 2011；919067.
2) Anesthesiology 1992；76：1049-51.

（斎藤　淳一、廣田　和美）

83. スガマデクス、再挿管

22歳の男性。IgA腎症に対して扁桃摘出術が行われた。手術終了後に**スガマデクスを投与後に抜管**した。しかし、その直後から扁桃出血があり、耳鼻咽喉科医は、再手術をしたいという。

Essential Point スガマデクスによる拮抗直後の再手術の際には、麻酔導入でロクロニウムを使用する際は 1.2 mg/kg が適当といえる。

Key Words ロクロニウム、スガマデクス、再挿管

緊急手術前に検査は必要か

- 本症例は手術終了直後の再手術であるため、一般的な術前検査項目は予定手術前に施行していたもので代用できるであろう。ただし、予定手術前から変化している可能性のある状況に関しては、緊急の程度にもよるが評価が必要である。それは大きく2点、出血による気道の問題と血球・凝固因子などの喪失の問題である。

❶ 出血による気道の問題
- 組織腫脹、血液による換気困難、挿管困難の可能性がある。換気困難の原因としては組織腫脹による上気道狭窄・閉塞、あるいは血液誤嚥による肺コンプライアンスの低下が考えられる。挿管困難の原因としては組織腫脹あるいは血液による視野の狭窄・消失が考えられる。麻酔をかける前に口腔内の観察や呼吸音の聴診、呼吸性アシドーシスの有無などの確認が必要な可能性もあり、場合によっては意識下挿管も必要となるかもしれない。

❷ 血球・凝固因子などの喪失の問題
- ヘモグロビン値の確認のほかに出血量や基礎疾患の程度によっては血小板数や凝固因子の再検査が必要となる。また、IgA腎症では術前より抗血小板薬や抗凝固薬を内服している場合があり[1]、それらの影響も考慮する必要がある。以上より輸血が必要となるかもしれない。

麻酔導入、再挿管はどのように行うか

❶ スガマデクス投与直後のロクロニウム投与量に関するエビデンス
- スガマデクス投与後の筋弛緩薬投与に関する論文は多くないが、ここではCammuらによる16名の健康ボランティアを対象とした研究[2]を紹介する。ロクロニウム 0.6 mg/kg を投与したのち post-tetanic counts

表　ロクロニウム投与量

通常の麻酔導入時	急速導入	スガマデクス投与後再挿管時
0.6〜0.9 mg/kg	1.2 mg/kg[3]	1.2 mg/kg[2]

(PTC)＝1〜2の深い筋弛緩状態でスガマデクス 4.0 mg/kg にて拮抗し、その後さまざまなタイミングでロクロニウム 1.2 mg/kg を再投与し筋弛緩の発現時間を評価したものである。

- 5分後に再投与した場合、筋弛緩の平均発現時間（挿管に適する T1＝0％となるまで）は 3.06 分であった。また再投与までの時間が 25 分未満の場合（3.09 分）、25 分以上の場合（1.73 分）よりも発現時間が長かった。
- つまり、スガマデクス投与後は投与からの経過時間が長いほうが当然より早く筋弛緩を得ることができるのだが、1.2 mg/kg のロクロニウムを使用すればスガマデクス投与後早期でも比較的迅速に筋弛緩作用を得ることが可能といえる。しかしこれは PTC＝1〜2 よりスガマデクス 4 mg/kg で拮抗した後のことであり、スガマデクスの投与量がこれ以上であればもちろんこの範疇ではない。普段から再手術のことも考えてスガマデクスの投与量を厳密に決定することが重要である。

❷ 麻酔の導入
- 気道に問題なく血液の飲み込みによるフルストマックでもなければ、通常どおりの急速導入で行う。上記の可能性があれば、緩徐導入あるいは意識下挿管、また迅速導入を検討する。

❸ 筋弛緩薬の選択
- 麻酔薬も通常どおりのものでよいであろう。筋弛緩薬に関してロクロニウム以外の選択肢もあるかもしれない。例えばスキサメトニウム（スガマデクスとの親和性はない）や、ロクロニウムと同じステロイド系の筋弛緩薬であるベクロニウム（スガマデクスとの親和性はロクロニウムの約半分程度）などが挙げられる。しかし前者は悪性高熱症の危険性があり、後者はさまざまな親和性の薬物を使用することが状況をかえって複雑にすることが考えられる。また何より必要量は増えるもののロクロニウムの再投与で確実に筋弛緩が得られるのであるから、ロクロニウム使用を否定する理由はない。

❹ 再挿管時のロクロニウムの使用量（表）
- Cammu らの研究であったように 1.2 mg/kg が基準になるであろう。たとえこれが過量投与になったとしても、スガマデクスにより再び拮抗できる。挿管に適する筋弛緩が得られるまでの時間は 2〜3 分必要である。重要なのは筋弛緩モニターを使用し、適切な挿管、追加投与、抜管を行うことである。

【文 献】
1) 日腎会誌 2011；53：123-35.
2) Br J Anaesth 2010；105：487-92.
3) Cochrane Database Syst Rev 2008；2：CD002788.

(森松 博史、黒江 泰利)

84. 高血糖、脳外科

49歳の男性。身長170 cm、体重80 kg。未治療の糖尿病がある。脳動脈瘤、脳内血腫に対して動脈瘤クリッピングと、血腫除去術が施行されていた。術中、血糖値を測定したところ、340 mg/dL の**高血糖**であった。

Essential Point 術中高血糖を生じた患者ではインスリンを使用して血糖降下を試みる。正常血糖を目指す必要はない。循環血液量およびカリウム値の補正にも注意する。

Key Words 糖尿病、術中高血糖、インスリン投与

高血糖の有害作用

- 手術中および術後患者では、高血糖が頻繁に生じる。この急性期高血糖は、手術侵襲により惹起される"ストレス性高血糖"と、患者治療で使用されるブドウ糖輸液・ステロイド療法・カテコールアミン投与などによって引き起こされる"医原性高血糖"が相加的に働き生じる。
- このストレス性高血糖は、インスリン抵抗性の増大を主因として生じ、患者の既往に糖尿病がなくても生じるが、糖尿病患者ではその頻度およびその重症度はより高い。
- 本症例患者では、脳出血、脳内血腫および手術侵襲による生体ストレスが高血糖の原因となっている可能性がある。
- 周術期高血糖の程度が、脳出血患者の重症度を反映し患者の予後と死亡に関連することは、多くの研究により報告されている。
- 高血糖 (200〜250 mg/dL 以上) が発生あるいは継続することにより、浸透圧利尿が生じ脱水が生じる可能性がある。また、高血糖により体液のシフトが生じ細胞内脱水が生じる可能性がある。また、高血糖が持続することで、多核白血球の粘着能・走化能・貪食能・殺菌能が低下し、感染防御能が低下することが示唆されている。

どのように対応すべきか

- 糖尿病患者において糖代謝異常が増悪して生じる重篤な病態は、糖尿病性ケトアシドーシス (diabetic ketoacidosis:DKA) および非ケトン性高浸透圧性症候群 (hyperosmolar hyperglycemic syndrome:HHS) が存在し、hyperglycemic crisis と称される。
- DKA と HHS の両者は、ショック・意識障害ひいては死に至る危険な状

表1　DKA・HHSの診断基準

	糖尿病性ケトアシドーシス			非ケトン性高浸透圧性症候群
	軽度	中等度	重度	
血糖値（mg/dL）	>250	>250	>250	>600
動脈血 pH	7.25〜7.30	7.00〜7.24	<7.00	>7.30
血清重炭酸（mEq/L）	15〜18	10〜15	<10	<18
尿中ケトン	陽性	陽性	陽性	陰性〜陽性
血中ケトン	陽性	陽性	陽性	陰性〜陽性
血清浸透圧	状態による	状態による	状態による	>320 mOsm/kg
アニオンギャップ	>10	>12	>12	状態による
意識状態	清明	清明/傾眠	昏睡	昏睡

(Diabetes Care 2006；29：2739-48 より引用)

表2　術中高血糖の治療上の注意点

- 術中高血糖の発生要因を特定する；多くの原因は感染かインスリン投与不足である．過去の履歴を聴取し，全身の診察と検査により原因を特定する
- 低カリウム血症を避ける．インスリン投与前に血清カリウムを必ず確認する．インスリン投与は医原性の低カリウム血症・低血糖を生じさせうる．この両者は，不整脈・痙攣・脳浮腫などを生じさせ危険である
- 低血糖を避ける．インスリン投与中ブドウ糖投与が必要な状態でないか頻回に血糖値を確認する
- 急速な循環血液量の是正を避ける．浸透圧利尿による体液不足は，多くの場合，24〜48時間かけて補正が必要となる．急速な輸液負荷は脳浮腫を引き起こしうる
- 1〜2時間ごとに患者状態と検査結果を確認する

態である。術中高血糖を認知した場合には、hyperglycemic crisis の存在の有無を判断する必要がある。

- DKAの定義：①250 mg/dL以上の高血糖、②血清HCO_3^- 18 mmol/L未満、③血清pH7.3以下、④血中あるいは尿中ケトン体の存在（表1）
- HHSの定義：①意識の変化、②600 mg/dL以上の高血糖、③血清浸透圧320 mOsm/kg以上、④血清HCO_3^- 18 mmol/L以上、⑤血清pH7.3以上[1,2]。血中あるいは尿中ケトン体の存在の有無は問わない（表1）。
- 術中異状高血糖を呈した患者では、インスリン欠乏あるいは作用不足と脱水が存在するため、その治療はインスリン療法と輸液療法が主体となる。
- 治療目標は、循環血液量を適正化させ、血糖を低下させ、存在するのであればケトーシスおよび酸塩基平衡異状を正常化し、電解質を補充し、二次的合併症を防ぐことである。治療の注意点を表2に列挙した。
- 血糖降下のためには、レギュラーインスリンの持続静注を使用する。効型インスリンを生理食塩液で希釈することで、1単位/mLといったわかりやすい濃度にして、成人患者であれば1単位/時間程度から持続静脈投与を開始する。体重や高血糖の程度によって、投与開始量は調整する必要がある。血糖コントロールが不良な重症患者では、経静脈・経腸栄養投与は持続注入を用い、間歇投与は可能なかぎり避けることで血糖管理がより容易になる。

- レギュラーインスリンの持続静注を開始し、血糖値を1時間ごとに測定してインスリン投与量を調整する。血糖値が200 mg/dL程度まで低下した時点でインスリン投与量を減少させる。低血糖の危険性があるため正常血糖値を目標にしない。術中高血糖を呈した患者の多くで細胞内エネルギー基質不足を呈しており、このような患者ではケトアシドーシスの発生が危惧される。このため、血糖値が200 mg/dL程度まで降下したら、ブドウ糖液の持続投与（400～600 kcal/day）も開始する[3]。
- 浸透圧利尿が生じている患者においては、初期治療に、循環血液量を評価して輸液を行う必要がある。脱水に対する輸液はリンゲル液を使用し、血圧や輸液反応性の指標を用いながら循環血液量の正常化を行う[3]。急速な循環血液量の是正を避ける。浸透圧利尿による体液不足は、多くの場合、24～48時間かけて補正が必要となる。急速な輸液負荷は脳浮腫を引き起こしうる。
- 血清カリウム値は、インスリン開始後に急激に低下しうるため、血清カリウムイオン濃度も血糖値同様頻回にモニタリングを行い、カリウムの持続投与を行いながら3 mmol/L以上を目標に補正を行う[2]。

【文 献】
1) Diabetes Care 2006；29：2739-48.
2) J Emerg Med 2013；45：797-805.
3) Diabetes Care 2009；32：1335-43.

（江木 盛時）

85. 高カリウム血症

54歳の男性。腎不全による二次性副甲状腺機能亢進症があり、副甲状腺切除術が予定された。術中採血したところ、**高カリウム血症**が認められた。

Essential Point 血清カリウム6 mEq/L以上では重篤な不整脈を起こすため、カルシウム製剤投与・グルコースインスリン療法などによる治療を行う。

Key Words 高カリウム血症、カルシウム製剤、グルコースインスリン療法

高カリウム血症はどの程度が危険か

- 高カリウム血症とは血清カリウム濃度が測定施設基準値上限（通常5 mEq/L）を超えた状態であり、6 mEq/L以上では重篤な不整脈を起こす。基礎疾患に腎機能障害がある場合が多い。
- カリウムは細胞内陽イオン中最も多く、細胞内浸透圧を決定する主要因子である。
- カリウム濃度の細胞内外比は30：1（細胞外3.5〜4.5 mEq/L）である。
- 血清カリウム濃度はカリウムの摂取量・排泄量・細胞内外での分布状態により決まる。
- 糸球体で濾過されたカリウムは近位尿細管・ヘンレループで再吸収され、遠位曲尿細管・集合管で分泌される。
- 血清カリウム濃度が上昇するとアルドステロン分泌が亢進し、尿細管・集合管でのカリウム分泌が促進される。
- アルドステロン分泌低下に伴う高カリウム血症として、低レニン性低アルドステロン症・ヘパリン投与・タクロリムス投与が挙げられる。
- 体内カリウムの細胞内外での分布調節は主に肝臓と筋肉で行われている。
- 細胞内へのカリウム取り込みはインスリン・カテコラールアミン（β_2刺激）などにより促進される。
- 細胞外へのカリウム放出は代謝性アシドーシス・インスリン欠乏下高血糖・血管内溶血・横紋筋融解症・β_2遮断薬投与・ジゴキシン中毒でみられる。まれな遺伝病として高カリウム性家族性周期性麻痺がある。
- 慢性腎疾患を有する患者における高カリウム血症の危険因子としてレニン-アンジオテンシン-アルドステロン系阻害薬の服用が挙げられる。さらに非ステロイド系抗炎症薬の服用・糖尿病の合併が増悪因子となる。
- 偽性高カリウム血症は溶血や細胞内カリウムの放出によって生じる。採血時に細い針で強く吸引・血液検体の過度な撹拌や採血後検体の長時間

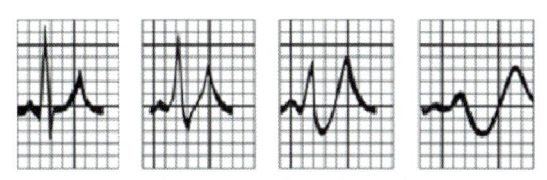

図　高カリウム血症時の心電図変化
左から，血清カリウム濃度 6 mEq/L 以上で QT 間隔の短縮・テント T がみられる．濃度上昇とともに QRS 幅が拡大し，正弦波パターンに移行する．

放置などによって生じる。
- 細胞内外のカリウム濃度比は細胞膜電位に強く影響し、特に電気的興奮細胞である神経および心筋を含む筋肉の活動過程において重要である。
- 高カリウム血症の徴候として心電図変化を認める（図）。
・血清カリウム濃度が 6 mEq/L 以上で QT 間隔の短縮、高くて左右対称性の先鋭的な T 波（テント T）がみられる。
・血清カリウム濃度が 7 mEq/L 以上になると結節性および心室性の不整脈、QRS 幅の拡大、PR 間隔の延長、P 波の消失がみられる。
・最終的に QRS 波は変形して正弦波パターンから心室細動となる。

術中、どのように治療するか

- 心電図異常が現れている高カリウム血症では、原因の除去と同時に心筋細胞膜電位の安定化・細胞外カリウムの細胞内への移行促進・体内からのカリウム除去を行う必要がある。
- 血清カリウム濃度が 6 mEq/L 未満で心電図異常がない場合は血清カリウム濃度を上昇させる薬物・輸液製剤を中止する。
- 血清カリウム濃度が 6 mEq/L 以上または心電図変化を伴う場合は積極的な治療が必要になる（表）。
・膜電位安定化：
　①カルシウム製剤を投与する。
　②高張食塩液投与は臨床研究が少ないが、低ナトリウム血症を伴う患者に試みてよい。
・カリウムの細胞内への移行促進：
　①血糖値をみながらグルコースインスリン療法を開始する。
　②$β_2$受容体刺激は cAMP を介して Na^+/K^+ ATPase 活性を亢進させる。
　③代謝性アシドーシスがあれば炭酸水素ナトリウムを投与する。過剰投与により高ナトリウム血症やアルカローシスの遷延が起こりうる。
・カリウム除去：
　①ループ利尿薬投与は腎臓からのカリウム排泄を促進する。
　②陽イオン交換樹脂はカリウムを消化管粘膜を介して除去する。効果発現に時間がかかるうえ、経口または経腸薬であるため術中使用は一般

表 術中高カリウム血症に対する治療方法

治療法	投与量	効果発現時間	効果持続時間	備考
カルシウム製剤	8.5%グルコン酸カルシウム10〜20 mLを静注	1〜3分	30〜60分	2%塩化カルシウムは5〜20 mLを中心静脈から投与
高張食塩液	3〜5%塩化ナトリウムを50〜250 mL静注	5〜10分	〜2時間	低ナトリウム血症患者でのみ有効
ブドウ糖インスリン	速効型インスリン10単位/50%ブドウ糖50 mLを5分で静注 速効型インスリン5単位/10%ブドウ糖200 mLを30分で静注	10〜20分	4〜6時間	低血糖に注意
β_2刺激薬	サルブタモール5 mg（小児では100 μg/kg）を10分間かけて吸入	30分	2〜4時間	冠動脈疾患・甲状腺機能亢進症では注意を要する 日本での保険適応はない
重炭酸ナトリウム	20〜100 mEqを静注	5〜10分	〜2時間	base excess×体重×0.2の半量ずつを投与
ループ利尿薬	フロセミド10〜100 mgを静注	5〜15分	3時間	腎機能が保たれている場合に有効

的ではない。

③カリウム除去が有効に行えない場合は血液透析の準備を始める。

【文献】

1) Am J Med 2015；PMID：26093176.
2) Cardiol J 2011；18：233-45.
3) 日児腎誌 2005；18：101-4.

（鈴木 健二）

86. 無痙攣通電療法

50歳の女性。身長 150 cm、体重 50 kg。うつ病に対して**無痙攣通電療法（ECT）**が行われた。チオペンタールを用いて実施したが、痙攣時間は 20 秒にも満たなかった。次回はどうするか。

Essential Point 通電による循環変動に伴い心血管・脳疾患患者では慎重な管理が必要である。エネルギー出力、麻酔薬、呼吸を調整し痙攣閾値低下に努める。

Key Words 自律神経、痙攣閾値、ケタミン

無痙攣通電療法（ECT）における麻酔管理上の注意点

❶ 術前評価

- 全身合併症：褐色細胞腫は無痙攣通電療法（electroconvulsive therapy：ECT）の禁忌とされ、相対的禁忌として頭蓋内圧亢進、最近の脳血管疾患、心伝導障害（ペースメーカ患者も含む）、高リスク妊娠、大動脈瘤、脳動脈瘤がある[1]が、慎重な管理で ECT が行えたとの報告もあり、ECT のリスクと有用性を鑑みて ECT 施行の判断を行うべきと思われる。
- 向精神病薬の調整：
- 選択的セロトニン再取り込み阻害薬以降の新規抗うつ薬は循環系への副作用が少ないが、三環系抗うつ薬は強い抗コリン作用により心伝導抑制が生じる。
- モノアミン酸化酵素阻害薬は、一般的に全身麻酔前の中止が推奨され、炭酸リチウムも ECT により脳内リチウムイオン濃度が上昇し、せん妄や遅発性痙攣が生じやすくなるため中止が勧告されている。
- 不眠などの症状緩和のために用いられることの多いベンゾジアゼピン系薬物は、その抗痙攣作用で ECT に影響を与える可能性があるため減量・中止や短時間作用のものへの変更が望ましい。

❷ 術中対策

- 全身麻酔：
- ECT 中の鎮静と筋弛緩は、心理的、身体的外傷を防ぐために必要である。麻酔導入量の静脈麻酔薬と筋弛緩薬を投与し、就眠後マスクによる用手換気を行い麻酔作用が十分に発現したのちに通電し痙攣を誘発させる。痙攣が停止したのち補助換気を行いながら覚醒を待つ。通電、痙攣中は換気しないため酸素化能低下患者では注意が必要である。
- バイトブロックを装着し、歯の噛み締めによる歯や舌の損傷を予防する。

- 麻酔薬の選択：
- 麻酔導入薬としてチオペンタールまたはプロポフォールが用いられる。
- 筋弛緩薬はスキサメトニウムが用いられるが、神経・筋疾患合併患者で悪性高熱発症の懸念からスキサメトニウムを回避したい場合、ロクロニウムによる筋弛緩とスガマデクスによる拮抗によっても対応できる。
- 循環作動薬の使用：
- ECT の通電は自律神経系に影響を及ぼす[2]。最初数秒間、副交感神経が刺激され、その後数分間にわたって交感神経系が刺激される。そのため初期には高度徐脈や一過性の心停止、その後頻脈や高血圧の持続が観察される。その変化をやわらげるため、降圧薬や心拍数調整のためのアトロピンや β 遮断薬投与を考慮し、特に心血管合併症をもつ患者では予防的な循環管理が必要と考える。
- 脳血流に関しても血圧との相関が示され、通電初期数秒間の脳血流量減少ののち、数分間にわたる脳血流量増加状態が持続する[2]。脳動脈瘤や頭蓋内圧亢進患者では脳血流量のコントロールは重要であり、降圧薬投与や過換気により対応する。

❸ 術後管理
- 自発呼吸が回復し、補助換気や用手的気道確保が不必要になるまで観察する。その間に循環動態も徐々に安定化する。意識は ECT 痙攣後しばらく朦朧としているが、簡単な従命が可能になるまで待ってから病棟帰室させる。術後しばらく酸素投与を継続する。

この患者ではどのように対応すべきか

- 治療効果は最低 25 秒以上の痙攣が必要と考えられている[1]が、高齢者は痙攣閾値が高いことや ECT を継続するにつれて徐々に痙攣閾値が上昇することが知られている。

❶ 痙攣時間延長対策
- ECT 装置の設定変更：初回 ECT のエネルギー出力値の設定は、年齢の半分の値（80 歳ならば 40％エネルギー）とし、痙攣誘発の状況に合わせて増減する。したがって痙攣誘発が不十分な場合、徐々にエネルギー出力を増加させる。最大エネルギー出力で有効な痙攣が得られない場合、2 回連続で通電する二重刺激の報告もあるが、安全性は確立されていない。
- 麻酔薬の減量・変更：ほとんどの麻酔薬は痙攣時間を短縮する（表）。麻酔導入薬のチオペンタールを少しずつ就眠可能量まで減量を試みる。ケタミンは痙攣時間を延長するといわれている[3]ので、ケタミン 0.5 mg/kg を追加、またはケタミン 1〜2 mg/kg 単独投与も選択肢の一つと思われる。しかし痙攣時間延長の一方で、ケタミンは血圧上昇や術後昏迷の頻度が増し、ECT の治療効果も変わらないという分析[3]もあり注意が必

表 痙攣への影響が示唆される薬物

痙攣時間	延 長	不 変	短 縮
薬 物	ケタミン	ニカルジピン	プロポフォール
	レミフェンタニル	ベラパミル	バルビツレート系
	カフェイン	ニトログリセリン	ベンゾジアゼピン系
	クロザピン	プロスタグランジン E_1	揮発性吸入麻酔薬
	テオフィリン	ランジオロール	抗痙攣薬
		エスモロール	ジルチアゼム

要である。
- 換気調節：低酸素血症と高二酸化炭素症は痙攣時間を短縮するので、酸素濃度を上げ、過換気を試みる。
- 術前内服薬調整：可能ならば抗痙攣作用のある内服薬の減量・中止を検討する。

【文 献】
1) Miller's Anesthesia (6th ed). ミラー麻酔科学. メディカル・サイエンス・インターナショナル；2007. p.2049-50.
2) J Anesth 2005；19：142-9.
3) J Psychiatr Res 2015；62：23-30.

（山下 敦生、松本 美志也）

87. 鼻出血

52歳の男性。大動脈弁逆流症に対して大動脈弁置換術が予定された。挿管後、経鼻胃管を挿入したところ、**鼻出血**を起こした。ヘパリン注入後、鼻出血がひどい。

Essential Point 心臓手術中の鼻出血は確実な止血後にヘパリン化する。止血には安全確実な体外循環の成立、抗凝固の管理、前鼻タンポンによる圧迫を要する。

Key Words 前鼻タンポン、高灌流圧、脱血不良

鼻出血に対してどのように対応すべきか

❶ ヘパリンを中和し手術の進行を一時的に止めることが可能な場合
- 問題を先延ばしにすればするほど解決はより困難となるので、プロタミンを投与し止血を優先すべきである。可能であれば耳鼻科医に協力を仰ぐ。
- 胃内のガスは経食道心エコー法による明瞭なエコー画像の描出に障害となるので、麻酔導入時のマスク換気に注意するとともに、本症例のような事象を避けるためには経口で胃管を挿入するべきである。
- 制御不能な鼻出血のため輸血が必要になることがある[1]ので、たかが鼻出血と侮ってはいけない。
- 鑑別すべきは気管挿管時や経食道心エコー法プローブ挿入時の口腔咽頭内の損傷による出血である。

❷ 手術の進行上ヘパリンの中和が不可能な場合、もしくは体外循環中に制御不能な鼻出血を起こした場合
- 体外循環中に鼻出血を増悪する状況として、高すぎる灌流圧、上大静脈の脱血不良による頭部のうっ血が挙げられ、鑑別を必ず行うことが重要である。また、止血にアドレナリン液を使用する場合は、アドレナリンが体内に吸収され血行動態が変動する場合がある。執刀医、看護師、臨床工学技士と密なコミュニケーションをとることが肝要である。
- 現実的には体外循環から離脱しプロタミンでヘパリンを中和しなければ止血困難であることが多い。体外循環離脱後において凝固異常のために新鮮凍結血漿や濃厚血小板製剤の投与が必要であるならば、鼻出血制御はより困難となる。

❸ 耳鼻科的処置に準じた止血の実際[2,3]
- 鼻腔内粘膜面には血管が豊富に走行し、外頸動脈系と内頸動脈系両方の支配を受け、前者が90%と大部分を占める。

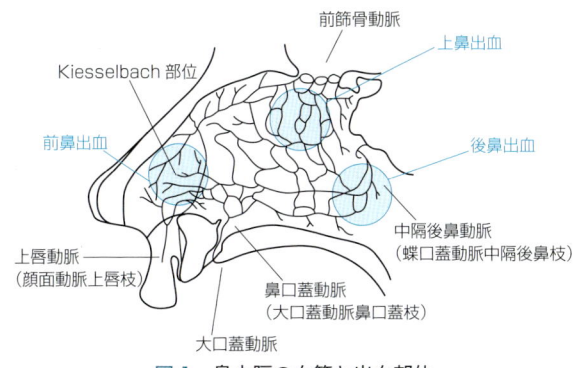

図1 鼻中隔の血管と出血部位
鼻腔内は広く,出血しうる血管は豊富に走行している.

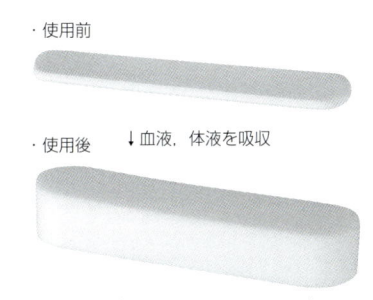

図2 鼻出血・手術用タンポン
術中の限られた状況で挿入でき簡便である.
〔VISCO ネーザルパッキング.ジェムスジャパン(株).
http://www.gemss.co.jp/our-products/sponge〕

- 鼻出血は鼻中隔前下部(kiesselbach 部位)や下鼻甲介前端からの前鼻出血、中鼻道後方や鼻中隔後上方からの後鼻出血、嗅裂や中鼻甲介からの上鼻出血に分類される(図1)。
- その中で鼻出血の好発部位は kiesselbach 部位で大部分は contact bleeding であるが、鼻腔内はわれわれ麻酔科医が想像する以上に広く、出血部位の同定は容易ではない。術中の限られた状況では好発部位である kiesselbach 部位に前鼻タンポンを挿入し圧迫止血を行う。
- 5000 倍アドレナリン液を浸したガーゼなどにより圧迫止血を行う。前鼻タンポンには現在挿入が比較的容易な鼻出血用サージカルスポンジタンポン(図2)が利用可能であり、これにアドレナリン液を浸し利用するのが比較的簡便である。
- 前鼻部の圧迫で止血制御が得られず、出血点が不明であれば後鼻部で Bellocq タンポンやバルーンカテーテル、尿道カテーテルなどを使用することを考慮する(図3)。

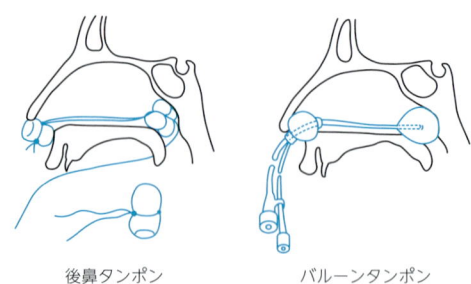

後鼻タンポン　　　　　　バルーンタンポン
(a) Bellocq タンポン，鼻出血止血用バルーン

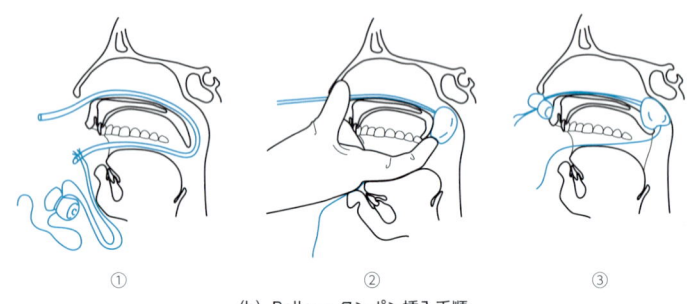

① ② ③
(b) Bellocq タンポン挿入手順
図 3　後鼻部の圧迫止血方法

(a) 後鼻出血に対し用いる．
(b) ①鼻孔から鼻咽腔を経て口腔に出したネラトンカテーテルの先端に強い糸でタンポンを結びつける．
　　②鼻孔から糸をひき出しながら指でタンポンを鼻咽腔に手早く押し込む．
　　③鼻咽腔のタンポンがずり落ちないようまた鼻孔をふさぐため鼻入口部に別のタンポンを固定する．
〔新耳鼻咽喉科学（改訂10版）．南山堂；p.289 より改変引用〕

- それでも止血困難な場合は出血部位の電気焼灼や責任血管の結紮や血管内塞栓治療を行うので耳鼻科医や放射線科医にコンサルトする．
- 挿入したタンポンは長期留置により感染源となりうるので，術後に止血が得られた段階で早期に抜去する．関係各所に鼻出血の旨を必ず申し送り，タンポンなどの遺残があってはならない．

❹ 抗凝固管理も麻酔のうち

- 心臓血管外科手術の麻酔は抗凝固と体外循環の管理が求められ，絶えずヘパリン化を考慮した手技の実施が肝要である．ヘパリン化前の各種ルート抜去，粘膜面からの出血を引き起こしうる不必要な観血的手技や，止血の確認を怠ってはならない．同種血輸血を実施せずに手術を乗り切れたはずが，患者にとって利益をもたらすと考えられる麻酔処置やモニタリングが原因で制御不能な鼻出血を起こし，輸血療法が必要になってしまっては本末転倒である．

コラム：心臓血管外科手術後の経鼻胃管

- 胃管を術後も継続して留置する理由としては、胃や食道での経食道心エコー法プローブによる損傷がないことを確認することや、薬物の注入のため使用することなどが挙げられるが、留置が必要であるという考え方は施設間で異なる。
- 経食道心エコー法プローブを挿入する前に経鼻胃管を挿入すると、止血困難な鼻出血のリスクとなり、胃管自体が画像の描出に対して障害となるうえに、術後留置が必要な場合でも結局はエコープローブを抜去する際に抜けてしまうことが多い。
- だからといって術直後に挿入しようとしても、全身に浮腫がみられる心臓血管外科手術後は頸部や胃食道接合部などで胃管が通過困難で胃内に挿入できないこともしばしばである。
- 日本各地で伝承されている挿入困難時の対処方法として、胃管を冷凍庫で硬くする、通過困難な場所に胃管からゼリーを散布し進める、経管栄養用のチューブのガイドワイヤーを使用する、ファーラー位や左右側臥位に体位変換して進めるなどの方法があるが、術直後の不安定な状態ではあまり勧められず、オフラベルの使用方法も含まれる。
- 術後数時間後にICUで、術直後の苦労は何だったのだというほど難なく挿入できることもしばしばであるので、独りよがりは避け一度撤退し術後担当医に任せるのが賢明である。

【文　献】
1) J Cardiothorac Vasc Anesth. 2004；18：123-4.
2) Journal of Otolaryngology, Head and Neck Surgery 2000；16：1607-33.
3) 目で見る救急処置マニュアル．国際医学出版；2002．p.2-8.

(関　厚一郎、能見　俊浩)

第III章

術後管理

88▶100

88. 神経障害

74歳の女性。脊髄くも膜下硬膜外併用麻酔（脊硬麻）のもと、砕石位で経腟的子宮全摘術が行われた。術後2日経っても、右下肢の脱力が継続している。**神経障害**が疑われた。

Essential Point 診断と原因検索は、神経診察の専門家とともに行うほうがよい。患者への説明は、わかっていることだけにとどめることが重要である。

Key Words 砕石位に関連する神経障害、術後神経障害

対応の手順

- 初期対応（診断と原因検索、可能な対処）、初期診断の結果の説明、専門家による診察と必要な症例への検査、神経専門医の診断後の説明を行う。

❶ 初期対応前に必要な知識
- 腰背部痛がなく、症状が片側の場合、硬膜外血腫や膿瘍、脊髄梗塞、局所麻酔薬による脊髄の障害の可能性は低い。
- 大規模調査による砕石位手術後の下肢運動障害の頻度は3,608例に1例で、その78％は総腓骨神経障害、関連する3つの危険因子は、BMI低値、喫煙者、長時間の砕石位であり、1年以内に43％が回復している[1,2]。
- 他の調査では砕石位後の下肢の感覚異常の頻度は1.5％で運動障害はなく、ほとんどが回復している[1,2]。

❷ 初期対応（診断と原因検索、可能な対処）
- 診断と原因検索：右下肢の脱力であるが、詳細に運動・感覚機能、膀胱直腸機能を診察し、障害部位と可能性の高い原因を考える。下肢に分布する神経は走行が長いため、さまざまな部位で障害を受ける可能性があり、区域麻酔、砕石位後に考えられる原因は多い（表）。最多は総腓骨神経障害であるが、先入観をもたずに診察することが重要である。
- 可能な対処：この時点で、原因の可能性があり、取り除けるものがあれば排除する。硬膜外カテーテルから局所麻酔薬を持続投与していれば、これを中止する。硬膜外投与された局所麻酔薬による運動神経遮断が原因であれば、数時間以内に症状は改善する。凝固機能に問題がない、抗凝固薬の影響がないのであれば、この時点で硬膜外カテーテルは抜去してよい。

❸ 初期対応後の説明
- 局所麻酔薬投与を中止しても症状が改善しなければ、通常の経過ではみられない症状が生じていること、その症状と原因について調べているこ

表　周術期における下肢運動障害の原因となりうる部位とその症状および原因

障害部位	症状	原因
神経根	腰下肢の痛み，感覚障害，筋力低下．深部腱反射減弱．膀胱直腸障害を伴うこともある	脊柱管狭窄症や腰椎圧迫骨折などの脊柱の異常に硬膜外麻酔，脊髄くも膜下麻酔や手術中の体位，周術期の体位の制限などの要因が加わって発症すると考えられるが，真の原因を特定することは難しいことが多い
腰神経叢	腰下肢全体の痛み，感覚障害，筋力低下	下肢の過度の牽引，後腹膜出血，後腹膜腫瘍
大腿神経（伏在神経を含む）	大腿から膝前面，下腿内側の感覚障害，腸腰筋と大腿四頭筋による下肢伸展の障害	砕石位による鼠径靱帯部での絞扼，開腹手術での腹壁開創器による圧迫
閉鎖神経	大腿内側の感覚障害*，下肢の内転障害	股関節の過屈曲，開腹手術での腹壁開創器による圧迫
坐骨神経	下腿外側および足全体の感覚低下，膝屈曲での膝屈曲機能と膝下部すべての運動機能障害	砕石位での股関節の過屈曲と膝関節の進展による牽引
総腓骨神経	下腿外側から足背側面の感覚障害，足関節の背屈障害（尖足），足の外転と足趾の伸展障害	仰臥位での長時間の下肢外転位，砕石位での下肢支持器，深部静脈血栓塞栓症予防の弾性ストッキングなどによる腓骨頭周囲の圧迫で生じる．これらが複合的に影響して生じることもあり，真の原因の特定は難しい

＊：閉鎖神経の知覚分布は個人差が大きいため，大腿内側の感覚障害は非特異的な所見である．
〔Miller's Anestheshia (6th ed). ミラー麻酔科学．メディカル・サイエンス・インターナショナル；2007．p.895-906．Miller's Anesthesia (Vol 1. 8th ed). Elsevier；Saunderers；2015．p.1240-65 より改変引用〕

とを説明する．原因が完全に特定できればそれを伝えてよいが，複数の原因が考えられるのであれば，「いくつかの原因が考えられるが今は特定できない．わかりしだい伝える」と説明するにとどめるほうがよい．
- 患者は不安で，症状の原因を知りたいと思うのは当然で，医療者がそれに応えたいと考えるのも当然である．しかし，推定で原因を伝え，後日，異なる原因が明らかになった場合，最初の説明の誤りが，患者と医療者の信頼関係を損ねることや，思わぬ紛争の原因になることがある．

❹ 神経専門医による診察と必要な症例への検査
- 著者は，初期対応と同時に神経内科医や，神経診察に長ける医師に相談することを勧める．同時に障害部位を特定するための検査を計画する．
- 画像診断は脊柱の異常や血腫や腫瘍などによる圧迫を見い出すには有用であるが，末梢の牽引や圧迫による障害では所見が乏しい．
- 筋電図検査，神経伝導速度検査，体性感覚誘発電位などの電気生理学的検査は，障害部位の特定に有用で，神経損傷の可逆性が予測できる場合がある．

❺ 神経専門医の診断後の説明
- 障害部位が特定できれば，神経内科医の意見も取り入れて，障害部位と，

考えられる原因、症状の見通しを説明する。
- 障害部位は特定できても原因を特定できない場合（総腓骨神経障害は複合的な要因でも起こりうる）、考えられる原因を挙げ、特定は難しいことを説明する。予後の説明では、正確な予測は困難であることを伝えたうえで、知覚障害と軽度の運動障害では短期の回復が期待できること、比較的程度の強い運動障害では、約半数は1年以内に回復すること、症状は月単位で緩徐に変化することが多いことを説明するとよい。
- 特異的な薬物治療法はなく、補助具による運動機能のサポートや機能回復訓練が重要になることも説明し、リハビリテーションを受けることができるよう手配するとよい。

【文　献】
1) Miller's Anesthethesia（6th ed）．ミラー麻酔科学．メディカル・サイエンス・インターナショナル；2007．p.895-906．
2) Miller's Anesthesia（Vol 1. 8th ed）．Elsevier；Saunderers；2015. p.1240-65.

（井上　荘一郎）

89. 視野障害

62歳の高血圧を併存する男性。腰椎すべり症に対して手術が行われた。手術時間は5時間30分であった。術後、**視野障害**を訴えた。

Essential Point 術後の視機能障害はまれだが、起こりうる合併症の一つとして認識しておく。視機能低下の訴えがあれば、速やかに眼科医の診察を受ける。

Key Words 術後視機能障害、脊椎手術、ロボット支援下前立腺全摘除術

視野障害、失明のリスクが高い術式には何があるか

- 術後の視機能障害（perioperative visual loss：POVL）は、心臓手術・脊椎および頭頸部手術後に頻度が高い[1]。
- 近年、ロボット支援下前立腺全摘除術（robot-assisted radical prostatectomy：RALP）など、気腹と急峻な頭低位を必要とする手術でも失明の報告がある[2]。危険因子としては、長時間手術・大量出血などがあるが、輸液過剰にも注意が必要である。
- RALP前後の視機能を比較したTaketaniらの研究[3]では14%（7例/n＝50）で、患者が自覚していない視野障害が一時的に生じている報告があり、潜在的にはもっと高頻度で起きている可能性があることを麻酔科医は知っておく必要がある。

機　序

- 術後POVLを起こす病態としては、虚血性視神経炎・網膜中心動脈閉塞症・皮質盲・急性緑内障などがある[1]。
- 脊椎手術後の術後POVLは虚血性視神経炎と網膜中心動脈塞栓症によるものが多い。
・米国麻酔科学会（American Society of Anesthesiologists：ASA）の視神経障害登録制度に登録された失明症例131例のうち93例が脊椎手術後に発生したものであった。また、93例のうち83例が虚血性視神経炎症であり、10例が網膜中心動脈閉塞症であった[4]。
- 脊椎手術後のPOVLの原因として多い、虚血性視神経炎の機序についてはよく解明されていない。視神経に供血する後毛様帯動脈は終動脈であるため、視神経内の血流の支配領域の境界部（分水界）では、全身血圧

表　術後の POVL を防ぐためには

1. 脊椎手術を腹臥位で行い，長時間，出血量の多い手術の場合は，眼合併症の高リスク患者である
2. 高リスク患者では血圧を持続的にモニターする
   低血圧麻酔と術後 POVL の明らかな関連は証明されていない
   低血圧は平均血圧で平常時 24％以下にとどめ，収縮期血圧は 84 mmHg（50～120 mmHg）を維持するべきである
3. 高リスク患者では中心静脈圧（CVP）モニターを考慮する
   出血量が多い場合は，晶質液に加え膠質液で循環血液量を維持する
4. ヘモグロビン（Hb）/ヘマトクリット（Ht）値は定期的にチェックする
   安全限界は明確でないが，専門家の意見では Hb9.4g/dL，Ht28％を維持する
5. αアドレナリン刺激薬の高用量で持続的な使用は，視神経の灌流を減らす可能性がある
6. 網膜中心動脈閉塞症との関連があるため，眼球への圧迫は避ける
   高リスク患者では，可能であれば，心臓より高い位置に頭部を固定し，静脈うっ滞を防ぐ
7. 手術時間が 6.5 時間以上（2～12 時間），循環血液量の 45％以上の出血（10～200％）が見込まれるときは二期的に手術を行うことを考慮する

(Practice Advisory for Perioperative Visual Loss Associated with Spine Surgery より改変引用)

の低下や眼圧の上昇・貧血によって灌流圧あるいは酸素運搬能の低下が起こったときに虚血に陥りやすい領域があるのではないかと推測されている。
- 脊椎手術後の網膜中心動脈塞栓症は腹臥位の固定具による眼球の圧迫と関連があると考えられている。

予後はどうなるか（患者への説明）

- 本症例の視野障害の原因は現段階では不明であり、視機能回復の可能性がどれくらいあるかは不明である。
- 脊椎手術後の POVL として頻度の多い虚血性視神経炎に関して、効果の証明された治療法はない[1]。また予後については ASA の報告によると、42％で視機能の若干の回復があったとされるが、回復の程度は臨床的に有意なものとはいえないようである[4]。
- 虚血性視神経炎の中には初期は症状が軽微であることもある。このため「見えにくい」「ぼんやりする」という患者の訴えを、麻酔薬の残存や術中に使用した眼軟膏の影響であるとして見逃してしまう可能性がある。また術後 24 時間以降に症状が発現することもあり、手術との関連を疑わなかったり、術後のせん妄として漫然と経過観察してしまうことも考えられる。
- 原因により予後や管理方針などが変わるため、速やかに眼科医による診断を受けて慎重に経過をみる必要がある。

術後視機能障害（POVL）に関して、麻酔科医が術中管理で注意すべきことはあるか

- 眼合併症の予防に関しては、ASA の Task Force による提言がなされている[5]（表）。頻度はまれであるが、術後 POVL は患者の生活の質にかかわる重大な合併症であり、麻酔科医は麻酔計画の立案において考慮すべきである。

【文　献】

1) Miller's Anesthesia（Vol. 2 th ed）. Churchill Livingstone；2010. p.2309-32.
2) J Neuroophthalmol 2007；27：285-7.
3) PLOS ONE DOI：10.1371/jounal.pone.0123361.
4) Anesthesiology 2006；105：652-9.
5) Anesthesiology 2012；116：274-85.

（北村　咲子、土手　健太郎）

90. 硬膜外カテーテル感染

51歳の女性。関節リウマチがありステロイドを服用していた。膝関節全置換術に対して硬膜外麻酔併用全身麻酔を施行した。術後2日目に発熱があり、硬膜外カテーテルを抜去しようとしたところ、**硬膜外カテーテル挿入部に発赤**があった。

Essential Point 病歴聴取・マスク着用・適切な消毒・無菌操作が原則である。感染症を疑えばカテーテル抜去し、硬膜外膿瘍を疑えば脊椎外科医へコンサルトを行う。

Key Words 硬膜外カテーテル、硬膜外膿瘍、感染対策

硬膜外カテーテル使用上の注意点（図）

- 硬膜外カテーテル感染症はまれな合併症であり、硬膜外膿瘍や細菌性髄膜炎といった重篤な病態を生じうる。硬膜外膿瘍は硬膜外カテーテル留置145,000症例に1例生じると報告されている[1]。
- カテーテル感染の危険因子[2]について表に示す。
- 全身性もしくは穿刺部の局所的な感染症がある場合には穿刺は禁忌である。
- 感染の予防には、入念な病歴聴取、カテーテルの早期抜去、無菌的操作、滅菌ドレープによる完全な刺入部の被覆が重要であろう。またラインの閉塞性を保つためにラインの接続を外すことを最小限にとどめるように注意する。
- 2007年に発表されたCDC（Centers for Disease Control and Prevention；アメリカ疾病予防管理センター）のガイドライン[3]によれば、腰椎処置を行う際には口腔咽頭飛沫の散布を防ぐために外科用マスクを着用するよう推奨している。
- 抗生物質の予防的投与に関しては、いまだ文献が少なく結論は出ていない。症例報告では、抗菌薬の予防投与を行っても感染性合併症が起こりうることが示されている。
- 特定の消毒薬の使用によって硬膜外麻酔関連感染性合併症が減少するか否かを報告する文献は少ない。2編のランダム化比較試験で硬膜外カテーテル留置時の皮膚消毒にポビドンヨードを使用したときよりも、クロルヘキシジンを使用したときのほうが培養陽性率が低いことが明らかにされている。

```
1. 硬膜外カテーテル挿入の適応の判断
   ↓
2. ていねいな病歴聴取
   ↓
3. 無菌的操作,外科用マスク着用
   滅菌ドレープによる刺入部の被覆
   ↓
4. ていねいな術後回診
   ↓
5. 感染徴候はあるか?
   (+)    (−) → 4. へ
   ↓
6. 局所症状はあるか?
   (刺入部の発赤,腫脹,疼痛,熱感)
   (+)    (−) → 4. へ
   ↓
7. カテーテル抜去
   ↓
8. 神経症状はあるか?
   (+)    (−) → 4. へ
   ↓
9. 硬膜外膿瘍疑い
   ↓
10. 脊髄 MRI 撮影,脊椎外科へのコンサルト
```

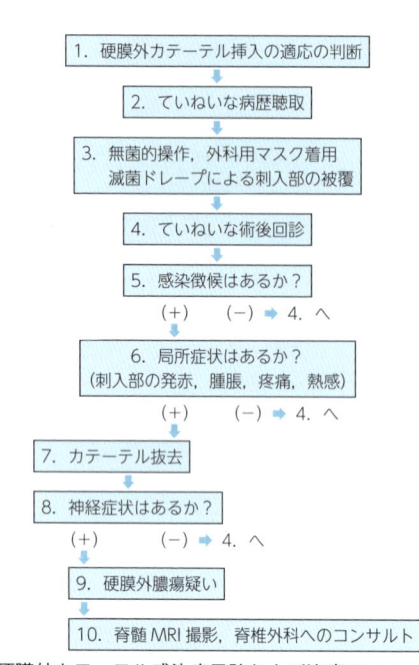

図 硬膜外カテーテル感染症予防および治療のフローチャート

表 硬膜外カテーテル感染症の危険因子

免疫機能低下による易感染性	・免疫低下(ステロイド長期投与など) ・糖尿病 ・慢性腎不全 ・悪性腫瘍 ・薬物依存 ・アルコール多飲 ・集中治療中の重症患者
多部位の感染症からの波及	・感染症のある患者 ・外傷患者
その他の因子	・小児

どのように対応すべきか

- 上述の対策を講じても硬膜外カテーテル感染を完全には予防することは困難なため、こまめな術後回診を行うことで感染徴候の早期発見に努めるべきである。
- カテーテル感染症の鑑別診断としては、術後の非特異的な炎症反応(発熱、白血球増加、CRP 上昇など)が挙げられる。カテーテル感染症であれば、局所の発赤・腫脹・疼痛・熱感があると考えられるので診断の一

助となりうる。
- カテーテル感染症が疑われたときは、カテーテル関連感染症治療の第一原則である、留置物の抜去をまず行うべきである。免疫不全状態でなければ、抜去により感染は収束することが一般的であろう。抜去したカテーテルの細菌培養を行い、原因菌を同定することは診断的にもその後の治療的にも有効であると考えられる。
・同時に、感染が発生した時点において適切な抗菌薬投与が行われていたかは確認する必要がある。
- カテーテル感染症と診断され、さらに神経症状の出現がみられたときは硬膜外膿瘍の発生を疑う。上記の検査に加え、脊髄MRI撮影が膿瘍の診断に有用である。
・ただし、発熱、背部痛、圧痛といった古典的三徴や局所神経所見は、硬膜外膿瘍の患者のすべてに認められるわけではない。ほとんどの患者は背部痛の悪化を訴えるのみであり診断が遅れる可能性がある。硬膜外投与後に背部痛を訴える患者がいれば硬膜外膿瘍の可能性も疑って、脊髄MRI撮影を躊躇してはならない。
- 硬膜外膿瘍と確定診断された場合、永続的な神経損傷を避けるため神経症状発症から6時間以内に整形外科的な治療が必要となることがある。専門家への速やかなコンサルトが重要であると思われる。

【文　献】
1) Anesthesiology 2006；105：394-9.
2) Br J Anaesth 1993；70：368-9.
3) 2007 Guideline for Isolation Precautions：Preventing Transmission of Infectious Agents in Healthcare Settings. http://www.cdc.gov/hicpac/pdf/isolation/Isolation2007.pdf（2006年3月閲覧）

（藤田　将英、田中　誠）

91. 術後悪心・嘔吐

30歳の女性。卵巣嚢腫に対して腹腔鏡下卵巣嚢腫切除を行い、術後は経静脈患者管理鎮痛法を行った。術中、ドロペリドールを 1.25 mg 静注していたが、術後、**術後悪心・嘔吐**がひどい。

Essential Point 術後悪心・嘔吐は比較的頻度の高い麻酔合併症である。治療は有効性や効能・効果、コストベネフィットを考慮して行う。

Key Words 術後悪心・嘔吐、治療

どのように対応すべきか

❶ 麻酔の減量
- アセトアミノフェン（1,000 mg 点滴静注、6 時間ごと）や非ステロイド性抗炎症薬（nonsteroidal anti-inflammatory drugs：NSAIDs）などを併用し、麻薬の使用量を減らす。

❷ 制吐薬の追加投与
- ドロペリドールはすでに 1.25 mg 静注されているので、別の治療薬を選択する。
- デキサメサゾン 4〜8 mg 静注する。デキサメサゾンは悪心・嘔吐の抑制だけでなく疼痛の軽減にも有効である。
- メトクロプラミドを 10 mg 静注する。効果がなければさらに 10 mg 追加投与してみてもよい（通常の使用量の 10 mg では嘔気・嘔吐の率を減らすのにあまり有効ではなく 20 mg 以上の使用で効果があるとの研究結果がある）。

表　PONV 治療薬使用法と注意点

PONV の治療薬に関する注意点
・予防投与した薬物が効果がなかったときは別の作用機序の薬物を用いる
・ドロペリドールを再投与する場合は PACU 退室から 6 時間以上あける
・デキサメタゾンの再投与は行わない
・小児ではドロペリドールは他の治療が効果ないときに，入院にかぎって使用する

PONV の治療薬	用 量	タイミング	再投与
デキサメタゾン	4〜5 mg iv	麻酔導入時	なし
ドロペリドール	0.625〜1.25 mg iv	手術終了時	PACU 退室から 6 時間以上あける
メトクロプラミド	10 mg iv	嘔気・嘔吐時	10 mg 投与で効果がなければ，さらに 10 mg の投与を考慮してもよい

PACU：麻酔後回復室（postanesthetic care unit）
(Anesth Analg 2014；118：85-113 のガイドラインと日本での保険適応を考慮して作成)

・5-HT$_3$受容体拮抗薬やNK-1受容体拮抗薬は日本では抗悪性腫瘍薬や放射線治療に伴う消化器症状(悪心・嘔吐)の治療薬であり術後悪心・嘔吐(postoperative nausea and vomiting:PONV)では適応がない。

❸ **薬物以外の方法**
- P6部位の針治療、正中神経刺激が有効との報告がある。

❹ **PONV治療薬**
- 使用法と注意点を表にまとめた。

【文　献】
1) Anesth Analg 2014;118:85-113.

(坂本　成司)

92. 偶発的硬膜穿刺後頭痛

54歳の女性。術後3日目、**偶発的硬膜外穿刺後頭痛**を起こした。頭痛のため、坐位もとれない。

Essential Point 頭痛が発症したときの初期治療には輸液、安静臥床、カフェイン投与などがある。初期治療で効果がなければ硬膜外血液パッチを考慮する。

Key Words 硬膜穿刺後頭痛、カフェイン、硬膜外血液パッチ

偶発的硬膜外穿刺後頭痛とはどのような病態か

- 硬膜外穿刺後頭痛（post dural puncture headache：PDPH）は偶発的硬膜穿刺（いわゆる"wet tap"）によって引き起こされる。PDPH は一般的に3日以内に起き、その70%は7日以内に、90%は6ヶ月以内に消失する。
- 症状は頭痛のほか、悪心、嘔吐、背部痛や自覚的な聴覚症状（耳鳴、聴力低下）を伴うこともある。
- 硬膜穿破の後に起こる急性の頭痛の鑑別として、偏頭痛などの非特異的頭痛、硬膜静脈洞血栓症、髄膜炎、頭蓋内血腫（脳内出血や硬膜下血腫）などが考えられる。
- PDPH は硬膜穿刺後、数時間ないし数日を経て発症する前頭部、後頭部、または頸部から肩に及ぶ痛みで、その性状は非拍動性で鈍い。
- PDPH の特徴として、起坐によって悪化し臥床で改善するという症状の体位性変化と、硬膜穿刺から数日以内に起こる点があり、他の疾患との鑑別に有用である。
- PDPH の病態は、硬膜の穿通した孔を通って脊髄くも膜下腔より脳脊髄液が漏出し、脳脊髄液が減少することで脳が尾側へ偏位し、脳の特に疼痛を感じる部位（髄膜、架橋静脈）が引き伸ばされることによって頭痛が発生していると考えられている。
- 危険因子には年齢が挙げられ、幼児では低リスクだが、思春期からリスクは年齢とともに上昇し、高齢になると逆にリスクは減少する。年齢31〜50歳は PDPH の独立した危険因子である。また非妊娠女性は高リスクであるといわれる。その他、PDPH 発症の既往や片頭痛の既往、複数回穿刺も危険因子である。

```
1. 偶発的硬膜穿刺発生
        ↓
2. ていねいな術後回診
        ↓
3. PDPH 予防のための
   安静臥床は行わない
        ↓
    4. PDPH 発症
    ↓         ↓
   (＋)      (－) → 2. へ
    ↓
5. 輸液，安静臥床，カフェイン投与
        ↓
6. 症状改善はあるか？
    ↓         ↓
   (＋)      (－)
    ↓         ↓
   2. へ   7. 硬膜外血液パッチを考慮
```

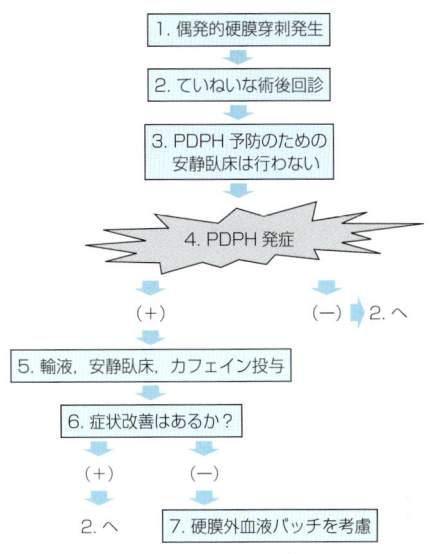

図　硬膜穿刺後頭痛予防および治療のフローチャート

予防はできるか（図）

- 硬膜穿刺後の安静臥床には、近年 PDPH の予防的効果はないと報告されている[1]。患者の術後 ADL を向上させるため、早期離床を促すべきであろう。

どのように治療するか

- PDPH の初期治療は、輸液、安静臥床、オピオイドやカフェインなどの鎮痛薬の投与である。カフェインは脳血管を収縮させることで頭痛を抑える効果があるとされる。カフェインの推奨用量は 300～500 mg の経口投与か静脈内投与である。
- 2015 年の Cochrane レビュー[2]では、カフェイン経口・静注、ガバペンチン経口、テオフィリン経口、ヒドロコルチゾン静注などが PDPH の薬物療法で有効性があったと報告されている。
- 初期治療で効果がなかったり、激しい症状が 24 時間以上継続するときには、硬膜外血液パッチを行うこともある。硬膜外針の挿入は硬膜穿刺が想定される部位で行う。一般的な血液量は 15～20 mL で、もし患者が注入中に腰背部の不快感を訴えたら注入を中止する。成功率は 65～98％である。
- 施術後は少なくとも 2 時間仰臥位安静とするが、症状の改善は速やかで

ある。すぐに頭痛が改善する機序としては、硬膜外腔の圧を上昇させて脊髄くも膜下腔からの髄液の漏出を減少させるからと考えられている。長期的な効果は硬膜の孔を血液が閉鎖することによると考えられている。
- 硬膜外腔の容量効果を期待して、硬膜外腔に細胞外液もしくは生理食塩液を単回投与もしくは持続注入するとPDPHの予防になるとする報告がある[3]一方、長期的効果はないとする報告もあり、エビデンスは確立されていない。加えて大量の硬膜外腔への容量負荷は、頭蓋内圧の上昇につながり眼内出血を起こす危険性もあるため注意が必要である。

【文 献】
1) Ann Emerg Med 2012 ; 59 : 139-40.
2) The Cochrane Library 2015 ; 7 : 1-16.
3) Br J Anaesth 1972 ; 44 : 598-600.

(藤田 将英、田中 誠)

93. 術後痛

54歳の女性。硬膜外麻酔併用全身麻酔下に股関節全置換術が実施された。持続硬膜外鎮痛を術中から始めていたが、覚醒後、患者が強い**術後痛**を訴えた。どのように対応するか。

Essential Point 再度硬膜外穿刺する、硬膜外鎮痛以外に変更する、という2つの対応がある。後者では multimodal analgesia が重要である。

Key Words タイトレーション、multimodal analgesia、区域麻酔

術後痛が強い原因には、どのようなものが考えられるか

- ①硬膜外カテーテルの位置は適切だが、局所麻酔薬（局麻薬）の投与量が不足している、②硬膜外カテーテルの位置が不適切、に大別できる。
- 術中の反応や麻酔覚醒後の無痛域の確認で多くは容易に鑑別でき、X線不透過の硬膜外カテーテルを使用した場合はX線検査も判断材料になる。
- 各パターンの対処法の概略を図に示し、以下に解説する。

どのように対応すべきか

❶ 硬膜外カテーテルは適切、局麻薬の投与量が不足している場合

- 局麻薬をボーラス投与し、鎮痛効果が得られれば、術後硬膜外鎮痛を開始する。局所麻酔薬は下肢の運動機能に影響しにくい種類と濃度を用い、効果発現を早めるためにフェンタニル 50 μg の硬膜外投与を併用してもよい。
- アセトアミノフェンやフルルビプロフェンアキセチルの静脈内投与はできるだけ併用する。

❷ 硬膜外カテーテルの位置が不適切と判断した場合

- 硬膜外カテーテルを再挿入する、硬膜外鎮痛をやめて他の方法に変更する、という2つの選択肢があり、後者ではさらに、非オピオイド投与とオピオイドによるタイトレーションの併用と、区域麻酔という選択肢がある（図）。
- 硬膜外カテーテルを再挿入する。
- 鎮痛効果は高く、特に体動時の鎮痛には有利である。初回の穿刺が容易であった症例では考慮してよい。術前の血小板数と凝固機能、術中出血量を考慮し、再穿刺に関連した出血性合併症のリスクが少ないことを確

```
                    硬膜外カテーテルの位置は？
                   ┌──────────┴──────────┐
                 適切                    不適切
                  │                       │
                  │                    硬膜外再穿刺
                  │                   ┌────┴────┐
                  │                 する       しない
                  │               ┌──┴──┐        │
                  │              成功  不成功    │
                  │               │     │        │
                  └───────────────┘     │        │
```

局所麻酔薬 ± フェンタニル 50μg 投与		非オピオイド投与
・1%リドカイン，1%メピバカイン，0.25%ロピバカイン，0.25%レボブピバカインのいずれか，3〜5mL を硬膜外投与 ・効果によって局所麻酔薬を追加 ・非オピオイドも併用するほうがよい	(＊)	・アセトアミノフェン 1g（体重 50kg 以下は 15mg/kg） ・フルルビプロフェンアキセチル 50mg （腎障害，消化性潰瘍，アスピリン喘息，出血傾向がないことを確認）

```
   ┌───────┴───────┐                  ┌────────┬────────┐
鎮痛効果(＋)    鎮痛効果(－)       オピオイドによる    区域麻酔
   │                                 タイトレーション
術後硬膜外鎮痛                       詳細は表と本文参照  方法は本文参照
```

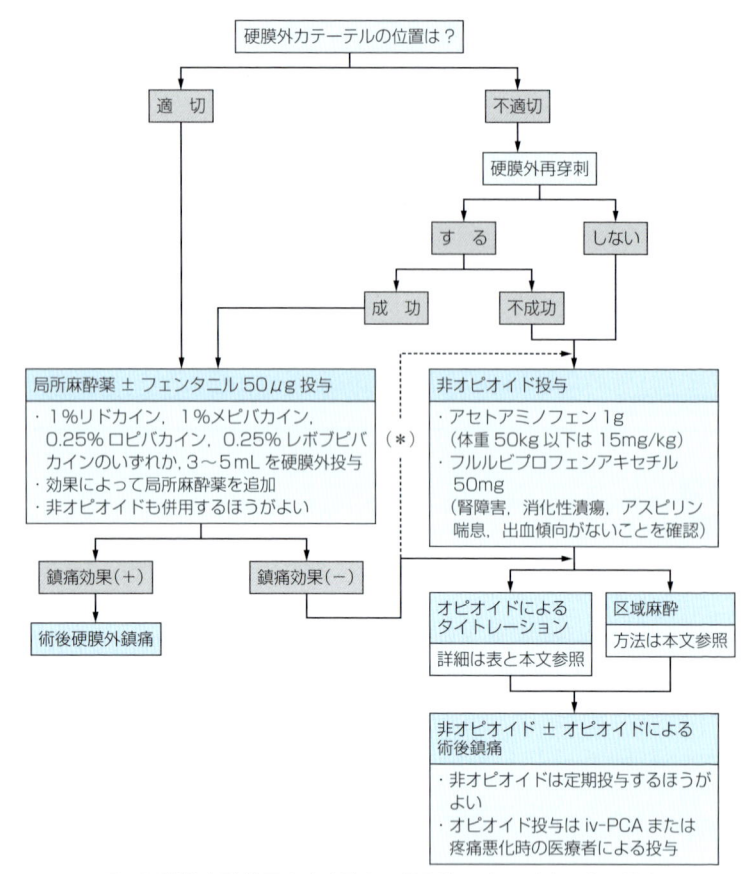

非オピオイド ± オピオイドによる術後鎮痛
・非オピオイドは定期投与するほうがよい
・オピオイド投与は iv-PCA または疼痛悪化時の医療者による投与

図 硬膜外麻酔併用全身麻酔から覚醒後に痛みが強い際の対応

カテーテル位置の判断は，術中の反応や術後の神経遮断域から判断する．X線不透過の硬膜外カテーテルを用いている場合，X線検査も判断材料になる．
（＊）：非オピオイドを投与していない場合

認して行う。必要と判断すれば、血小板数や凝固機能検査を行い、結果を確認してから行う。

- 穿刺が困難であった症例では、再穿刺の利点と欠点を十分に考慮する。
- 硬膜外鎮痛をやめ、オピオイドと非オピオイドを用いた鎮痛に変更する。
- 多角的に各種鎮痛薬を用いた multimodal analgesia を行う。
- 腎障害、消化性潰瘍、気管支喘息などの禁忌がなければフルルビプロフェンアキセチルを投与し、アセトアミノフェンも投与する。両者は作用機序が異なり、オピオイドの必要量と副作用（悪心・嘔吐、眠気、呼吸抑制）の頻度を低下させるので、できるだけ併用する。
- 鎮痛が得られるまでオピオイドを投与して、iv-PCA（経静脈患者管理鎮痛法；intravenous patient-controlled analgesia）や疼痛増強時に医療

表 術後痛が強いときに行う，オピオイドを用いたタイトレーション

使用する オピオイド	1回投与量	間隔	エンドポイント	注意点
モルヒネ*	3 mg（体重60 kg以上） 2 mg（体重60 kg未満）	5分	痛みがとれはじめる (Visual Analogue Scale で 30 mm 以下）か，悪心や眠気が出現するまで**	投与したものが点滴回路内にとどまらないようにする。 少量を効果発現まで投与するために，血中濃度が急激に上昇する危険は少ないが，ナロキソン投与や人工呼吸が可能な状況で，呼吸・循環のモニタリング下に行う。
フェンタニル	初回投与量 50〜100 μg，以後 25〜50 μg	3〜5分		
トラマドール	初回投与量 1〜1.5 mg/kg，以後 25〜50 mg	5分		

*：Eur J Anaesthesiol 2001；18：159-65. Br J Anaesth 2012；108：193-201 より引用
**：オピオイドの効果が生体内で発揮されるまでの意

者がオピオイドを投与する術後鎮痛法に引き継ぐ。オピオイド投与の注意点は、1回の投与で副作用が出現しないようにすることであり、そのためには以下の、患者の反応をみながら短時間で繰り返し投与して鎮痛を得る"タイトレーション"を行うとよい。具体的な方法を表に示す。

- モルヒネによる方法は、症例数の多い臨床研究の結果に基づいた方法で、効果と安全性が確かめられている方法である[1,2]。腹部外科や整形外科手術後には 10〜12 mg 前後を必要とすることが多い。
- フェンタニルやトラマドールによるタイトレーションの報告はなく、薬物の特性、iv-PCA での投与量、臨床経験から考えて、表に示す投与法がある。
- タイトレーションの注意点は、過剰投与を防ぐために、一度に鎮痛を得ようとしないこと、痛みがとれはじめたところでやめること、過剰投与を早期発見するためにモニタリングを行うことである。
- ●硬膜外鎮痛をやめ、区域麻酔を用いる。
- 腰部硬膜外鎮痛以外で股関節全置換術後の鎮痛に有効な区域麻酔法には、腰神経叢ブロック、仙骨硬膜外麻酔があるが、実際、この場面で用いられることは少ない。腸骨筋膜面ブロックや、大腿神経ブロックと外側大腿皮神経ブロックの併用によって鎮痛を図ることも可能であるが、創部すべての鎮痛は難しいので、他の鎮痛法を併用した multimodal analgesia を行う。基本は非オピオイドを定期的に投与し、必要な患者にはオピオイドを投与する。

【文　献】
1) Eur J Anaesthesiol 2001；18：159-65.
2) Br J Anaesth 2012；108：193-201.

(井上　荘一郎)

94. 術後せん妄

72歳の男性。腹部大動脈瘤に対するYグラフト置換後、集中治療室に入室した。2日目より、**術後せん妄**が出現した。どのように対応するか。

Essential Point せん妄の発症は予後不良因子と考えられ、発症後の治療はいまだ明確な治療法がないため、その予防と管理は重要である。

Key Words 術後せん妄、術後高次脳機能障害、J-PAD ガイドライン

術後せん妄の特徴

- 術後せん妄の発症は術後2〜3日が多い。
- せん妄は、過活動型、低活動型、混合型の3つに分類される。
- 術後は麻酔の影響があり、低活動型せん妄は発見しにくいため注意が必要である。
- せん妄の評価法は、CAM-ICU（Confusion Assessment Method for the Intensive Care Unit）や ICDSC（Intensive Care Delirium Screening Checklist）が有用である（表1、2)[1]。
- 危険因子は高齢、認知症、アルコール多飲、麻酔時間、手術時間、ICU滞在時間、オピオイド投与、ベンゾジアゼピンや他の鎮静薬、マイナートランキライザー、自制できない術後痛あるいは術後合併症の存在などが挙げられる（表3）。
- 術後せん妄の発症率は、大手術では23.9％の発生率といわれ[2]、大腸手術18％、股関節手術28〜60％などと報告されている。
- 術後せん妄の発生は、死亡率や合併症発生率上昇、在院日数延長、医療費の増加と関連すると考えられている。

術後高次脳機能障害（POCD）との関係はあるか

- 一般的なICU患者において、せん妄の発症は独立した予後不良因子であると報告されている。
- 術後せん妄（postoperative delirium：POD）が術後高次脳機能障害（postoperative cognitive dysfunction：POCD）と関連する可能性がある報告があるが明らかではない。
- 心臓手術においては、虚血性脳疾患の有無にかかわらず、術後せん妄は有意に短期の術後高次機能障害をもたらしたと報告されている[3]。

表1 Confusion Assessmetat Method for the Intensive Care Unit (CAM-ICU)

1．急性発症または変動性の経過	ある	なし

A．基準線からの精神状態の急性変化の根拠があるか？
　　または
B．（異常な）行動が過去24時間の間に変動したか？ すなわち，移り変わる傾向があるか，あるいは鎮静スケール（例えばRASS），GCSまたは以前のせん妄評価の変動によって証明されるように，重症度が増減するか？

2．注意力欠如	ある	なし

注意力スクリーニングテスト（ASE）の聴覚か視覚のパートでスコア8点未満により示されるように，患者は注意力を集中させるのが困難だったか？

3．無秩序な思考	ある	なし

4つの質問のうちの2つ以上の誤った答えおよび/または指示に従うことができないことによって証明されるように無秩序あるいは首尾一貫しない思考の証拠があるか？

質問（交互のセットAとセットB）
セットA
1．石は水に浮くか？
2．魚は海にいるか？
3．1グラムは，2グラムより重いか？
4．釘を打つのにハンマーを使用してもよいか？

セットB
1．葉っぱは水に浮くか？
2．ゾウは海にいるか？
3．2グラムは，1グラムより重いか？
4．木を切るのにハンマーを使用してもよいか？

指示
1．評価者は，患者の前で評価者自身の2本の指を上げて見せ，同じことをするよう指示する
2．今度は評価者自身の2本の指を下げたのち，患者にもう片方の手で同じこと（2本の指を上げること）をするよう指示する

4．意識レベルの変化	ある	なし

現在の意識レベルは清明以外の何か，例えば，用心深い，嗜眠性の，または昏迷であるか？（例えば評価時にRASSの0以外である）
意識明瞭：自発的に十分に周囲を認識し，また，適切に対話する
用心深い/緊張状態：過度の警戒
嗜眠性：傾眠傾向であるが，容易に目覚めることができる，周囲のある要素には気づかない，あるいは自発的に適切に聞き手と対話しない．または，軽く刺激すると十分に認識し，適切に対話する
昏迷：強く刺激したときに不完全に目覚める．または，力強く，繰り返し刺激したときのみ目覚め，刺激が中断するや否や昏迷患者は無反応の状態に戻る

全体評価（所見1と所見2かつ所見3か所見4のいずれか）	はい	いいえ

CAM-ICUは，所見1＋所見2＋所見3または所見4を満たす場合にせん妄陽性と全体評価される．
（日本版・集中治療室における成人重症患者に対する痛み・不穏・せん妄管理のための臨床ガイドライン．日集中医誌 2014；21：539-79より引用）

どのように治療するか

- せん妄について明確なエビデンスのある治療方法はいまだデータが少ない。
- せん妄予防が最も重要であり、原因を検索し、原因を排除する。
- 自制できない強い術後痛がせん妄の原因となる可能性があるため、術後痛を適切に管理することが重要である。
- 早期からのリハビリテーションを行う。

表2 Intensive Care Delirium Screening Checklist (ICDSC)

1．意識レベルの変化： （A）反応がないか，（B）何らかの反応を得るために強い刺激を必要とする場合は評価を妨げる重篤な意識障害を示す．もしほとんどの時間（A）昏睡あるいは（B）昏迷状態である場合，ダッシュ（－）を入力し，それ以上評価は行わない （C）傾眠あるいは，反応までに軽度ないし中等度の刺激が必要な場合は意識レベルの変化を意味し，1点である （D）覚醒，あるいは容易に覚醒する睡眠状態は正常を意味し，0点である （E）過覚醒は意識レベルの異常ととらえ，1点である	0.1
2．注意力欠如： 会話の理解や指示に従うことが困難．外からの刺激で容易に注意がそらされる話題を変えることが困難．これらのいずれかがあれば1点	0.1
3．失見当識： 時間，場所，人物の明らかな誤認，これらのうちいずれかがあれば1点	0.1
4．幻覚，妄想，精神障害： 臨床症状として，幻覚あるいは幻覚から引き起こされていると思われる行動（例えば，空を掴むような動作）が明らかにある，現実検討能力の総合的な悪化，これらのうちいずれかがあれば1点	0.1
5．精神運動的な興奮あるいは遅滞： 患者自身あるいはスタッフへの危険を予測するために追加の鎮静薬あるいは身体抑制が必要となるような過活動（例えば，静脈ラインを抜く，スタッフをたたく），活動の低下，あるいは臨床上明らかな精神運動遅滞（遅くなる）．これらのうちいずれかがあれば1点	0.1
6．不適切な会話あるいは情緒： 不適切な，整理されていない，あるいは一貫性のない会話，出来事や状況にそぐわない感情の表出．これらのうちいずれかがあれば1点	0.1
7．睡眠・覚醒サイクルの障害： 4時間以下の睡眠．あるいは頻回な夜間覚醒（医療スタッフや大きな音で起きた場合の覚醒を含まない），ほとんど1日中眠っている，これらのうちいずれかがあれば1点	0.1
8．症状の変動： 上記の徴候あるいは症状が24時間のなかで変化する（例えば，その勤務帯から別の勤務帯で異なる）場合は1点	0.1
合計点が4点以上であればせん妄と評価する	

（日本版・集中治療室における成人重症患者に対する痛み・不穏・せん妄管理のための臨床ガイドライン．日集中医誌 2014；21：539-79 より引用）

- 積極的に環境調節をする（日内リズム照明や睡眠、家族面会、チューブ類の整理など）。
- 原因が除去できないあるいは症状が改善しない場合、ハロペリドールや非定型抗精神薬による対症療法を行う。ベンゾジアゼピン類を回避しデクスメデトミジンを用いる。
・デクスメデトミジンはバイタル変動のある初期投与を行わず、$0.2 \sim 0.7$ $\mu g/kg/hr$ で投与することが多い。海外では $1.4\,\mu g/kg/hr$ までの投与でミダゾラムやプロポフォールと比較しせん妄発生の減少を示唆する報告がある[4,5)]。
- 2014年に日本版・集中治療室における成人重症患者に対する痛み・不穏・せん妄管理のための臨床ガイドライン（J-PAD ガイドライン）が作

表3 せん妄の危険因子

素　因	・60歳を超える高齢 ・既存の認知機能障害 ・低い教育レベル ・アルコール依存の既往 ・脳血管障害の既往 ・感覚障害（聴力・視力など）
疾患に関連するもの	・高い重症度 ・集中治療の必要性 ・心臓手術・整形外科手術 ・人工呼吸の必要性 ・種々の注射薬 ・貧血 ・アシドーシス ・低血圧 ・感染/敗血症 ・発熱 ・代謝障害
環境因子	・日中の照度不足 ・騒音と夜間照明 ・家族面会不足 ・ベンゾジアゼピン類 ・不動 ・睡眠障害 ・カテーテル類，チューブ類

成された。J-PAD ガイドラインを参考に管理する[1]。

【文　献】

1) 日集中医誌 2014；21：539-79.
2) JAMA Surg 2015；9：1-7.
3) Cardiothorac Vasc Anesth 2014；28：448-57.
4) JAMA 2009；301：489-99.
5) JAMA 2012；307：115-60.

（柿沼　孝泰、内野　博之）

95. 術後高次脳機能障害

59歳の女性。僧帽弁逆流症に対して僧帽弁形成術を受けた。術後2週間ほどして、家族が患者の性格が変わってしまったようだと訴えた。**術後高次脳機能障害**が疑われる。

Essential Point 術後高次脳機能障害は、すべての年齢層に起こりうる術後の認知機能低下症状である。術前の患者の危険因子を十分に踏まえて麻酔管理を行うことが重要である。

Key Words 術後高次脳機能障害、麻酔管理、家族への対応

術後高次脳機能障害とはどのような病態か

- 術後高次脳機能障害（postoperative cognitive dysfunction：POCD）は、"高齢者に起こる麻酔後の有害な脳神経症状" という定義の臨床所見として Bedford ら[1]によって報告されている。
- POCDは、一過性の認知機能障害であるがすべての年齢層に起こる現象である。近年の報告では、60歳以上の術後患者の40％以上が退院時にPOCDを呈し、約10％は数ヶ月後まで症状が持続するとの報告もある[2]。
- 高齢者が増え、医療技術がさらに発達することで、全身麻酔下の高齢者手術が増加していくため、周術期にPOCDを呈する患者のリスクが高くなるものと思われる。
- POCDの新たな定義は、"手術に伴って起こる新たな認知機能障害" となっている。
- その診断には、術前、術後の神経精神テストを用いることが多い。さらに、その発現は急速で特殊な認知機能が影響を受ける。最も一般的なPOCDの症状は、記憶障害と知的な活動能力の低下である。POCDを呈する患者についての報告は、解析がなされた対象、POCDの定義、診断に用いられた方法、解析の時期や対照群の取り方によって異なる。
- Krenk ら[3]は、これまでのPOCDに対しての総説を分析し、POCDはどの年齢層にも発症し、長期に症状が持続し、日常生活に影響を及ぼし、60歳以上では仕事に復帰することが困難となることを述べている。
- 認知機能低下を伴う術後の神経障害の鑑別診断について表1に示した。
- 縦断的研究によれば、POCDは一過性の症状であると考えられているが[3]、Selnes ら[4]は、冠動脈疾患を有している患者は、冠動脈バイパス手術を人工心肺下で行った群あるいは off-pump 下で行った群と保存的に治療した群のいかんにかかわらず、同様の認知機能障害を呈することを報告している。すべての群で健康人に比較して、6年間の継続調査で

表1　認知機能低下を伴う術後の神経障害の鑑別診断

	症状発現	診断法	診断時期	予後
POCD	術後の新規の認知機能障害（記憶障害，複数の任務を統合遂行する能力の低下，精神運動障害など）	術前，術後の精神機能検査	術後早期～術後6ケ月くらいまでに行っていく．	日単位～月単位で回復することがほとんど
せん妄	認知機能低下，幻覚，意識状態の変動と他の症状発現	せん妄スケール（Nu-DESC，Can-ICUなど）	せん妄を引き起こす誘因を基に日単位～週単位（離脱症状や感染など）で行っていく．	根本原因が治療可能であれば可逆的
中枢性抗コリン症候群	興奮型と睡眠・昏睡型	フィゾスチグミン※投与による症状の消失	術直後に行う．	投与により可逆的である．
認知症	記憶障害，施行や判断能力の低下，中枢性の機能障害（失語，失認，失行，管理能力障害），人格の変貌	さまざまな検査：Mini-mental Status Examination，Short Syndrome Test，Dementia Detection Test	月～年の単位で悪化	予後不良
急性無動症	著明な無動症状と発語障害を伴うパーキンソン病の悪化	周術期の抗コリン薬の投与の中断	術後早期の薬物の再開	抗パーキンソン薬の投与により可逆的

※：日本未発売

表2　危険因子

患　者	高齢，術前の中枢神経系や心血管系合併症の存在
手　術	過大侵襲，術中，術後の合併症，2回目の手術
麻　酔	長時間作用型の麻酔薬，恒常性の極度の障害，低血圧や低酸素による臓器虚血，術中，術後の麻酔合併症

有意に認知機能障害が持続していることも報告している。POCDの患者は高い死亡率を示し（ハザード比1.63）、早期の退職を余儀なくされている場合が多く、多大なる社会的な損失を引き起こしていることが明らかとなった。Monkらの報告[5)]でも、POCDを有する患者は退院後も1年以内に死亡するリスクがPOCDを有していない患者に比較して有意に高いことを報告している。
- POCD誘発に関与する危険因子を表2に示した。

その頻度はどの程度か

- Monkら[6)]が心臓手術以外の大手術を受けた患者において術後の退院時のPOCD患者についての割合を各年齢層に分けて解析した結果では、36.6%（18～39歳）、30.4%（40～59歳）、41.4%（60歳以上）とな

表3　POCDの発生を抑制するための周術期の戦略

患　者	術前からの認知機能トレーニング，術前診察でのスクリーニング
手　術	低侵襲な手術を心がける
麻　酔	高齢者への前投薬の廃止，短時間作用型の麻酔薬の使用，術中の臓器の恒常性の維持，臓器虚血や制限輸液，脳波モニタリングなどによるきめの細かい麻酔管理の実践

り各年齢層でPOCDが認められたことを報告している。また、これらの患者では、60歳以上で12.7％において3ヶ月後もPOCDを呈していたことが明らかとなった。
- 記述的研究からは、POCDの起こりやすい患者は、冠動脈硬化や臨床症状が発現していない認知症を有している患者であるとの指摘もされている。また、人工心肺下手術後のPOCD発生率は3～32％という報告もある。

麻酔管理における工夫

- POCD発生を予防するための工夫として、高齢者への前投薬の廃止、短時間作用型の麻酔薬の使用、術中の臓器の恒常性の維持、臓器虚血や制限輸液、脳波モニタリングなどによるきめの細かい麻酔管理の実践などを心掛ける。Bispectral index（BIS）を指標にした麻酔管理によりPOCDやせん妄の発生が減少したという報告もある。
- POCD予防のための戦略について表3に記載した。

患者・家族への予後などについての説明

- 過大な侵襲を高齢者や合併症のある患者に加えるべきかどうかは、認知機能障害などの潜在的に有害な事象と手術がもつ潜在的な利益を勘案する必要がある旨を外科医を含めて家族に説明を行う。また、危険因子を有する患者ではPOCD発生の可能性を説明しておく。
・また、可能であれば神経学的な検査を術前に行いPOCD発生の評価に用いる。
- POCDは長期にわたって治療を有する場合があり認知機能のリハビリや周囲からの働きかけにより回復していく可能性があることを説明する。

【文　献】
1) Lancet 1955；269：259-63.
2) Lancet 1998；251：857-61.
3) Acta Anaesthesiol Scand 2010；54：951-6.
4) Ann Neurol 2008；63：581-90.
5) Anesthesiology 2008；108：18-30.

6) Acta Anaesthesiol Scand 2010 ; 54 : 951-6.

〔荻原　幸彦、内野　博之〕

96. 術中記憶

30歳の女性。外傷による脾臓破裂に対して脾臓摘出術が行われた。術後回診で、患者が**術中記憶**があるという。

Essential Point 術中記憶の頻度は0.1％程度と低いが、術後に心的外傷後ストレス障害を発症する重大な合併症である。十分な理解と対策が必要である。

Key Words 術中記憶、脳波モニタリング、筋弛緩

術中記憶（図）

- 術中に意識があっても、記憶として定着するとは限らない。
- 術中記憶には、潜在性記憶と顕在性記憶の2種類がある。一般に臨床上問題となりやすいのは患者自身が自発的に想起することのできる顕在性記憶である。

術中記憶の頻度はどの程度か

- 患者への構造的聞き取りを行った研究では、およそ0.1～0.2％程度と見積もられる。
- 一方で患者からの自発的な訴えによる術中記憶の頻度を検討した研究では、およそ0.02％未満の報告が多い。これは患者からは不快な体験をあえて思い出したくないために訴えを言い出し難いという背景があり、実際に生じている術中覚醒の頻度より少ないと考えられる。

どのようなリスクがあるか

❶ 心臓血管手術（1.5％）
- 心機能低下症例では十分な麻酔深度を保つことができず、浅麻酔になるため術中記憶の頻度が高いといわれている。しかし施設ごとに人工心肺時間、低体温の有無、麻酔法の違い、前投薬の有無などが異なるため、差が大きいと思われる。
- 近年では、Fast-track麻酔の普及により必要最低限量の麻酔薬を使用する傾向にあるため、術中記憶のリスクは高まっていると推察される。

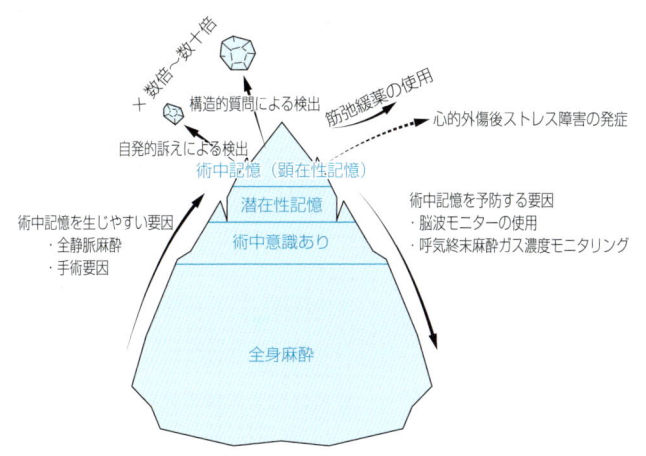

図　術中記憶（顕在性記憶）は氷山の一角（イメージ）

術中記憶に至らずとも潜在性記憶や術中意識のある例はたくさん潜んでいる．自発的訴えがなくとも術中記憶がある患者は多く，その一部は構造的質問により抽出することができる．術中記憶のある症例の一部は心的外傷後ストレス障害を発症するが，筋弛緩薬による不快感・恐怖が関与していると思われる．

❷ 外傷手術（11〜43％）
- 外傷患者では、出血などにより血行動態が不安定であり十分量の麻酔薬を投与できないため、術中覚醒の頻度は非常に高いといわれている。

❸ 産科手術（0.4％）
- 産科麻酔では麻酔薬の胎児移行性の懸念から、少量の麻酔薬を使うことによる浅い全身麻酔が行われてきた。そのため術中覚醒の頻度が高い。

術中記憶と麻酔管理

❶ 全静脈麻酔
- 全静脈麻酔は揮発性麻酔薬を用いた群と比較し、約3倍程度術中記憶の頻度が高いことが知られている。静脈麻酔薬は薬物の代謝および作用に個人差が大きいためであろう。

❷ 筋弛緩薬の使用
- 術中に筋弛緩薬を使用した症例では、使用しない症例と比較して、およそ術中記憶の頻度が2.5倍高い。筋弛緩薬が浅麻酔状態を知らせる体動というサインを抑制してしまうためだと考えられるが、筋弛緩薬が術中記憶のリスクになるかは定かではない。

表　術中記憶の有無を判定する構造的質問

1. 麻酔で眠る前のことで，最後に覚えている出来事は何ですか
2. 麻酔から目が覚めてからのことで，覚えている最初の出来事は何ですか
3. 麻酔がかかってから目が覚めるまでの間で，覚えていることはありますか
4. 手術を受けている間に夢を見ましたか
5. 手術で，最も辛かったことはなんでしたか

これらの質問を術後の 24〜48 時間後，および術後 7〜8 日目に行う．
判定：①覚醒なし，②覚醒に関連する夢体験あり，③覚醒が疑われる，④術中覚醒あり．
(modified Brice's interview より翻訳・改変引用)

どのような問診を行うべきか

- 患者からの自発的訴えに頼っていては術中記憶の発症を見落としてしまうことがある。
- 対策としてチェックリストを用いた聞き取りを行うことや、術後に複数回の聞き取りを行うことが望ましい（表）。

どのように説明、対処すべきか

❶ 予　防

- 脳波モニターの使用は有意に術中記憶の頻度を低下させる可能性があり、特に全静脈麻酔では脳波モニタリングは必須であろう。日本麻酔科学会指針の中でも、必要に応じて脳波モニターを装着することを推奨している。
- 脳波モニターもしくは呼気終末揮発性麻酔薬濃度の測定は、体動による臨床的徴候よりも術中記憶を予防する可能性がある。
- 術中記憶が生じた場合では、筋弛緩により訴えの表出ができないことや、不十分な鎮痛が以後の心的外傷後ストレス障害にかかわっている可能性があるため、不要な筋弛緩薬の使用は控え十分な鎮痛を確保することが重要である。
- 特に手術終了後の覚醒時に、筋弛緩が遷延していることによる不快感や恐怖を避けるため、神経刺激による筋弛緩の評価は必ず行うべきである。
- ヒューマンエラーの予防は大切である。例として吸入麻酔では気化器残量が十分であるか、シリンジポンプは機能しているか、薬物投与ルートの点滴が止まっていないか、投与する薬物を間違えていないか、などが挙げられる。麻酔管理中に繰り返しの確認が必要である。

❷ 手術室外での対応

- 術中記憶は医学的には既知の全身麻酔合併症であるため、術前に説明する必要がある。術中のみでなく導入時、および覚醒時に一時的に意識がある可能性についても伝える。
- 術中記憶またはその疑いについて診療録に詳細に記載し、主治医および

医療スタッフで情報の共有を行い、イベントにつき協議する。
- 術中記憶を生じた場合には、まず患者の気持ちになり、真摯に謝罪をすることが必要である。入院中には術後の定期的な訪問を行い、必要があれば退院後も連絡を保つ。
- 術中記憶が診断されたら、後遺症の可能性について精神科医の評価を受けることを考慮するべきである。

ミニ知識：術中記憶の賠償金はおいくら？

- アメリカでは麻酔に関連する訴訟の原因として、術中記憶は約2%であり、これは誤嚥性肺炎や心筋梗塞と同程度である。
- アメリカにおいて、術中記憶の賠償金は平均 $18,000
- 国により賠償金の金額は大きく異なり、イギリスでは巨額の報告がある一方、フィンランドでは低額なことが多いようだ。

【文　献】
1) Anesthesiology 2000；92：597-602.
2) Br J Anaesth 2015；i20-6.

（鈴木　祐二、土井　松幸）

97. 心房細動

61歳の男性。肺がんに対する左上葉切除後に集中治療室に入室した。術後2日目に**心房細動**となった。どのように対応するか。

Essential Point 肺切除後には心臓術後と同等に心房細動が発生する。β遮断薬で心拍数のコントロールを試みる。48時間以内に洞調律回復を目指す。

Key Words 心房細動、肺切除、ランジオロール

なぜ肺切除後に心房細動が起きやすいか[1,2)]

- 肺切除術後は心臓手術術後と同様に高い頻度で心房細動が発症する。
- 心臓手術を除く胸部外科手術の術後心房細動の発生頻度は3〜30%
- 発生時期は心臓手術と同様に手術後2〜5日に多い。
- 心房細動は一時的なことが多いが、脳梗塞などの血栓症や循環動態の変動を来し、集中治療室在室期間や入院期間が延長し、予後が悪化する。
- 肺切除後に心房細動が多く認められる原因は明確ではない。
- 自律神経系バランスの変化、低酸素症、心房筋の炎症、左右の肺動脈血流のアンバランス、肺血管抵抗の上昇、などが原因と考えられている。
- 術前に存在する循環器系、呼吸器系の合併症、高齢者、男性、肺の拡大切除、左房径の拡大（>40 mm）などが独立した危険因子とされる。
- 片肺全摘のように解剖学的に肺の切除範囲が大きくなると心房細動のリスクが高まる。
- 心房細動の発生率は楔状切除では5%未満、肺葉切除では12〜20%、肺全摘では37%である[3)]。
- 左右どちらの肺葉切除で心房細動が起こりやすいかという議論は決着されていない[2)]。
- また、通常の開胸手術とビデオ補助下胸腔鏡補助下手術（video-assisted thoracoscopic surgery：VATS）の比較では、術後の心房細動の発生率は変わらないとする論文もあり結論は出ていない[2)]。

どのように治療するか[4,5)]

- 発作性心房細動のリスクが高い症例では術中からの予防が重要である。
- 心房細動の治療：心拍数のコントロール、リズムのコントロール、抗凝

表1 リズムをコントロールする薬

	1回投与量	注意点
アミオダロン	5〜7 mg/kgを30〜60分かけて静注 1.2〜1.8/day	QT延長したら投与を注する
プロカインアミド	10〜15 mg/kgを30分かけて静注	
ジソピラミド	50〜100 mgを5分以上かけて静注	
フレカイニド	1.5〜3.0 mg/kgを10〜20分で静注 1回投与量は150 mgまで	
ピルジカイニド	1.0 mg/kg（最大）を10分で静注 1日1回	

固療法が3つの柱

❶ リズムの治療

- 同期電気ショック：心房細動が発症し、心拍出量の減少や低血圧などの症状が強い場合や除細動時の塞栓症のリスクを回避するため、48時間以内の洞調律回復を目指す場合に試みる。
- 心房細動で血行動態が不安定な場合、推奨ジュール（J）数は、二相性除細動器で初回120〜200 Jとし、2回目以降のショックのエネルギーを段階的に増加させるのが妥当である。
- 薬物療法：リズムの治療としては表1に示すとおり、ナトリウムチャネル遮断薬が用いられる。
- ナトリウムチャネル遮断薬は、心房細動の頻脈の期間が短いほど効果が高い。

❷ 心拍数の治療

- 心房細動発生後、心拍数は130 bpm以上にならないようにすることが重要である。
- 発作性心房細動の多くは、心室レートをコントロールすると除細動される。
- 薬物療法：心拍数のコントロールには、表2に示すとおりβ遮断薬、カルシウム拮抗薬、ジギタリス製剤などが用いられる。
- 術中に発生した心房細動に対してβ遮断薬（ランジオロール）とカルシウム拮抗薬（ジルチアゼム）の治療効果を比較するとβ遮断薬で短時間に洞調律回復が得られ、心拍数のコントロールも良好であった[6]。

❸ 抗凝固療法

- 心房細動の持続時間が48時間を超えた場合はリスクに従って抗凝固療法を考慮する。

表2 レートをコントロールする薬物

	静注投与量	経口投与量
エスモロール	500 µg/kg を 1 分で静注,その後 50〜300 µg/kg/min で投与	N/A
ランジオロール	0.125 mg/kg を 1 分で静注,その後,5〜40 µg/kg/min で投与	N/A
プロプラノロール	1 mg を 1 分以上かけて 2 分ごとに 3 回まで	10〜40 mg を 1 日 3〜4 回 (0.5〜2 mg/kg を 1 日 3〜4 回,最大 90 mg)
メトプロロール	N/A	25〜100 mg を 1 日 2 回 (60〜120 mg を 2〜3 回/日)
アテノロール	N/A	25〜100 mg を 1 日 2 回 (25〜100 mg を max 100 mg)
ナドロール	N/A	10〜240 mg を 1 日 1 回 (30〜60 mg を 1 日 1 回)
カルベジロール	N/A	3.125〜25 mg を 1 日 2 回 (10〜20 mg を 1 日 1 回)
ビソプロロール	N/A	2.5〜10 mg を 1 日 1 回 (2.5〜5 mg を 1 日 1 回)
ジルチアゼム	0.25 mg/kg を 2 分で静注し,5〜15 mg/hr で持続	1 日 120〜360 mg (30〜60 mg を 1 日 3 回)
ベラパミル	0.075〜0.15 mg/kg を 2 分で静注,効果がなければ 10 mg を 30 分後に投与.その後 5 µg/kg/min で開始	1 日 180〜480 mg (40〜80 mg を 1 日 3 回)
ジゴキシン	0.25 mg を繰り返し投与し 1 日最大 1.5 mg まで	1 日 0.125〜0.25 mg (初回 0.5〜1 mg,以降 0.5 mg を 1 日 3 回,その後 0.25〜0.5 mg を 1 日 1 回)
アミオダロン	300 mg を 1 時間で静注,その後 10〜50 mg/hr で 24 時間投与	1 日 100〜200 mg (導入期 400 mg を 1 日 1〜2 回に分けて内服)

N/A:not available

【文 献】

1) J Thorac Cardiovasc Surg 2012;143:482-7.
2) Surg Today 2015;Published Online:15 Oct 2015.
3) Br J Anaesth 2011;106:785-91.
4) 2012 年度合同研究班(日本循環器学会,ほか).心房細動治療(薬物)ガイドライン(2013 年改訂版).http://www.j-circ.or.jp/guideline/pdf/JCS2013_inoue_h.pdf (2016 年 3 月閲覧)
5) Circulation 2014;130:2071-104.
6) Circ J 2012;76:1097-101.

(髙橋 伸二)

98. 脊髄くも膜下麻酔、馬尾症候群

72歳の男性。前立腺がんの疑いで前立腺生検を脊髄くも膜下麻酔下に行った。術後膀胱直腸障害があり、**馬尾症候群**が疑われた。

Essential Point 術前に神経疾患の合併や既存の下肢の痺れや痛みのような感覚障害、運動障害、排尿障害などの有無を確認しておくことは重要である。

Key Words 脊髄くも膜下麻酔、馬尾症候群、局所麻酔薬

馬尾症候群とはどのような病態か[1]

- 解剖:脊髄下端は、しだいに細くなって脊髄円錐となる。脊髄円錐のおわる第1~2腰椎以下では脊髄神経根の束が下方に走り、馬の尻尾に似た外観から馬尾神経と呼ばれている。その神経がなんらかの障害によるさまざまな症状を呈するものを馬尾症候群と称する。
- 症状:障害部位により異なる。

❶ 上部馬尾症候群(L2以下)

- 感覚障害は下肢基部以下であり、弛緩性かつ全体的に対麻痺や筋委縮があり、アキレス反射は早期に消失するが膝蓋腱反射や挙睾筋反射は正常である。また尿閉、尿失禁、便秘などの括約筋障害がある。

❷ 中部馬尾症候群(L5以下)

- 下部脊髄神経根の障害で起こり、前項と異なる点は大腿内転、下腿伸展は可能であるが、下腿の屈曲は不可能である。反射や膀胱直腸障害は同様だが、下肢後面と膝下前面の感覚障害がある。

❸ 下部馬尾症候群(S3以下)

- 運動麻痺がないのが特徴で、感覚障害は殿下部から会陰部にある。肛門反射は常に消失するが、他の反射は保たれる。括約筋障害はあるが、筋委縮は認められない。
- 原因:腫瘍によるものが最も多く、がんの骨転移、カリエス、椎間板ヘルニアなどがある。脊髄くも膜下麻酔後の馬尾症候群の発生率は0.012%であり、局所麻酔薬の1回投与では0.007%とされる[2]。

その原因には何が考えられるか(表)

- 本症例では脊髄くも膜下麻酔時に刺入したブロック針による馬尾神経の

表　馬尾症候群の危険因子

患者	体型，既存の神経症状
手術	体位，神経周辺の操作
手技	粗暴で頻回な針の穿刺，カテーテル留置，不潔操作
局所麻酔薬	濃度，量，分布，血管収縮薬の添加

直接障害も否定はできないが投与した局所麻酔薬の毒性が原因と考えられる。高濃度、高比重、高用量の局所麻酔薬に神経が長時間曝露されることにより神経障害が生じるものと考えられている。

- 高濃度や高用量投与を避けるために脊髄くも膜下に局所麻酔薬を短時間で反復・追加投与は控えたほうがよいが、1回投与でも生じる。また神経の長時間曝露を回避するために脊髄くも膜下に局所麻酔薬を脊髄くも膜下へカテーテルを留置しての持続投与、あるいは脊髄くも膜下へ局所麻酔薬投与の際に、例えば頭高位、側臥位や坐位を長時間維持して一部の領域だけに麻酔薬がとどまるようなことは避けたほうが望ましいとの考えもある。
- 局所麻酔薬投与前のブロック針穿刺時に患者がなんらかの異常感覚を訴えたら、局所麻酔薬を投与しないほうがよいかもしれないが、放散痛や痺れの訴えがなくても生じる。さらにアドレナリン添加局所麻酔薬の使用を避けることなどが推奨されている。特に局所麻酔薬のリドカインの報告が多いが、0.5％高比重ブピバカインでも発生が報告されている。

どのように対処すべきか

- 生じた症状に対して有効な治療法はなく、基本的に経過観察しかないので、予防に努めなければならない[3]。

【文　献】
1) 神経症候学．文光堂；1979．p.1083-6．
2) Anesthesiology 1997；87：479-86．
3) 麻酔科診療プラクティス14 麻酔偶発症・合併症．文光堂；2014．p.157-61．

（奥田　泰久）

99. 尿崩症

30歳の女性。下垂体腺腫に対して下垂体切除術が行われた。術後6時間して、希釈性の多量の尿が流出し、**尿崩症**が疑われた。

Essential Point 下垂体術後の尿崩症の多くは経口補水で治療可能である。中枢性尿崩症を疑う場合は、検査所見を得ずとも薬物治療を開始してよい。

Key Words アルギニン・バソプレシン測定、浸透圧、一過性尿崩症

尿崩症とはどのような病態か

- 尿崩症には腎性尿崩症と神経原性（中枢性）尿崩症がある。
- 腎性尿崩症は、特定の薬物や高カルシウム血症、腎臓病に続発するもので、腎集合管のアルギニン・バソプレシン（arginine vasopressin：AVP）反応性低下により尿の濃縮ができなくなる。
- 中枢性尿崩症は遺伝性、特発性、視床下部から下垂体の障害後に生じるもので、AVPの分泌低下により腎集合管の水の再吸収が不十分となる。
- 視床下部から下垂体の障害の原因には、腫瘍や自己免疫疾患、外傷、放射線、感染、虚血、出血、手術操作が含まれる。
- 中枢性尿崩症は、視床下部の大細胞ニューロンの85％が障害されることでAVP分泌低下を来す。
- 下垂体手術後の多尿の原因には、中枢性尿崩症、輸液過剰、高血糖、利尿薬の使用がある。
- 先端巨大症患者では、下垂体微小腺腫切除後、軟部組織の余剰水分により尿量が一時的に増加する。
- 術後尿崩症の経過は、①一過性、②永続性、③3相性のいずれかをとり、一過性が最も多い。
- 一過性尿崩症は、術後24〜48時間以内に始まり、5日で徐々に回復する。
- 3相性尿崩症はまれで、術後24時間以内に始まり5日で回復し、術後1〜2週間は尿量が減少する。2週間後より永続性尿崩症となる。これは、術後1〜2週で貯蔵されていたAVPを放出し、その後に大細胞の変性を来すためである。

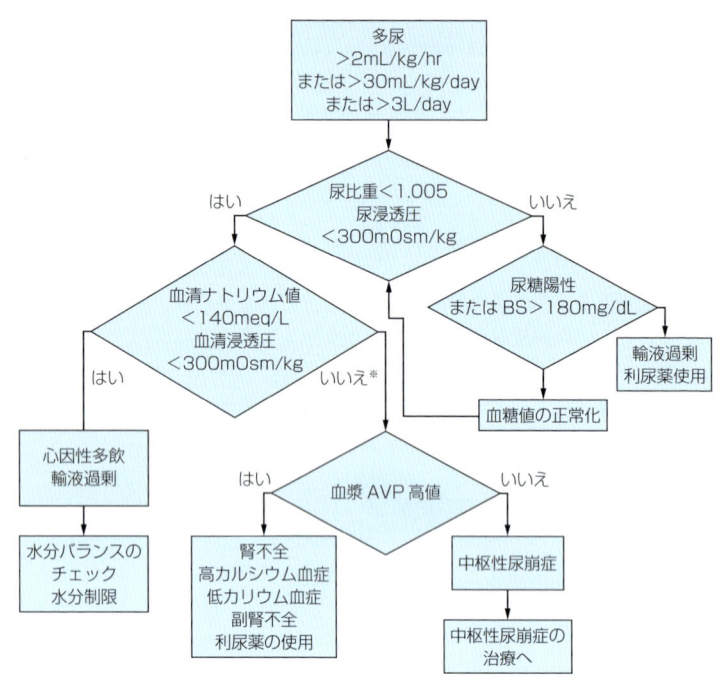

```
                          多尿
                       >2mL/kg/hr
                    または>30mL/kg/day
                       または>3L/day
                              │
                              ▼
              はい     尿比重<1.005     いいえ
           ┌──────── 尿浸透圧 ────────┐
           │        <300mOsm/kg      │
           ▼                         ▼
      血清ナトリウム値              尿糖陽性
       <140meq/L             またはBS>180mg/dL
       血清浸透圧                    │
       <300mOsm/kg          ┌───────┴───────┐
    はい  │  いいえ*          ▼               ▼
   ┌────┴────┐         血糖値の正常化    輸液過剰
   ▼         ▼                          利尿薬使用
 心因性多飲    │
 輸液過剰     │
   │    はい  血漿AVP高値  いいえ
   ▼    ┌────────┴────────┐
 水分バランスの  ▼              ▼
  チェック     腎不全         中枢性尿崩症
  水分制限   高カルシウム血症       │
            低カリウム血症        ▼
             副腎不全        中枢性尿崩症の
            利尿薬の使用         治療へ
```

図　下垂体手術後における中枢性尿崩症診断のフローチャート

＊：この時点で血漿 AVP 値の結果に時間がかかる場合は，薬物治療（DDAVP）を開始してもよい．

どのように診断するか（図）

- 下垂体手術後は全症例、尿量、尿比重、尿/血清浸透圧、血清ナトリウム値、体重を測定する。
- 多尿：過剰輸液なしに尿量が以下の基準を超える。
  >2 mL/kg/hr、または >30 mL/kg/day、または >3 L/day、または連続する 2〜3 時間で >250〜500 mL/hr
- 尿比重が 1.005 未満
- 尿浸透圧が 300 mOsm/kg 未満で、血清浸透圧が 300 mOsm/kg を超える。
- 血清ナトリウム値が 140〜145 mEq/L 以上へ上昇
- 血清ナトリウム値に対する血清 AVP 濃度の低値は中枢性尿崩症の診断となる（表）。
- デスモプレシン（1-deamino-8-d-arginine vasopressin：DDAVP）負荷試験で尿量減少と尿浸透圧が 300 mOsm/kg 以上に濃縮する。

表　血清 AVP 濃度の下限値

血清 Na 値（mEq/L）	AVP 値の下限値（pg/mL）
144	1.5
146	2.5
148	4
150	6

AVP 分泌検査は，5％高張食塩液 0.05 mL/kg/min で投与後に血清ナトリウム（Na）濃度と AVP 濃度を測定する．血清 AVP 濃度が下限値未満の場合，中枢性尿崩症と診断する．

輸液管理を含め、どのように治療するか

- 治療目標は、浸透圧平衡の回復と維持である。
- 患者が完全覚醒しており飲水可能で、口渇感が障害されていない場合、十分な水分を提供すべきである。飲水により正常な血清ナトリウム値と血清浸透圧を維持できるかぎり、さらなる介入の必要はない。一過性の尿崩症の場合（術後 1 週間以内）、通常この管理でよい。
- 鎮静により十分な経口補液ができない場合や血清ナトリウムや浸透圧異常を来した場合は、輸液療法と AVP の合成アナログである DDAVP の投与を行う。
- 輸液療法は、通常の術後維持輸液に加えて、輸液補正前の時間尿量の半量の速度で 5％ブドウ糖溶液を投与する。
- ホルモン補充の投与量は低ナトリウム血症をもたらす水過剰を予防するために、個々に調整しなければならない。1 日の総投与量は患者の尿量と血清浸透圧、血清ナトリウム値のモニタリングによって滴定する。開始後の多飲に注意する。
- DDAVP の 1 日投与量は、経口投与では 100〜800 µg（2〜3 min）、経鼻投与では 10〜40 µg（2 min）、静脈内投与では 2〜4 µg（1〜2 min）の範囲である。
- サイアザイド系利尿薬は尿崩症に有効な場合がある。遠位尿細管でナトリウムと塩素の再吸収を阻害し、その結果、近位尿細管などの遠位尿細管より手前の部分でナトリウムや塩素の再吸収が促進され、水の再吸収もこの部分で促進される。結果的に集合管に到達する水分を減少させる。ヒドロクロロチアジドの通常投与量は 50〜100 mg/day である。
- カルバマゼピン（抗てんかん薬）とクロルプロパミド（血糖降下薬：スルホニル尿素）は AVP に対する腎集合管の感受性を増加させるが、デスモプレシンよりも効果が少なく、重篤な副作用の可能性があるため、注意が必要である。
- 周術期の高用量ステロイドカバーは AVP 分泌を抑制する可能性がある。ステロイドカバーを行う場合、低用量プロトコル（例：麻酔導入時の 25 mg 静脈内投与、1 日目は 6 時間おきの投与、2 日目は 8 時間間隔、3 日

目は12時間間隔）を用いる。

【文 献】
1) Clin Neurol Neurosurg 2013 115：121-6.
2) 厚生労働科学研究費補助金難治性疾患克服研究事業 間脳下垂体機能障害に関する調査研究班 平成13年度 総括・分担研究報告書 2002．バソプレシン分泌低下症（中枢性尿崩症）の診断と治療の手引き．p.32-3．

（寺嶋 克幸）

100. 無尿

77歳の男性。体重68 kg。全身麻酔下に腎動脈下腹部大動脈瘤切除、Yグラフト置換を行った。集中治療室に入室3時間の尿量は20 mLと乏尿であった。

Essential Point 過不足のない容量負荷と十分な腎灌流圧、腎毒性物質を避けることで腎臓を守る。

Key Words 乏尿、急性腎障害

本症例の概要

- 腹部大動脈瘤(abdominal aortic aneurysm:AAA)切除、Yグラフト置換後の尿量減少である。本症例では尿量10 mL/hrしか得られず、0.5 mL/kg/hr以下のため乏尿の状態である。
- 術後の無尿・乏尿といえば急性腎障害(acute kidney injury:AKI)が心配になる。仮にこの状態が6時間続けばステージ1のAKIになってしまうからである(表1)[1]。
- AAAの手術は開腹手術でもステント内挿術でもAKIのリスクが高く、AKI発症率は20%に及ぶ。近年術後のAKI発症は、たとえ一時的なものであったとしても長期的に慢性腎不全のリスクとなることやその後の予後に悪影響を及ぼす可能性が指摘されており[2]、この状況は無視できない。

乏尿の鑑別診断

- まずは腎後性、腎前性、腎性の順にその原因を考えていく。すなわち尿

表1 AKI

病 期	血清クレアチニン	尿 量
1	基礎値の1.5〜1.9倍 または ≧0.3 mg/dLの増加	6〜12時間で<0.5 mL/kg/hr
2	基礎値の2.0〜2.9倍	12時間以上で<0.5 mL/kg/hr
3	基礎値の3倍 または ≧4.0 mg/dLの増加 または 腎代替療法の開始*	24時間以上で<0.3 mL/kg/hr または 12時間以上の無尿

*:18歳未満の患者ではeGFR<35 mL/min/1.73 m^2の低下
(急性腎障害のためのKDIGO診療ガイドライン. 東京医学社;2014より引用)

表2　循環動態のモニター

血管内容量	動脈圧の呼吸性変動 stroke volume variation（SVV） 中心静脈圧 肺動脈楔入圧 左室拡張終期容量，下大静脈径と呼吸性変動
灌流圧	動脈圧測定
心拍出量	肺動脈カテーテル 動脈圧波形心拍出モニター
酸素需給のバランス	混合静脈血酸素飽和度 中心静脈血酸素飽和度 乳酸値

患者の術前合併症によりモニターを選択する．SVV など，呼吸状態などの影響をうけるモニターには注意が必要である．

路閉塞や血管内容量不足、灌流圧の低下を考慮・除外していく。同時に腎糸球体濾過率（glomerular filtration ratio：GFR）を減少させうる薬物を可能ならば中止する。

❶ 乏尿の原因
　腎前性：血管内容量低下（脱水、出血）、腎灌流圧の低下
　腎性：腎毒性物質、虚血や炎症による腎実質の障害
　腎後性：尿路閉塞。尿道カテーテルのつまりや折れ曲がり、結石など

❷ 尿路閉塞の除外
● 尿道カテーテルの折れ曲がりやつまりがないかをチェックする。下腹部の膀胱充満は触診やエコーでも確認できる。

❸ 検査値による鑑別
● 尿検査、血液検査から腎前性か腎性かの推測ができる。
　尿比重：腎前性＞1.015、腎性＜1.015
　尿浸透圧：腎前性＞500 mOsm/L、腎性 250〜350 mOsm/L
　尿中ナトリウム濃度：腎前性＜20 meq/L、腎性＞40 meq/L
　尿中ナトリウム排泄率 FENa：腎前性＜1％、腎性＞2％

❹ 血行動態の評価
● 以下の情報をもとに容量負荷や灌流圧の上昇を図る。
・術中の出血やドレーン廃液から血管内容量の不足を推測する。
・バイタルサインや臨床徴候（浮腫や冷感、capillary refilling time など）を参考に臓器灌流を推測する。
・周術期に使用可能なモニターから（表2）、血管内容量、腎灌流圧、心拍出量、酸素需給バランスを推測する。患者の術前合併症によりモニターを選択する。SVV が呼吸状態の影響を受けるように、患者の状態で評価が変わるものがあることに注意する。

❺ 容量負荷
● 明らかな容量過負荷、うっ血がなければ容量負荷を行う。
・ヒドロキシエチルデンプン（hydroxyethyl starch：HES）の使用は敗血

症患者において予後の悪化を増加させるとして否定的であるが、周術期に関しては明確なエビデンスはない[2]。出血に伴う容量不足と考えればHES などの使用も許容されるかもしれない。
- 術後腎機能に与える影響は生理食塩液、アルブミン、HES 製剤に有意差は認められていない[2]。
- 晶質液間での比較では Cl^- の過負荷が GFR を低下させるという報告があり、電解質バランスを考慮した輸液が望ましい[3]。

❻ 腎灌流圧の維持
- 容量負荷を行っても尿量が得られなければ、昇圧薬による血圧上昇を図る。
- 術前からの高血圧や手術操作を考慮して術前血圧を維持する。本症例のような血管手術患者は高血圧や動脈硬化を有していることが多く、自己調節能の変化や破たんも予想される[3]。
- 本手術に限っていえば、腎動脈下での大動脈クランプ操作が、クランプ解除後数時間持続する腎血管抵抗の上昇をもたらす。
- 敗血症性ショックではノルアドレナリンやバソプレシンなど血管収縮薬の使用が肯定的であるが、周術期においてははっきりとしたエビデンスが得られていない[3]。
- AKI の予防としてのドパミンの使用は否定的であるが、血行動態を安定化させるという目的では正当化されるかもしれない。
- 患者の合併症やバイタルサインを参考に血管作動薬を選択することが妥当と考える。
- 人工呼吸管理中は呼気終末陽圧（positive end-expiratory pressure：PEEP）付加されていることが多いが、高すぎる PEEP は静脈還流を減少させ心拍出量が減少する。PEEP の中止または低減を考慮する。

❼ 腎障害を起こす可能性のある薬物の中止
- 術後の鎮痛には区域麻酔やオピオイド静注を考慮し、非ステロイド性抗炎症薬（nonsteroidal anti-inflammatory drugs：NSAIDs）を避ける。
- 抗生物質はバンコマイシンやアミノグリコシド系抗生物質を避けるが、やむをえない場合は血中濃度モニタリングを行う。

それでも尿量が得られない場合の対処 (図)[3]

- 尿路閉塞もない、輸液負荷した、昇圧もした。それでも尿量が得られない場合、有効な血行動態が得られているかの再評価を行い、方針を立てる。
- 前述のモニタリングに、必要があれば心エコー検査を行い、右心機能、左心機能、壁運動異常、血管内容量の過不足、腎血流の評価を行う。

❶ 容量過負荷の場合
- 容量過負荷は心拍出量減少や、腎静脈うっ血による腎血流量減少の原因

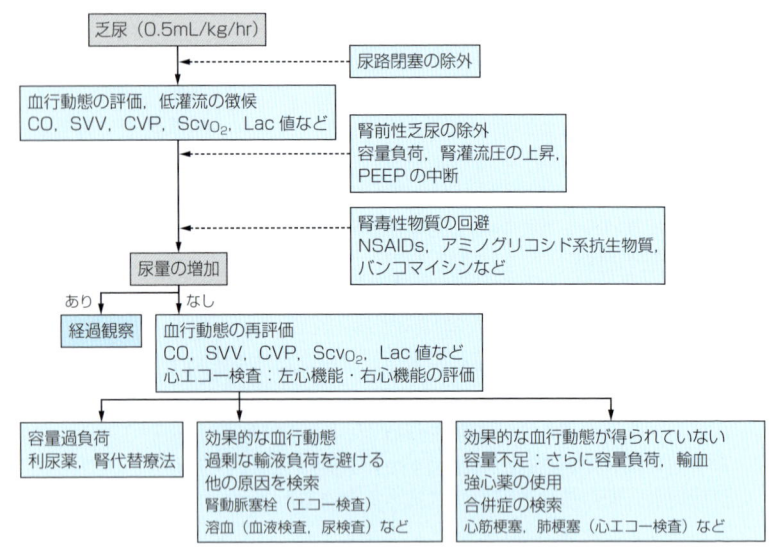

```
乏尿（0.5mL/kg/hr）
    │────────── 尿路閉塞の除外
    ▼
血行動態の評価，低灌流の徴候
CO, SVV, CVP, ScvO2, Lac 値など
    │────────── 腎前性乏尿の除外
    │          容量負荷，腎灌流圧の上昇，
    │          PEEP の中断
    │
    │────────── 腎毒性物質の回避
    │          NSAIDs，アミノグリコシド系抗生物質，
    │          バンコマイシンなど
    ▼
尿量の増加
 ├あり      └なし
 ▼           ▼
経過観察    血行動態の再評価
            CO, SVV, CVP, ScvO2, Lac 値など
            心エコー検査：左心機能・右心機能の評価
```

容量過負荷	効果的な血行動態	効果的な血行動態が得られていない
利尿薬，腎代替療法	過剰な輸液負荷を避ける	容量不足：さらに容量負荷，輸血
	他の原因を検索	強心薬の使用
	腎動脈塞栓（エコー検査）	合併症の検索
	溶血（血液検査，尿検査）など	心筋梗塞，肺梗塞（心エコー検査）など

図　尿量減少時の対応

尿量減少時には，尿路閉塞をまず除外する．モニターや臨床徴候を参考に容量負荷と腎灌流圧の維持を図り，腎前性乏尿を除外する．尿量の増加が得られなければ血行動態の再評価を行い，方針を立てる．
CO：心拍出量，SVV：stroke volume variation，Scv_{O_2}：中心静脈血酸素飽和度，Lac 値：乳酸値
(Anesthesiology 2013；118：1446-54 より改変引用)

となる．利尿薬の投与を開始する．必要があれば，血液透析など一時的な腎代替療法も考慮する．

❷ 有効な血行動態が得られている場合

- 過剰輸液を避けると同時にその他の尿量が得られない原因の検索を行う．エコー検査により腎血流の評価は容易であるため，腎血流の低下がみられる場合は血栓や手術操作による動脈閉塞や狭窄を疑う．腎梗塞の発生を防ぐために腎血管へのインターベンションの必要性（ステント挿入など）を外科医と協議する．

❸ 有効な循環が得られていない場合

- 容量不足であれば，さらなる容量負荷を行い，貧血が進行していれば輸血を考慮する．
- 容量が十分と思われるが，血圧が低い場合は昇圧薬や強心薬の追加投与を考慮する．
- 心筋梗塞や肺梗塞などの検索を行う．

急性腎障害（AKI）の予防法は

❶ 腎保護作用を期待する薬物

- 周術期のスタチン製剤やカルシウムチャネル拮抗薬，マンニトール，心

房性ナトリウム利尿ペプチド（カルペリチド）などの有効性が報告されているが、いずれも確たるエビデンスは得られていない。
- Kidney Disease：Improving Global Ouccomes（KDIGO）診療ガイドラインでは、いずれの薬物も AKI 予防を目的とした投与は推奨していない[1]。

❷ 現時点での AKI の予防・治療
- 過不足のない容量負荷と十分な腎灌流圧、腎障害を起こす可能性のある薬物を避けることに集約される。血行動態の評価も完全なものはない。しかしこの周術期管理が患者の長期予後に影響を与えると考えれば、非常にやりがいのある領域でもある。今後の研究の発展に注目したい。

ミニ知識：ドパミンの腎保護作用[4]

- ドパミンの腎保護作用は現段階では否定的である。
・1960 年代心不全患者への投与でドパミンのナトリウム利尿効果が報告されたことをきっかけに、腎保護作用が期待された。
・1990 年代にドパミン投与を行っても腎予後を改善する結果が得られないことが明らかになった。
・2000 年の SIRS 症例を対象とした前向きランダム化試験で、ドパミン非投与症例と比較してクレアチニン値、人工呼吸期間、ICU および病院滞在日数、生存率に差が認められなかった[5]。
・2010 年 ICU におけるショック患者の血管収縮薬としてノルアドレナリンとドパミンを比較したランダム化試験で、死亡率などアウトカムに有意差はなくむしろドパミン群では不整脈を多く発症した[6]。
- 今やドパミンの腎保護目的での使用はまず推奨されない。

【文　献】
1) 急性腎障害のための KDIGO 診療ガイドライン．東京医学社；2014．
2) 臨床麻酔 2015；39：1095-101．
3) Anesthesiology 2013；118：1446-54．
4) Modern Physician 31；2011-5．
5) Lancet 2000；356：2139-43．
6) NEJM 2010；362；779-89．

（折田　華代、石田　和慶）

キーワード索引

和文

【あ】
悪性高熱症 ……………… 125, 134, 280
アスピリン ……………………………… 046
アドレナリン ……………………… 237, 250
アトロピン ……………………………… 231
アナフィラキシー ………… 163, 167, 237
アナフィラキシーショック ……………… 237
アミオダロン ……………………… 069, 076
アリセプト ……………………………… 145
アルガトロバン ………………………… 171
アルギニン・バソプレシン測定 …… 353
アレルギー ……………………………… 011
アンジオテンシンⅡ受容体拮抗薬
 ……………………………………………… 059
アンチトロンビン ……………………… 215

【い】
一過性尿崩症 …………………………… 353
インスリン投与 ………………………… 303

【う】
埋え込み型除細動器 ………………… 091
ウォルフ・パーキンソン・
 ホワイト症候群 ……………………… 086
運動誘発電位 …………………………… 262

【お】
横紋筋融解症 …………………………… 125
オピオイド ……………………………… 277

【か】
開腹手術 ………………………………… 284
化学療法 ………………………………… 111
覚醒遅延 ………………………………… 289
拡張型心筋症 …………………………… 069
下肢切断 ………………………………… 034
家族への対応 …………………………… 340
合併症 ……………………………… 189, 192
カテーテル切断 ………………………… 192
カテコールアミン ……………………… 130
カフェイン ……………………………… 330
カルシウム拮抗薬 ……………………… 223
カルシウム製剤 ………………………… 306
カルベジロール ………………………… 069
冠危険因子 ……………………………… 054
換気状態 ………………………………… 253
肝機能低下 ……………………………… 094
肝硬変 …………………………………… 094
環軸椎亜脱白 …………………………… 176
感染対策 ………………………………… 325
肝不全 …………………………………… 094
冠攣縮 …………………………………… 223

【き】
気管支喘息 ……………………………… 011
気管チューブ …………………………… 259
危機的出血 ……………………………… 217
気道過敏性 ……………………………… 011
気道狭窄 ………………………………… 011
気道トラブル …………………………… 003
気道内圧 ………………………………… 271
気道評価 ………………………………… 201
急性腎障害 ……………………………… 357
急性増悪 ………………………………… 023
仰臥位低血圧症候群 …………………… 247
局所麻酔薬 ………………… 163, 277, 351
筋弛緩 ……………………………… 145, 344
筋弛緩の遷延 …………………………… 149
筋弛緩モニター ………………………… 141
筋弛緩薬 ………………………………… 134
筋ジストロフィ ………………………… 134
近赤外線脳モニター …………………… 050
近赤外線分光法 ………………………… 268

【く】
区域麻酔 …………………………… 138, 333
空間的時間的多発 ……………………… 138
グルコースインスリン療法 ………… 306

【け】
経食道心エコー法 ……………………… 130
経鼻的持続陽圧療法 …………………… 026
痙攣 ……………………………………… 274
痙攣閾値 ………………………………… 309
ケタミン ………………………………… 309
血管内迷入 ……………………………… 195
血行動態 ………………………………… 253
血栓塞栓症 ……………………………… 030
減張筋膜切開 …………………………… 293

363

| 原発性アルドステロン症 | 121 |

【こ】

高位脊髄くも膜下麻酔	250
高カリウム血症	306
高灌流圧	312
抗凝固療法	030, 114
高血圧	059
抗血小板第4因子/ヘパリン抗体	171
抗血小板薬	038
甲状腺腫	118
拘束性換気障害	023
抗不整脈薬	226
高ヘモグロビン血症	107
硬膜外カテーテル	195, 325
硬膜外血液パッチ	330
硬膜外試験投与（テストドーズ）	195
硬膜外膿瘍	325
硬膜外麻酔	189, 192
硬膜穿刺後頭痛	330
抗リン脂質抗体	114
誤嚥	204, 210
呼気二酸化炭素	271
呼吸回路	259
呼吸不全	015
誤穿刺	198
骨髄抑制	111
コマンダー	217
コンパートメント症候群	297

【さ】

砕石位に関連する神経障害	319
再挿管	300
在宅酸素療法	015
採卵手術	118
左室流出路狭窄	073
左房内血栓	234

【し】

歯牙	210
歯牙損傷	207
シバリング	284
脂肪乳剤	274
周術期合併症	019
周術期禁煙ガイドライン	019
周術期免疫機能	179
術後悪心・嘔吐	160, 328
術後高次脳機能障害	336, 340
術後視機能障害	322
術後神経障害	319
術後せん妄	145, 336
術前合併症	042
術前の説明	207
術中覚醒	297
術中記憶	344
術中高血糖	303
術中不整脈	086
純酸素	259
昇圧薬投与	247
上気道炎	003
小児の術前評価	179
小児白血病	111
静脈血栓症	114
除細動	250
自律神経	309
心エコー検査	063, 069, 073
心筋虚血	220
心筋梗塞	038, 104
心筋障害	149
心血管疾患合併	026
人工呼吸	204, 212
人工心肺	244
心室性不整脈	091, 226
迅速導入	212
心電図ST低下	220
心電図異常	086, 091
浸透圧	353
心拍数	063
心房細動	076, 234, 348

【す】

スガマデクス	141, 300
頭痛	189
ステロイドカバー	050, 176

【せ】

脊髄くも膜下麻酔	351
脊髄損傷	262
脊椎手術	322
赤血球増加症	107
全身麻酔	003
先天性ミオパチー	125
前鼻タンポン	312

【そ】

| 総頸動脈 | 198 |

僧帽弁逸脱症	066
僧帽弁逸脱症候群	066
僧帽弁逆流	066
側弯症	262
組織障害	297

【た】
体性感覚誘発電位	050
大動脈弓部手術	268
大動脈弁狭窄	063
タイトレーション	333
高安動脈炎	050
多血症	107
脱血不良	312
ダビガトラン	076
ダントロレン	280

【ち】
| 治療（術後悪心・嘔吐） | 328 |
| 鎮痛 | 265 |

【て】
低酸素血症	256
低体温	284
低リスク手術	104
デクスメデトミジン	277
てんかん	153
電気的除細動	226, 234
電磁干渉	081

【と】
橈骨動脈	182, 244
糖尿病	104, 303
糖尿病壊疽	034
洞不全症候群	081
動脈壁弾性	244
投薬エラー	265
特発性肺線維症	023
突然死	069, 073

【な】
| 内頸静脈 | 198 |

【に】
ニトログリセリン	223
乳酸アシドーシス	149
妊娠	138

【の】
ノイズ	265
脳酸素飽和度	268
脳波モニタリング	344

【は】
パーキンソン病	156
肺切除	348
肺リクルートメント手技	256
パウダー付手袋	167
歯の保存液	207
馬尾症候群	351

【ひ】
| 非心臓手術 | 042 |
| 非特異的 ST 変化 | 220 |

【ふ】
フェニトイン	153
フェントラミン	130
腹腔鏡手術	006, 293
副腎切除術	121
腹部大動脈瘤	042
不整脈	274
フルストマック	212
プロタミンショック	241

【へ】
閉塞	182
閉息型睡眠時無呼吸	026
閉塞性動脈硬化症	034
ペースメーカ	081
ヘパリン抵抗性	215
ペパリン誘発性血小板減少症抗体	171

【ほ】
房室解離	231
房室結節調律	231
乏尿	357
補助循環	253

【ま】
マウスピース	207
麻酔（リンパ脈管筋腫症）	006
麻酔管理	156, 340
麻酔導入	204
麻酔薬過剰投与	289
末梢血管疾患	156
慢性腎臓病	098
慢性閉塞性肺疾患	015

【む】
| 無症候性頸動脈狭窄症 | 046 |

【め】
| 迷走神経反射 | 163 |

【や】
薬物効果遷延 297
薬物溶出性ステント 038

【ゆ】
有症候性頸動脈狭窄症 046
輸液負荷 247
輸血 217

【よ】
予防ガイドライン 030
予防策 160

【ら】
ラテックスアレルギー 167
ランジオロール 348

【り】
リスク予測 160
両手気道確保 201
臨床診断基準 280
輪状軟骨圧迫 212
輪状披裂軟骨炎 176
リンパ脈管筋腫症 006

【れ】
レーザー手術 019
攣縮 182

【ろ】
ロクロニウム 141, 300
ロボット支援下手術 256
ロボット支援下前立腺全摘除術 322

【わ】
ワクチン/予防接種 179

欧文

【数】
1回換気量 271
4Tsスコア 171

【A】
α遮断薬 130
α受容体遮断 130
ACC/AHA ガイドライン 054

【B】
β遮断薬 059, 130
Bispectral index 289

【J】
J-PAD ガイドライン 336
JSA 気道管理ガイドライン 201

【M】
multimodal analgesia 333

【R】
Revised cardiac risk index (RCRI) 054

【W】
well leg compartment syndrome (WLCS) 293

麻酔科医のための
困ったときの3分コンサルト　　　　　　　　　　　　＜検印省略＞

2016年 6月 1日　第1版第1刷発行
2018年11月 5日　第1版第2刷発行

定価（本体6,700円＋税）

　　　　　　編集者　稲　田　英　一
　　　　　　発行者　今　井　　　良
　　　　　　発行所　克誠堂出版株式会社
　　　　　　〒113-0033　東京都文京区本郷3-23-5-202
　　　　　　電話（03）3811-0995　振替 00180-0-196804
　　　　　　URL　http://www.kokuseido.co.jp

ISBN 978-4-7719-0466-8 C 3047　￥6700E　印刷　三報社印刷株式会社
Printed in Japan ©Eiichi Inada, 2016

- 本書の複製権・翻訳権・上映権・譲渡権・公衆送信権（送信可能化権を含む）は克誠堂出版株式会社が保有します。
- 本書を無断で複製する行為（複写，スキャン，デジタルデータ化など）は，「私的使用のための複製」など著作権法上の限られた例外を除き禁じられています。大学，病院，診療所，企業などにおいて，業務上使用する目的（診療，研究活動を含む）で上記の行為を行うことは，その使用範囲が内部的であっても，私的使用には該当せず，違法です。また私的使用に該当する場合であっても，代行業者等の第三者に依頼して上記の行為を行うことは違法となります。
- JCOPY ＜(社)出版者著作権管理機構　委託出版物＞
本書の無断複写は著作権法上での例外を除き禁じられています。複写される場合は，そのつど事前に(社)出版者著作権管理機構（電話03-3513-6969, Fax 03-3513-6979, e-mail：info@jcopy.or.jp）の許諾を得てください。